Neulist / Moll
Die Jugend alter Menschen

Die Autoren

Annette Neulist

Annette Neulist ist examinierte Krankenschwester und arbeitet u.a. in der häuslichen Kranken- und Altenpflege. Sie ist Mitglied der Ulmer Autoren und hat sich durch Veröffentlichungen und ihre Tätigkeit am Literaturtelefon einen Namen gemacht. Durch die Arbeit mit alten Menschen hat sie ein besonderes Interesse entwickelt, mit den Senioren im Gespräch zu bleiben. Aufgrund dieser Gespräche wurde dieses Buch recherchiert und geschrieben.

Wolfgang Moll

Wolfgang Moll ist gelernter Druckvorlagenhersteller und spezialisierte sich auf die Fotografie. Nach zahlreichen Ausstellungen, Bildveröffentlichungen und Aktionskunstprojekten entschloss er sich zusammen mit seiner Lebensgefährtin Annette Neulist, die Erfahrungen alter Menschen in Text und Bild in einem Buch festzuhalten. Mit seiner in Agenturen und Redaktionen erworbenen Kompetenz sorgte er für die Bildzusammenstellung des Buches. Wesentlich dabei sind auch die von ihm selbst geschaffenen ausdrucksvollen Portraits alter Menschen, deren Gesichter alleine schon die Sprache der gelebten Zeit sprechen.

Beide Autoren sind Gesellschafter der Firma Coobjektiv, Kommunikation mit Sprache und Fotografie. Seit 2004 sind die Autoren außerdem Macher und Moderatoren der Radiosendung SPIRITS.

Annette Neulist
und Wolfgang Moll

Die Jugend alter Menschen

Gesprächsanregungen für die Altenpflege

URBAN & FISCHER

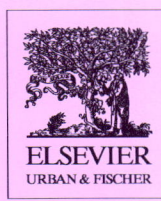

ELSEVIER
URBAN & FISCHER

Zuschriften und Kritik an:
Elsevier GmbH, Urban & Fischer Verlag, Lektorat Altenpflege, Karlstraße 45, 80333 München

Wichtiger Hinweis für den Benutzer
Die Erkenntnisse in der Pflege unterliegen laufendem Wandel durch Forschung und praktische Erfahrungen. Die Autoren dieses Werkes haben große Sorgfalt darauf verwendet, dass die in diesem Werk gemachten Angaben dem derzeitigen Wissensstand entsprechen. Das entbindet den Nutzer dieses Werkes aber nicht von der Verpflichtung, Entscheidungen in eigener Verantwortung zu treffen.

Bibliografische Information Der Deutschen Bibliothek
Die Deutsche Bibliothek verzeichnet diese Publikation in der Deutschen Nationalbibliografie; detaillierte bibliografische Daten sind im Internet unter http://dnb.ddb.de abrufbar.

Alle Rechte vorbehalten
1. Auflage
© 2005 Elsevier GmbH, München
Der Urban & Fischer Verlag ist ein Imprint der Elsevier GmbH.

05 06 07 08   5 4 3 2 1

Das Werk einschließlich aller seiner Teile ist urheberrechtlich geschützt. Jede Verwertung außerhalb der engen Grenzen des Urheberrechtsgesetzes ist ohne Zustimmung des Verlages unzulässig und strafbar. Das gilt insbesondere für Vervielfältigungen, Übersetzungen, Mikroverfilmungen und die Einspeicherung und Verarbeitung in elektronischen Systemen.

Planung: Regina Papadopoulos, München
Lektorat: Miriam Höltgen, Bonn
Herstellung: Hildegard Graf, München
Satz: Kösel, Krugzell
Druck: MPG Books, Bodmin/GB
Titelfotografie: Wolfgang Moll, Coobjektiv
Umschlaggestaltung: SpieszDesign, Neu-Ulm

ISBN 3-437-27380-9

Aktuelle Informationen finden Sie im Internet unter www.elsevier.com und www.elsevier.de.

Vorwort

Unsere heutigen Senioren, so alt, runzelig und eigensinnig sie auch sein mögen, waren vor vielen Jahren Kinder und junge Menschen. Fast alle waren mit Krieg, Hunger und Verlust konfrontiert. Die Väter unserer Alten haben im Ersten Weltkrieg gekämpft und viele vaterlos hinterlassen. Die Mütter zogen sie unter kaum vorstellbaren Mühen groß. Die Geschichte wiederholte sich im Zweiten Weltkrieg. Wieder fehlten die Männer, wieder hinterließen sie Lücken in den Familien, in der Gesellschaft und an zahlreichen Arbeitsplätzen. Ein zweites Mal mussten die Frauen diese Lücken füllen, so gut es ging. Somit stiegen Töchter unvermutet in die Welt der Berufe ein, wie ihre Mütter zuvor. Die Söhne folgten ihren Vätern in einen aussichtslosen Krieg gegen die halbe Welt. Der Krieg ließ wieder alle hungern und zerstörte das Land schlimmer als je zuvor. Den Aufruf der alten Menschen an uns Jüngere hatte eine alte Dame in einem Gespräch stellvertretend mit den Worten zusammengefasst: „Lasst es nie wieder so weit kommen!"

Immer wieder werden Sie in den Gesprächsanregungen dieses Buches lesen: Hören Sie den alten Menschen zu. Sie haben vieles zu erzählen, denn mit ihnen wird ein Teil der deutschen Geschichte sterben. Das Leben der Menschen, ihre Gefühle und die gelebten oder ungelebten Sehnsüchte stehen nicht in den Geschichtsbüchern, sie stehen in den Gesichtern der Menschen geschrieben. Geprägt in harten oder weichen Gesichtszügen, in offenen oder verschlossenen Blicken gelegt, zeigen die Portraits die Vielschichtigkeit der bestandenen Herausforderungen dieser Generation. Die Gesichter verraten Leben und wir möchten Sie auffordern, nicht über Vergangenheit zu urteilen. Wer urteilt, blockiert das Gespräch und erfährt vielleicht nie, welcher reiche Schatz an Erfahrungen in den Senioren steckt. Nicht zuletzt gilt hier ein altes Indianerwort: „Urteile über niemanden, in dessen Schuhen du nicht mindestens tausend Schritte gelaufen bist."

Ein nicht zu unterschätzendes Problem in der Kommunikation mit alten Menschen sind die unterschiedlichen Besetzungen der Begriffe. Für die meisten von uns klingt z.B. das Wort „Propaganda" anrüchig. In der Zeit des Nationalsozialismus war es ein üblicher Begriff. Wer verstehen will, wird Fragen stellen müssen. Wir möchten Sie zum Gespräch mit den Senioren anstiften.

Die Alten haben uns allen etwas voraus. Sie sind so jung gewesen wie wir heute, aber wir waren noch nie so alt. Daher haben sie neben unserer Fürsorge auch Respekt verdient.

Eine kleine Gebrauchsanweisung
Das vorliegende Buch besteht aus verschiedenen Elementen. Zu Beginn jedes Kapitels finden Sie Portraits alter Menschen. Diese Portraits stehen nicht unbedingt in Zusammenhang zu dem folgenden Kapitel. Den Kapiteleingangsfotos sind einige Sätze beigefügt, die das zusammenfassen, was diese Menschen uns Jüngeren mitzuteilen haben. Jedes Kapitel beschreibt die deutsche Alltagsgeschichte der jeweiligen Zeit. Berichte von Zeitzeugen verdeutlichen zum Teil das, was nicht in unseren Geschichtsbüchern steht. Zu wissen, wie diese Menschen gelebt haben, hilft uns zu verstehen und mit einem offenen Ohr zuzuhören, wenn sie von ihrem Leben erzählen. Am Ende der einzelnen Kapitel haben wir jeweils einige Fragen zum Text eingefügt. Anhand der Fragen können Sie überprüfen, ob Sie den Text sorgsam gelesen und verstanden haben. Ebenso gehören zu jedem Kapitel Gesprächsanregungen. Sie enthalten Hinweise für welche Senioren das Gespräch zum betreffenden Thema geeignet ist. Anhand von Jahrgang, Herkunft und Beruf können Sie die Senioren gezielt zu einem Thema ansprechen. Auf diese Weise haben Sie beide ihre Freude am Gespräch. Sie erfahren etwas mehr über die deutsche Geschichte und die Senioren fühlen sich kompetent umsorgt. Zusätzlich finden Sie ein Glossar vor. Hier stehen alle wichtigen Begriffe alphabetisch

geordnet und mit einer kurzen Erklärung. Das Glossar dient der raschen Orientierung zu bestimmten Begriffen, die im Gespräch mit alten Menschen immer wieder fallen.

Am Ende des Buches haben wir einige Bücher und Filme zur Vertiefung empfohlen. Die angegebene Literatur ist als weiterführende Lektüre gedacht. Einige der Filme können gemeinsam mit den Senioren angeschaut werden. Bei anderen ist zur Vorsicht geraten, sie dienen in erster Linie Ihrer Fortbildung.

Wir wünschen Ihnen viel Spaß bei der Lektüre.

Annette Neulist und Wolfgang Moll

Bildnachweis:

Coobjektiv, Neu-Ulm (Kapitelauftaktportraits, Portraits der Zeitzeugen, Abb. 3.4, Abb. 4.5)
Gabriele Allard, Homburg (Zeitzeugen H. Rieker/K. Paul)
akg-images/Tony Vaccaro Abb. 4.7
akg-Images/Erich Lessing Abb. 5.1
akg-images/Florian Profitlich Abb. 2.6
akg-images/Gert Schütz Abb. 6.2
akg-images, Berlin (alle anderen Fotos im Buch)

Inhaltsverzeichnis

1.	**Kindheit und Jugendzeit der Alten 1918 bis 1933**	**11**
1.1	Die Weimarer Republik	12
1.2	Hunger, Arbeitslosigkeit und die Goldenen Zwanziger	20
1.3	Arbeiter, Bauern und Bürgerkinder	26
2.	**Deutschland in der Nazizeit 1933 bis 1939**	**37**
2.1	Deutschland marschiert. Alltag im nationalsozialistischen Deutschland	38
2.2	Kindheit und Schule in der Nazizeit	48
2.3	Verfolgung im Dritten Reich	55
2.4	Widerstand	62
3.	**Der Zweite Weltkrieg 1939 bis 1945**	**69**
3.1	Kriegsspiele	70
3.2	Heimatfront	79
3.3	Das Ende des Krieges	92
4.	**Nachkriegszeit**	**103**
4.1	Trümmerfrauen, Trümmerkinder	104
4.2	Schwarzmarkt und Zigarettenwährung	111
4.3	Rosinenbomber und Berliner Blockade	114
4.4	Flucht und Vertreibung	119
4.5	Gefangen und verschleppt	133
4.5.1	Kriegsgefangene	133
4.5.2	Reparationsverschleppte	137

4.6 Männernöte 139
4.7 Die Umerziehung der Deutschen 144
4.7.1 Die Nürnberger Prozesse 144
4.7.2 Persilschein, Entnazifizierung und Umerziehung 150

5. Deutschland im Wiederaufbau 159
5.1 Die Männer der ersten Stunde 160
5.1.1 Konrad Adenauer 160
5.1.2 Theodor Heuss 167
5.2 Wirtschaftswunder und Währungsreform in Westdeutschland ... 173
5.3 Die Saarfranzosen 185
5.4 Heimatverlust 189

6. Ein Volk in zwei Ländern 199
6.1 Eiserner Vorhang und Berliner Mauer 200
6.2 DDR 210
6.2.1 Politisches Leben in der DDR 210
6.2.2 Die Wirtschaft der DDR 215
6.2.3 Die Jugend im deutschen Osten 219
6.2.4 Leben in der DDR 223

7. Von gestern nach heute 231
7.1 Soziale Absicherung 232
7.1.1 Soziale Sicherung 232
7.1.2 Rentenreform und Arbeitslosenversicherung 234
7.1.3 Krankenkasse und Pflegeversicherung 235
7.2 Religion und Glaube 237

Glossar 240
Empfehlenswerte Literatur 247
Empfehlenswerte Filme 248
Verwendete Literatur 248

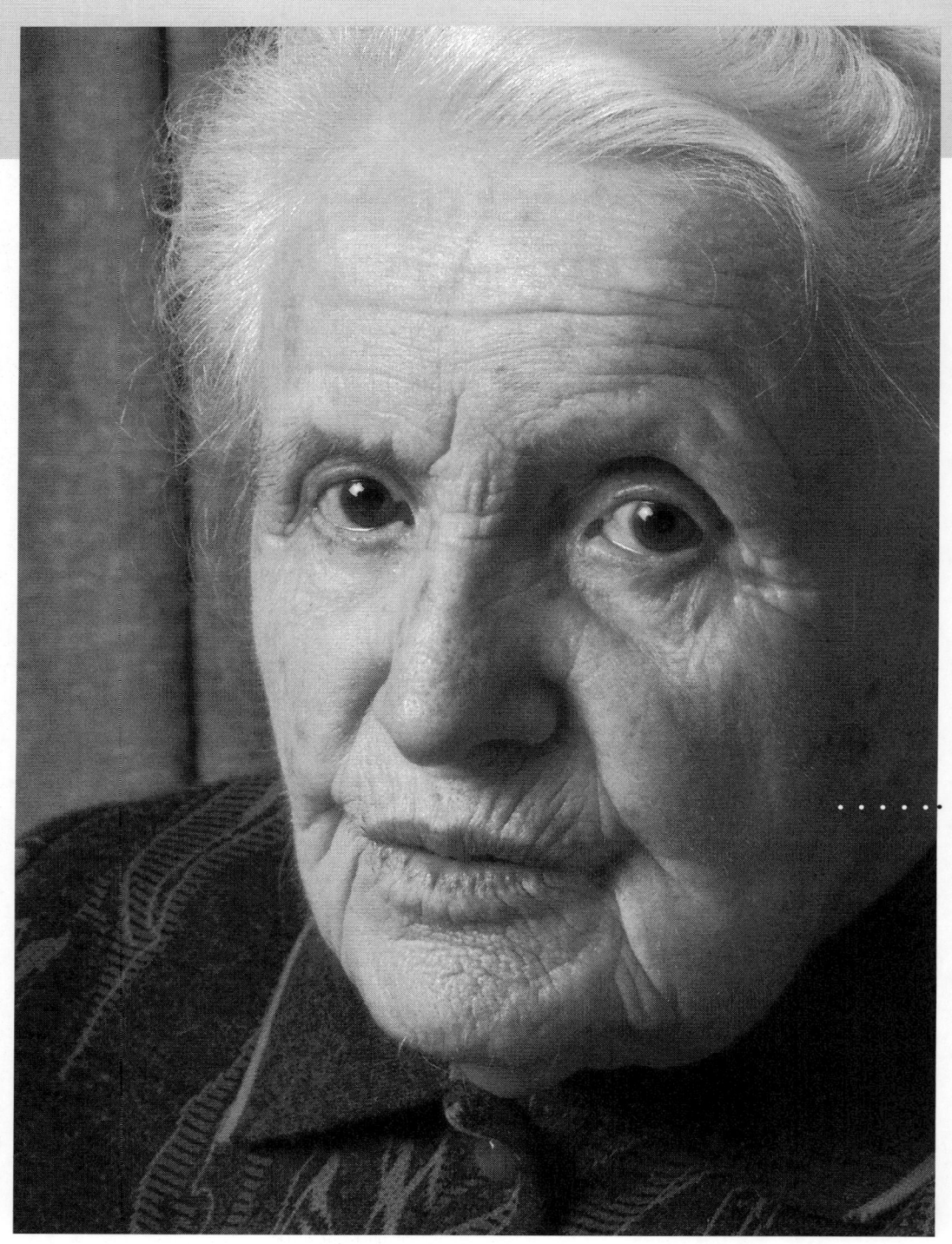

1
KINDHEIT UND JUGENDZEIT DER ALTEN
1918 BIS 1933

„Sei getreu bis in den Tod, so will ich Dir die Krone des Lebens geben."
....

Dem Konfirmationsspruch ihrer Familie hat sie ihr Leben gewidmet. Unter Krone des Lebens versteht sie Glück und Zufriedenheit.

Obschon sie ihren Mann kurz nach der Hochzeit an den Krieg verloren hatte, bedeutete ihr die Treue zu ihrem Mann alles. Ihr ganzes Leben lang ist sie eine einfache Magd geblieben. Zu Schwierigkeiten sagt sie: „Man muss den Mut haben, vorwärts zu schauen, die Kraft dazu muss man sich erbeten". Immer wieder stellte sie sich die eine Frage: Was wäre aus ihrem Leben geworden, wenn ihr Mann zurückgekehrt wäre? Letzte Gewissheit über den Verbleib ihres Mannes erhielt sie vom Suchdienst des Deutschen Roten Kreuz erst 40 Jahre später.

ANNA BAUMGÄRTEL
Jahrgang 1913, geboren in Bayern, lebt zu Hause.

1.1 Die Weimarer Republik

Das Ende des Krieges

Weimarer Republik

Die **Weimarer Republik** kam im Chaos zur Welt. Die Deutschen hungerten und waren kriegsmüde. Die Soldaten kämpften nach allen Seiten. Es bestand kaum noch Hoffnung, den Krieg zu gewinnen. Aber Kaiser Wilhelm II. wollte nicht aufgeben. Am 29. Oktober und am 3./4. November 1918 meuterten die Matrosen der Hochseeflotte in Wilhelmshaven und Kiel und lösten damit die **Novemberrevolution**

Novemberrevolution

aus. Sie weigerten sich, einem Befehl des Kaisers zu folgen und in einen aussichtslosen Seekampf gegen England auszulaufen. Kaisertreue Soldaten verhafteten die Aufständischen. Wütende Matrosen und streikende Werftarbeiter befreiten die Verhafteten am 4. November wieder. In Kiel bildeten sich die ersten **Arbeiter- und Soldatenräte**. Am 9. November forderten Demonstranten in Berlin die Abdankung des Kaisers. **Philipp Scheidemann** erklärte die „Deutsche Republik", **Karl Liebknecht** rief zwei Stunden später die „Freie Sozialistische Republik" aus. Kaiser Wilhelm II. begab sich daraufhin in der Nacht vom 9. zum 10. November ins Exil nach Holland. So endete an einem trüben Herbsttag die mehr als tausendjährige Herrschaft der Fürsten über das Volk. Die Monarchie war gestürzt; es folgte die Errichtung einer parlamentarischen Demokratie. Am nächsten Tag gründeten Vertreter der SPD zusammen mit Vertretern der **USPD** (Unabhängige Sozialdemokratische Partei Deutschlands) den „Rat der Volksbeauftragten". Dieser Rat bildete die erste provisorische Regierung der Republik. Am nötigsten brauchte das deutsche Volk Brot und Frieden. Die erste Amtshandlung des Rats der Volksbeauftragten bestand im Beenden des Ersten Weltkriegs und der Unterzeichnung des Waffenstillstands am 11. November. Dafür wurden die beteiligten Politiker später von den Nazis als **„Novemberverbrecher"** beschimpft.

Arbeiter- und Soldatenräte

Philipp Scheidemann

Karl Liebknecht

USPD

Novemberverbrecher

Machtkämpfe

Der Kampf um die Vorherrschaft in der neuen Republik begann mit einem zähen Ringen. In den Straßen herrschten blutige Kämpfe. Von allen Seiten erklangen radikale Parolen. Die Soldaten des Kaisers kämpften gegen die aufbegehrenden Arbeiter. Deutschland befand sich für kurze Zeit im Bürgerkrieg. Die Arbeiter wünschten sich ein sozialistisches Deutschland. Kommunistische Gruppen wie der Spartakusbund wollten eine Republik nach kommunistischem Vorbild. Die kaisertreuen Truppen waren bemüht, die Monarchie zu retten. Immer wieder wurde die Gefahr durch den **Bolschewismus** heraufbeschworen, unter diesem Schlagwort fasste man diejenigen gesellschaftlichen Strömungen zusammen, die die Kultur und geltende Ordnung vermeintlich zerstörten. „Brot oder Bolschewismus" hieß die bedrohliche Parole. Zusätzlich begann sich ein ausgeprägter **Antisemitismus** (Judenfeindlichkeit) zu verbreiten. Hass, Menschenverachtung, Aufruf zu Mord, Rache und Kriegsgeschrei waren an der Tagesordnung. Am 29. Dezember 1918 verließ die USPD den „Rat der Volksbeauftragten". Die ersten politischen Spannungen waren somit bereits angelegt. **Rosa Luxemburg** und Karl Liebknecht, Führer des Spartakusbundes und Mitbegründer der KPD (Kommunistische Partei Deutschlands), wurden infolge des Spartakusaufstandes, am 15. Januar 1919 von Freikorps ermordet. Am 19. Januar 1919 fand die Wahl zur Nationalversammlung statt. **Friedrich Ebert** wurde Reichspräsident. Am 11. August 1919 wurde die Weimarer Reichsverfassung verkündet. Weil die verfassungsgebende Versammlung in Weimar stattgefunden hatte, wurde der neue Staat „Weimarer Republik" genannt. Berlin wurde zur Hauptstadt ernannt.

    Der **Friedensvertrag von Versailles** wurde am 28. Juni 1919 unterzeichnet. Artikel 231 des Vertrags, der so genannte Kriegsschuld-Artikel, besagte, dass durch den Angriff Deutschlands der Erste Weltkrieg ausgelöst worden sei. Die Deutschen waren empört und fühlten sich in ihrer nationalen Ehre gekränkt. Zusätzlich verlor Deutschland einige

Reparationen

Gebiete im Osten sowie Elsass-Lothringen im Westen. Ostpreußen wurde vom deutschen Staatsgebiet abgetrennt. Dennoch mussten sie den Vertrag zu den diktierten Bedingungen annehmen, da die Alternative das Weiterführen des sinnlosen Krieges war. Verbunden mit der Alleinschuld am Krieg war die Frage der **Reparationen**: Wer den Krieg verursacht hatte, der sollte auch für die Schäden aufkommen. Auf Deutschland kamen dadurch enorme Kosten zu; 66 Jahre lang sollte das deutsche Volk jedes Jahr zwei Milliarden Goldmark als Wiedergutmachung bezahlen. Eine Dauerbelastung für die junge Republik, die das Volk verbitterte.

Hindenburg
Ludendorff
„Dolchstoßlegende"

Im November 1919 verbreiteten **Hindenburg** und **Ludendorff** die **„Dolchstoßlegende"**. Sie besagt, die deutsche Armee sei nicht vom Feind besiegt, sondern durch Verrat und Revolution von den Kommunisten und Juden in der Heimat hinterrücks erdolcht worden. Das Volk glaubte gerne daran und an die deutschen Soldaten, die im Felde unbesiegt waren. Im März 1920 versuchte der hohe Verwaltungsbeamte **Kapp** zusammen mit kaisertreuen Offizieren und Politikern, die neue Regierung zu stürzen und die Monarchie wieder

Kapp

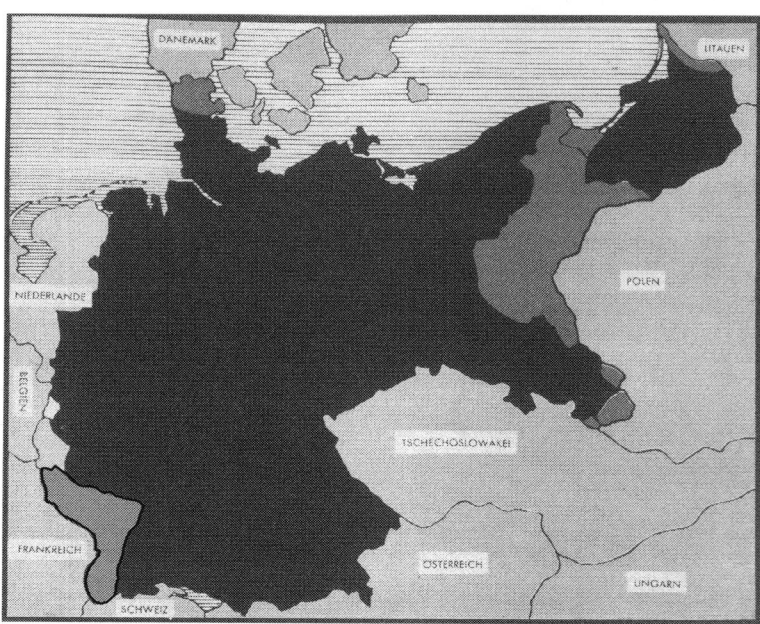

Abb. 1.1:
Landkarte mit den Gebietsverlusten und Landabtretungen.

▪ Gebietsverluste

herzurichten (Kapp-Putsch). Doch die Deutschen wollten ihre junge Demokratie zunächst nicht wieder preisgeben. Die Arbeiter legten die Arbeit nieder, das Militär verweigerte den Gehorsam und die Banken wollten der selbst ernannten Regierung unter Kapp kein Geld geben. Dieser Generalstreik in ganz Deutschland beendete den Putschversuch.

Die junge Republik

Der Neuanfang von Politik und Gesellschaft in Deutschland gab Anlass zur Hoffnung. Kunst und Wissenschaft erlebten einen enormen Aufschwung. Selbstverwirklichung der Frauen, Geburtenkontrolle und sexuelle Aufklärung begannen sich zu entwickeln. In kurzer Zeit veränderte sich viel in Deutschland. Die Arbeit wurde zunehmend rationalisiert. Aus Amerika kam eine völlig neue Mode und Musik nach Deutschland. Die Kunst brachte neue Formen hervor. Die Weimarer Verfassung sprach den Frauen Wahlrecht und politische Gleichberechtigung zu. Nachdem sie im Ersten Weltkrieg die Männer in vielen Berufen ersetzt hatten, waren sie erheblich selbständiger und selbstbewusster geworden. Die Erfahrung, selbst verdientes Geld nach eigenen Wünschen ausgeben zu dürfen, wollten sich die Frauen nicht mehr nehmen lassen. Sie hatten gelernt, ohne Haushaltsvorstand ihr Leben zu meistern und ihre Familie zu versorgen. Viele Männer fanden nach ihrer Kriegsheimkehr veränderte Frauen vor. Nicht alle waren glücklich über den Wandel. Viele Menschen fühlten sich von so vielen Neuerungen überfordert.

Es kam zu Protesten gegen den **§ 218** des Strafgesetzbuches, welcher den Frauen die Abtreibung verbot. Ebenso wollten die Frauen das Verbot von Verhütungsmitteln abgeschafft wissen. Frauen begannen, über ihren Körper zu entscheiden und traten für ihr Recht auf selbst bestimmte Sexualität ein. Die Realität sah allerdings weniger kämpferisch aus. Die sozialen Verhältnisse setzten der Emanzipation enge Grenzen. Arbeitslosigkeit oder unterbezahlte Arbeit ließen die Versorgung in der traditionellen Ehe als das kleinere Übel erscheinen.

§ 218

Krisenstimmung

Weimarer Republik

Gleichzeitig befand sich die Wirtschaft in einer ständigen Krise. Der wirtschaftliche Niedergang und Massenarbeitslosigkeit nahmen immer weiter zu. Die Menschen litten unter Inflation, Hunger und Arbeitslosigkeit. Die **Weimarer Republik** war gekennzeichnet von politischer Instabilität. Die Regierung wechselte zwischen 1919 und 1923 zehnmal. Der ständige Wechsel in der Politik, die zahlreichen Splitterparteien und die ungewohnten Spielregeln der Demokratie verunsicherten viele. Ein großer Teil der Deutschen war es gewohnt, geführt zu werden und hatte keine demokratische Grundhaltung. So war es kaum verwunderlich, dass diese nach dem „starken Mann" riefen. Einer, der alles wieder in die gewohnte Ordnung bringen sollte. Viele trauerten dem alten Glanz des Kaiserreiches nach. Die vom Krieg zerstörte Industrie erreichte erst 1929 wieder den Stand von 1913. In dieser harten Zeit starben jeden Tag 800 Menschen mehr als vor dem Krieg. Sie fielen der mangelhaften Ernährung zum Opfer. Auch die Wohnlage des einfachen Arbeiters war katastrophal. Arbeiterfamilien lebten häufig in nur zwei Räumen eng zusammengepfercht. Ihre Wohnungen fanden sich in ungesunden Lagen, meist zu den Hinterhöfen hin und ohne Licht. Die **Inflation** in Form von Geldentwertung und Preissteigerung ließ 1923 die Not ins Unermessliche steigen. Hatte im Juli 1914 ein US-Dollar 4,20 Mark gekostet, so endete die Talfahrt der Währung am 15. November 1923 mit ein Dollar = 4,2 Billionen Mark. Im Herbst wurde daher eine Währungsreform durchgeführt. Die Reichsmark löste schließlich 1924 die alte Goldmark ab. Damit erhoffte man sich, die Wirtschaft wieder zu stabilisieren und das Volk zu beruhigen.

Inflation

Marsch auf Berlin

Marsch auf Berlin: Am 8./9. November 1923 marschierte Adolf Hitler mit seiner Gefolgschaft auf Berlin zu (Hitlerputsch). Die rechten Kräfte wollten mit diesem Putsch die Macht an sich reißen. Der Putschversuch scheiterte und Adolf Hitler wurde vor Gericht gestellt; er fand jedoch verständnisvolle und milde Richter. Die Angst vor dem Bolsche-

ZEITZEUGEN ZEITZEUGEN ZEITZEUGEN ZEITZEUGEN ZEITZEUGEN

Alltag und Probleme in der Weimarer Republik

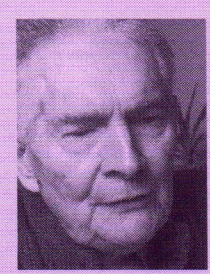

Stresemann war damals Außenminister. Er war ein fleißiger, weitsichtiger Politiker, einer der wichtigsten Figuren der Weimarer Zeit. Stresemann hatte die Inflation überwunden und mit den Engländern Verträge abgeschlossen, welche die Last des Versailler Vertrages ein Stück gemindert hatten. Dieser Stresemann hatte so viel gemacht und diesen hervorragenden Mann, den hatte man kaputt gemacht. Die Weimarer Zeit hatte so manchen wichtigen Menschen hervorgebracht, das war alles untergegangen. Vor lauter Nationalsozialismus! Und wenn man bedenkt, da kam so ein Hitler, der noch nicht einmal Deutscher war, und macht eine derartige Furore. Man muss sich fragen: „Was war eigentlich in den Köpfen der Menschen?" Das waren doch alles intelligente Menschen! Und wenn man die Aktivitäten der Kultur betrachtet, zum Beispiel in der Musik! Was war in der Weimarer Republik nicht alles entstanden! Die Entwicklung der Operetten und was es sonst alles gab, da war ein derartiger Schwung hereingekommen, davon können die Leute heute träumen. So viele Aktivitäten, obwohl es den Leuten damals so dreckig ging. Vorher war Kultur nur die Sache der gehobenen Mittelschicht. Kein Arbeiter aus der unteren Mittelschicht war ins Theater gegangen. Ob Theater oder Musik – es hatte die Menschen gepackt. Die Leute waren in Scharen in die Theater gelaufen, hatten Musikveranstaltungen besucht. Sie waren begeistert davon.

Schlimm war der Preisverfall. Eine Streichholzschachtel kostete damals eine Million Mark. Die Ostpreußen hatten gesagt: „Wenn es uns Ostpreußen nicht gäbe, müssten die Berliner verhungern." Wir hatten Getreide nach Berlin verkauft, nicht nur nach Berlin natürlich. Nun gab es einen derartigen Preisverfall, dass die Gutshöfe nicht mehr gut wirtschaften konnten. Für das Vieh hatte es kaum noch Geld gegeben, die Schweinepreise waren zu gering. Die Milchprodukte und alles was dazu kam, mussten viel zu billig verkauft werden. Die gesamte Landwirtschaft hatte in der Weimarer Zeit fürchterlich gelitten. Das führte zu Kreditaufnahmen und zu hohen Zinsbelastungen. Es kam reihenweise zu Insolvenzen. Als dann nach der Weltwirtschaftskrise die Märkte geöffnet wurden, strömte von außen aus Kanada massenhaft Getreide auf den Markt. Die Getreidepreise gingen noch mehr in den Keller. Dann kam Hitler und hatte gesagt, all dieses Theater mit den Importwaren, das verschwindet. Wir werden uns so weit es geht aus eigener Kraft ernähren. Auf diese Weise hatte er die Gutsbesitzer gewonnen.

Hans Krützfeld

Weltwirtschaftskrise

NSDAP

wismus war allgemein größer als die Angst vor den Nationalsozialisten.

Ende Oktober 1929 erfasste die **Weltwirtschaftskrise** Deutschland. Nach einer kurzen Erholung der Wirtschaft in den Zwanziger Jahren stieg die Arbeitslosenzahl erneut an und das Elend wurde immer größer.

1930 zogen die Nazis mit 18 % der Wählerstimmen in den Berliner Reichstag ein. Sie präsentierten einfache Mittel zur Verbesserung der allgemeinen Lage. Kommunisten und die ohnehin unbeliebten Juden wurden für das Elend und den „Schandfrieden von Versailles" verantwortlich gemacht. Die „Novemberverbrecher" sollten bestraft wurden. Den Marxismus wollten sie zerschlagen. Die schwache Demokratie sollte von den Nationalsozialisten durch eine starke Diktatur ersetzt werden. Die **NSDAP** (Nationalsozialistische Deutsche Arbeiterpartei) bot mit Adolf Hitler den erhofften starken Mann, der versprach, das deutsche Volk vor dem Elend zu

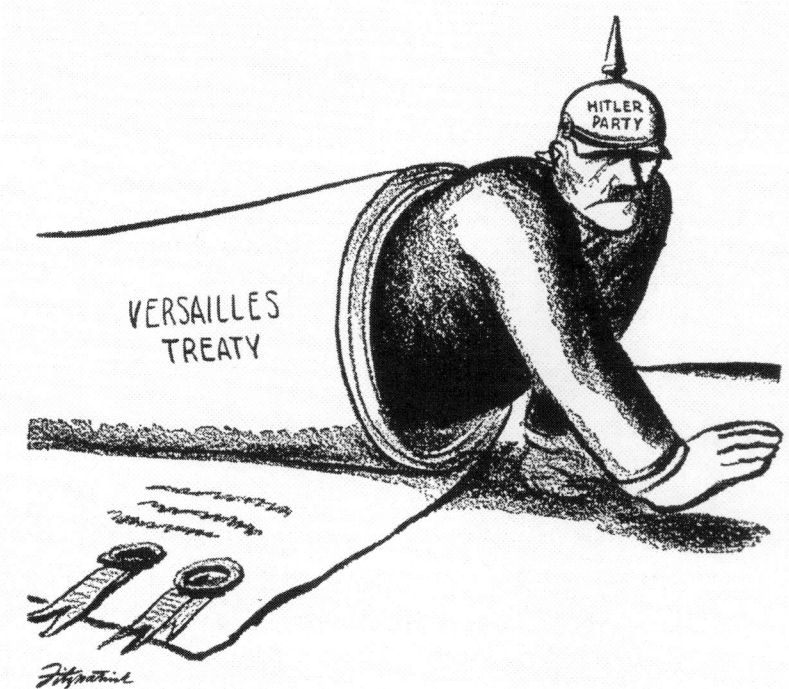

Abb. 1.2: „Die Quelle" Karikatur zum Versailler Vertrag. Aus: St. Louis Post-Dispatch, St. Louis (USA) 18.10.1930.

retten und die Ehre Deutschlands wieder herzustellen. Im Juli 1932 hatte die NSDAP bereits 37 % der Wählerstimmen für sich gewonnen. Mit den Wahlen im Januar 1933 endete die Weimarer Republik. Die NSDAP gelangte an die Macht und begann mit dem Aufbau einer Diktatur unter Adolf Hitler als Reichskanzler.

Fragen zum Text:

1. In welche Zeit fällt die Weimarer Republik?
2. Was war das Neuartige an der Weimarer Republik?
3. Welche wichtige Veränderung ergab sich für die Frauen?
4. Warum empfanden die Deutschen den Friedensvertrag von Versailles als Schande?
5. Was versteht man unter der „Dolchstoßlegende"?

Gesprächsanregungen:

Die Weimarer Republik haben unsere Senioren kaum noch bewusst selbst erlebt, oder sie waren noch sehr jung. Die Geburtsjahre bis 1920 können sich vielleicht noch an die politischen Unruhen dieser Zeit erinnern. Dennoch sind Kenntnisse aus der Zeit wichtig, weil die Probleme wie zum Beispiel die „Dolchstoßlegende" sich in der Zeit des Nationalsozialismus fortgesetzt hatten. Es darf auch nicht vergessen werden, dass unsere Senioren oft weitreichende Kenntnisse der deutschen Geschichte haben. Sie wissen es im Allgemeinen zu schätzen, sich über diese Themen unterhalten zu können.

Mögliche Fragen:
Was wissen Sie über die „Dolchstoßlegende"?
Wie dachten Sie darüber?
Haben Sie sich auch über die Versailler Verträge geärgert?
War man bei ihnen zu Hause politisch?

1.2 Hunger, Arbeitslosigkeit und die Goldenen Zwanziger

Aufbruchstimmung

Goldene Zwanziger

Die **„Goldenen Zwanziger"** dauerten nicht mehr als fünf Jahre an. In der kurzen Zeit von 1924 bis 1929 drängte alles zum Aufbruch. Mit der Wirtschaft ging es weltweit bergauf. Die Kunst war freier denn je. Neuartige Musik und modische Tänze schwappten über den Ozean von Amerika nach Deutschland. Man hörte Jazz und tanzte Swing. Bertolt Brecht und Erich Kästner wurden erfolgreich. Die neuen Kinostars hießen Hans Albers, Zarah Leander, Marlene Dietrich und Greta Garbo. Die Maler entdeckten eine neue Art zu malen, sie wurden nach heutigen Maßstäben modern und

Freie Entfaltung

provokativ. Collagen entstanden. Bilder von Picasso und Kandinsky kamen in Mode. Die gesamte Kunst erhielt eine neue Richtung. Der Dadaismus, nach dem kindlichen Sammellaut „Dada" benannt, breitete sich aus. Er hatte das Ziel, die überlieferte Kultur lächerlich zu machen. Die neue Dichtung bestand aus Lauten, Wörtern und Satzbrocken ohne logischen Zusammenhang. Lärm wurde zu Musik erklärt. Die Frauen trugen Bubikopf und kurze Röcke. Das Leben war bunt und aufregend. Sexuelle Aufklärung brach sich die Bahn. Erste Verhütungsmittel kamen auf den Markt, wenn auch vorerst verboten und unter dem Ladentisch. Es entstanden Beratungsstellen für Aufklärung und Familienplanung. Ein Institut für Sexualwissenschaft wurde gegründet. Sexualaufklärung wurde als reguläres Schulfach eingeführt. Deutschland versprach ein freies und modernes Land zu werden. Die junge Demokratie ermöglichte die freie Entfaltung ihrer Bürger.

1.2 HUNGER, ARBEITSLOSIGKEIT UND DIE GOLDENEN ZWANZIGER

Gesellschaftliche Unterschiede

Die neuen Möglichkeiten standen jedoch nicht allen Menschen gleichermaßen zur Verfügung; die meisten Menschen schränkte ihre schlechte wirtschaftliche Lage wieder ein. An der Fürsorge für die Arbeitslosen sparte der Staat streng. 1924 wurden die vorgesehenen Mittel zur Unterstützung der Arbeitslosen gekürzt, obwohl die Zahl der Arbeitslosen stieg. Die „Goldenen Zwanziger" hatten eben zwei Seiten. Verarmung stellte für breite Schichten sogar das Existenzminimum in Frage. Es bestanden keinerlei Möglichkeiten zu sparen. Entsprechend groß war die Not der Arbeitslosen. Familien zerbrachen, die registrierten Selbstmorde stiegen zwischen 1928 und 1932 um etwa 3000 Fälle pro Jahr. Das Schicksal der Arbeitslosen war hart. Neben der materiellen Not stand die Langeweile des Tages. Entlassene Arbeitnehmer trieben sich monatelang in der Nähe ihrer ehemaligen Arbeitsstätte herum und suchten verzweifelt nach Beschäftigung. Kinder erlebten ihre Väter ständig unzufrieden und schimpfend. Die Frauen litten unter den Launen ihrer Männer. Die Arbeitslosenfürsorge reichte kaum für das Notwendigste. Manche Familien hatten pro Person und Tag nicht mehr als 29 Pfennig zum Leben. Die hohe Arbeitslosigkeit während der weltweiten **Wirtschaftskrise** betraf auch die Jugendlichen. 1932 gab es 1 036 696 Arbeitslose zwischen 15 und 25 Jahren. In manchen Jugendgruppen war die Hälfte der Mitglieder betroffen. Viele arbeitlose Männer ohne Familie lebten in Ledigen- oder Asylheimen. Im Winter konnten die Stadtbewohner tagsüber **Wärmehallen** aufsuchen, um nicht in der Kälte bleiben zu müssen.

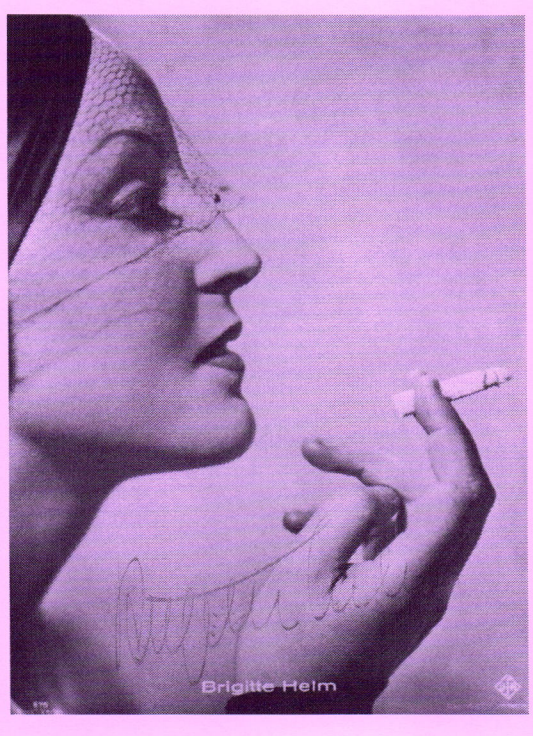

Abb. 1.3: Brigitte Helm, Schauspielerin aus Berlin. Foto um 1928.

Wirtschaftskrise

Wärmehallen

Familiensorgen

Die Verhütung ungewollter Schwangerschaften war für die Frauen der Weimarer Republik ein Problem. Es gab zwar schon Verhütungsmittel wie Pessare und Kondome, sie waren jedoch verboten und daher nur illegal erhältlich. Für die einfachen Arbeiterfamilien waren diese Mittel auch noch zu teuer, sodass gerade die Ärmsten kaum eine Möglichkeit hatten, die Kinderzahl einzuschränken. Jedes Kind war ein weiterer Esser am spärlich gedeckten Tisch und verursachte der ohnehin überlasteten Frau zusätzliche Arbeit. Die Angst vor einer unerwünschten Schwangerschaft führte zu weit verbreitetem sexuellen Unwillen der Frauen, den viele Männer nicht verstanden. So führten die fehlenden Möglichkeiten der Familienplanung zu Spannungen zwischen den Ehepaaren. Für manche Frau kam auf eine Geburt vier bis fünf Abtreibungen, die meistens von Laien durchgeführt wurden. Die Dienste dieser „Engelmacherinnen" waren mit erheblichen Risiken verbunden. Nicht jede beherrschte ihr heimliches Handwerk. Von den Ärzten hatten die Frauen keine Hilfe zu erwarten, denn ein Schwangerschaftsabbruch war nach § 218 des Strafgesetzbuches strengstens verboten.

Arbeiterwohlfahrt — Im Dezember 1919 gründete die SPD die **Arbeiterwohlfahrt** als Selbsthilfeorganisation der Arbeiter. Die Verbände der Arbeiterwohlfahrt führten Sammlungen bei den verdienenden Arbeitern durch. Das gesammelte Geld wurde in Form kleiner Geldbeträge, Lebensmittel und Heizmaterial an Not leidende Familien verteilt. Volksküchen zur Massen- und Kinderspeisung wurden errichtet. Familien, denen es relativ gut ging, nahmen verarmte, invalide und kranke Genossen auf. Dort sollten sie mindestens einmal pro Woche eine gute Mahlzeit erhalten. *Konsumläden* — **Konsumläden** erlaubten den Arbeitern günstiges Einkaufen. Wohnungsbaugenossenschaften waren bemüht, die ausgeprägte Wohnungsnot zu lindern. Die Ernährung der Menschen in der Weimarer Republik war sehr unterschiedlich. Während Arbeiter hungerten, hatten betuchtere Bürger ein reichhaltiges Angebot an Lebensmitteln zur Verfügung. Der Luxus der wenigen Mitglieder des Großbürgertums stand im scharfen Gegensatz zu der bitteren Armut breiter Schichten. Die Inflation 1922/23 verschärfte die Problematik für die ärmeren Menschen zusätzlich.

Freizeitangebote für Kinder und Jugendliche

Nach dem Krieg wurden in Deutschland **„Kinderfreundegruppen"** der deutschen Arbeiterschaft gebildet. Sie entstanden zunächst spontan auf lokaler Ebene, weiteten sich aber rasch aus. Diese Bewegung zählte im Jahre 1929 bereits 150 000 Kinder unter 14 Jahren. Die Kinder waren nach dem Vorbild der Pfadfinder in zwei Gruppen unterteilt, jüngere Falken und die älteren roten Falken. Ziel der Gruppen war es, den Kindern aus der Arbeiterschicht ein vernünftiges Freizeitangebot zu machen wie z. B. Zeltlager, Wanderungen und Heimabende. Außerdem sollten damit Selbstbewusstsein und Klassenbewusstsein der unterprivilegierten Arbeiter gestärkt werden.

„Kinderfreundegruppen"

Das Bewusstsein einer eigenen **Jugendkultur** hatte sich gerade erst entwickelt. 1927 waren 40 % der Jugendlichen in einem der zahlreichen Jugendverbände organisiert, 54 % der Jungs und 27 % der Mädchen. Beliebt war zum Beispiel der Verein „Wandervogel", dessen Mitglieder durchweg aus dem mittleren Bürgertum kamen. Mädchen und Jungen blieben getrennt. Zwischen ihnen sollte „Kameradschaft" herrschen. Sexualität außerhalb der Ehe war tabu. Die Mädchen sollten sich auf ihre künftige Rolle als Hausfrau und Mutter vorbereiten. Die Rollenverteilung erlaubte den Jungen erheblich größere Spielräume. Die Jugendvereine sollten dazu dienen, die Jugend vor der „Verwahrlosung" zu retten. Beklagt wurde der steigende Konsum von Alkohol und Nikotin sowie eine angeblich ausschweifende Sexualität, gefolgt vom Konsum „schlechter" Bücher und „schmuddeliger" Filme. Hier trifft sich heute Jung und Alt: Beklagen sich die Älteren heute über die Schlechtigkeit der Jugend, so waren auch deren Großeltern schon in Sorge über den sittlichen Verfall der eigenen Nachkommen.

Jugendkultur

„Schwarzer Freitag"

Inflation

1923 erlebte Deutschland eine gewaltige **Inflation**. Das Geld verlor von Tag zu Tag an Wert. Die Mark war bald nur noch halb so viel wert wie vor dem Krieg. Kleinsparer hatten somit die Hälfte ihres Vermögens verloren. Reparationsleistungen schwächten die deutsche Wirtschaft. Von dem knappen Staatshaushalt waren zusätzlich Renten und Fürsorgen an Kriegswitwen, Kriegswaisen und an die versehrten Soldaten zu zahlen. Der Staat war gezwungen, die vom Ersten Weltkrieg hinterlassenen Lasten mit Geld zu begleichen, das zusätzlich gedruckt wurde.

Dadurch sank der Wert des Geldes auf einen Bruchteil und die Preise stiegen immer schneller. Bald sprach man von einer „galoppierenden Inflation". Vor den Geschäften standen Menschenmengen, die das wertlose Geld mit Schubkarren in wenige Lebensmittel tauschen wollten. Durch die **Währungsreform** im November 1923 gelang es, die Inflation zu stoppen und wieder einen stabilen Geldwert zu schaffen. Zusammen mit der Währungsreform bereiteten neue Produktionsweisen und hohe Kredite aus den USA den Boden für einen wirtschaftlichen Aufschwung. Die verbesserte Lage der Wirtschaft und eine Stabilisierung der Politik ließen bald von den „Goldenen Zwanzigern" reden. Doch nur fünf Jahre später war der geborgte Aufschwung schon wieder vorbei: 1929 schlitterte Amerika in eine Wirtschaftskrise. Am 25. Oktober, der als „Schwarzer Freitag" in die Geschichte ein-

Währungsreform

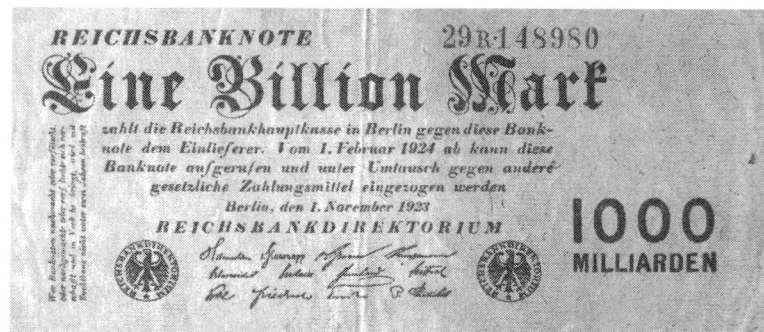

Abb. 1.4: Reichsbanknote von 1923, eine Billion Mark.

ging, brach die amerikanische Börse zusammen. Die Banken in Amerika forderten ihre Auslandskredite zurück. Auch Deutschland musste die hohen Kredite zurückzahlen. So kam es zur weltweiten Wirtschaftskrise. Als Folge stiegen in Deutschland die Arbeitslosenzahlen wieder an, bis sie Ende 1932 bei sechs Millionen angelangt waren. Damit stand beinah jeder dritte Deutsche vor dem Ruin. Hunger, Hoffnungslosigkeit und die politische Unsicherheit der Weimarer Republik trieben viele Menschen in die Arme der Nationalsozialisten.

Fragen zum Text:

1. Wie lange dauerten die „Goldenen Zwanziger" wirklich an?
2. Was war das Besondere dieser Zeit?
3. Welches Ereignis beendete die „Goldenen Zwanziger"?
4. Wozu wurde die Arbeiterwohlfahrt gegründet und von wem?
5. Welche Probleme gab es rund um die Schwangerschaftsverhütung?

Gesprächsanregungen:

An die „Goldenen Zwanziger" können sich heute nur noch sehr alte Menschen erinnern. Bestenfalls die Jahrgänge um 1910, die die Zeit der Weimarer Republik noch selbst miterlebt haben. Ob man Charleston tanzte, Jazz hörte und sich für moderne Malerei interessierte, hing aber auch stark von der gesellschaftlichen Schicht ab, in die der Einzelne hineingeboren war. Ein großer Teil der alten Menschen wird sich jedoch hauptsächlich an Hunger und Not erinnern. Für viele war der Jazz nichts als „Negermusik" und wird von manchen auch heute noch so genannt. Es ist gut zu wissen, welche Art Musik der Mensch in seiner Jugend gehört hat. Viele werden es als besondere Aufmerksamkeit wertschätzen, „ihre" Musik wieder einmal zu hören. Gezielt eingesetzt kann Musik eine unerwartete Wirkung haben. Geistig rege Senioren unterhalten sich sicher gern über getanzte Tänze oder ihre bevorzugten Maler.

1.3 Arbeiter, Bauern und Bürgerkinder

Industrialisierung

Die Gesellschaft der Weimarer Republik war vielfältig. Wie man lebte hing davon ab, in welche gesellschaftliche Schicht man hineingeboren war. Eine große gesellschaftliche Gruppe bildeten die zahlreichen Arbeiter. Durch die fortschreitende **Industrialisierung** lebten immer mehr Menschen von der Arbeit in den zahlreich entstandenen Fabriken. Die Arbeiter wohnten in der Stadt in der Nähe ihrer Arbeitsplätze. Handwerker und andere Kleinunternehmer fanden sich sowohl in den Städten als auch auf den Dörfern, während die bäuerliche Bevölkerung ausschließlich in den Dörfern wohnte. Das Bürgertum der Weimarer Republik setzte sich aus wohlhabenden Kaufleuten, höheren Angestellten, Beamten und Unternehmern zusammen.

Das Los der Arbeiterschaft

Arbeiter

In den Familien der **Arbeiter** herrschten oft materielle Not und Existenzangst. Das tägliche Brot war spärlich. Manche erinnern sich noch an das „Papa-Brot", das mit Butter *und* Marmelade bestrichen war. Besonders hart traf die Not Familienväter, die mit ihrem Lohn oft zahlreiche Kinder mitversorgen mussten, oder auch Kriegswitwen mit kleinen Kindern.

Die Anforderungen in den Fabriken waren hoch. Männer und Frauen arbeiteten im Akkord. Harte Arbeit und lange Arbeitszeiten setzten den Arbeitern zu. Einen sozialen Schutz gab es kaum, zu viele Arbeitslose standen vor den Toren der Fabriken, um einen ausgefallenen Arbeiter zu ersetzen. Die Arbeiter waren faktisch rechtlos. Die zur Erholung zugestandene Zeit reichte nicht aus, um die verbrauchte Kraft wirklich zu regenerieren. Das bedeutete auf Dauer Gefahr für Gesundheit und Leben der Betroffenen. Entsprechend früh alterten die Arbeiter. Die **Löhne** waren knapp

Löhne

bemessen, 1200 Mark Jahreslohn musste für die ganze Familie genügen. So wenig Geld reichte nicht einmal für das Nötigste. Sechsköpfige Familien in zwei Räumen, Wohnküche und Schlafstube ohne angemessene sanitäre Anlagen, waren keine Seltenheit. In den Mietshäusern der Stadt gab es ein gemeinsames Klosett für die Bewohner eines Stockwerks. Drei bis vier Familien, insgesamt oft zwanzig Personen und mehr, teilten sich eine Toilette. Ein eigenes Bett war für den einfachen Arbeiter Luxus. Die Kinder einer Familie teilten sich die Betten oder schliefen für lange Zeit im Bett der Eltern. Ein privates Leben kannten die Ehepaare kaum. Auch ansonsten waren die Wohnungen spärlich möbliert. Was an Einrichtung fehlte, musste gesucht, erbeten oder erbettelt werden. Der Lohn des Arbeiters reichte dazu selten aus. Bekleidung und Schuhe wurden oft von wohlhabenderen Familien geschenkt. Schuhe trug man überhaupt nur im Winter. War der Ernährer arbeitslos, hungerte die Familie häufig. Hatte der Vater Arbeit, kam die Familie mit viel Organisationsgeschick einigermaßen über die Runden. Eine regelmäßige Arbeit der Hausfrau in der Fabrik war eher die Ausnahme. Die Wirtschaftslage mit der hohen Arbeitslosigkeit der Weimarer Republik ließ ein Doppelverdienertum kaum zu. Häufig hatte die Hausfrau aber noch eine Heimarbeit, mit der sie etwas dazuverdiente. Manche bügelten die Wäsche der reicheren Bürgerhaushalte, flickten oder übernahmen Heimarbeit aus der Fabrik.

Wohnungen

Arbeiteralltag

Der Alltag einer Arbeiterfamilie spielte sich etwa so ab: Der Tag begann früh; die älteren Töchter standen zeitig auf, um ihre jüngeren Geschwister zu waschen und in die Schule zu bringen. Der Vater verließ früh morgens das Haus und blieb etwa zehn bis zwölf Stunden weg. Die Mutter versorgte den Haushalt. In modernen Haushalten wurde auf Gas- oder Elektroherden gekocht. Die meisten Arbeiterhaushalte mussten sich allerdings mit einem Kohleherd begnügen. Dazu gab es noch die alten „Kohlebeistellherde", die täglich gerei-

1. KINDHEIT UND JUGENDZEIT DER ALTEN 1918 BIS 1933

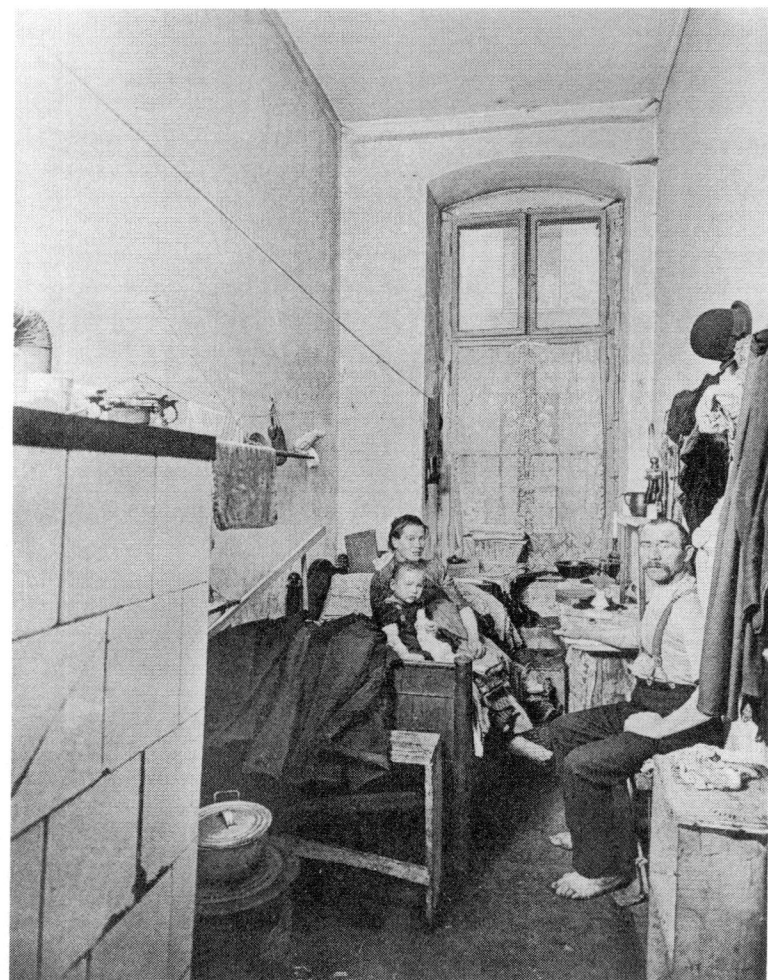

Abb. 1.5: Arbeiterwohnung in Berlin. Ehepaar mit Kind. Die Wohnung besteht nur aus diesem Raum. Alle drei Personen schlafen in einem Bett.

nigt werden mussten. Die Böden wurden auf Knien gereinigt. Die Zimmer heizte man mit einzelnen Öfen. Das Feuer musste täglich neu entfacht und in Gang gehalten werden. Roste und Ofenrohre wurden täglich gereinigt, was eine mühselige und schmutzige Arbeit für die Hausfrau war. Die Hausfrau ging Tag für Tag einkaufen, weil es keine Kühlschränke gab, in denen man Lebensmittel länger aufbewahren konnte. Die Ernährung bestand hauptsächlich aus Brot und Kartoffeln. In vielen Haushalten waren die Rationen zu knapp, um täglich eine warme Mahlzeit auf den Tisch zu bringen. Vor allem kinderreiche Familien wurden ohne ein Zubrot, das erbettelt oder auf fremden Feldern „geerntet" wurde, kaum satt. Durch die dauerhafte **Unterernährung** waren die Kinder der Arbeiter 1924 durchweg zu klein für ihr Alter. Bei einer Untersuchung aus diesem Jahr waren 85 % der Kinder kränklich und unterernährt. Die Hälfte der Kinder war mit **Tuberkulose** infiziert. Erst 1927 erreichte die Ernährung den Stand des Jahres 1913.

Unterernährung

Tuberkulose

In einer Ausgabe der Zeitschrift „Haushaltsjahre" von 1908 wurde der Hausfrau angeraten, Leibwäsche einmal in der Woche zu wechseln. Alle anderen Kleidungsstücke sollten aber soweit wie möglich geschont werden, um Arbeit, Wasser und Seife zu sparen. Unter anderem sei es nicht notwendig, sich während der Küchenarbeit an Tisch oder Spülstein anzulehnen, das würde nur unnötig die Kleidung verschmutzen und sie aufreiben. Bei aller Vorsicht war das Wäschewaschen dennoch unumgänglich und der schwerste Teil der Hausarbeit. Ohne Waschmaschine, Schleuder oder gar Trockner war der wöchentliche **Waschtag** eine echte Herausforderung. Da nicht alle Kinder Kleidung zum Wechseln besaßen, hielten sich manche während der Wäsche nur im Hemd in der Stube auf. Mancher Ehemann flüchtete an den berüchtigten Waschtagen vor seiner missgelaunten Gattin.

Waschtag

Körperpflege fand mit einfachsten Mitteln statt; mehr als Kernseife und kaltes Wasser stand nicht zur Verfügung, Zahnpflege war weitgehend unbekannt. Schwangerschaft und Geburt war ein natürlicher, in den Alltag integrierter Vorgang. Die Kinder kamen im Elternschlafzimmer zur Welt, in Hörweite der größeren Geschwister. In den Familien der Arbeiter herrschte eine hohe Geburtenrate und hohe Säuglingssterblichkeit. Darüber hinaus starben viele Frauen im Wochenbett. Die älteste Tochter nahm dann ihre Stelle als Hausfrau ein.

Bildung und Freizeit

Minimum an Schulbildung

Die Schulbildung der Kinder war mangelhaft. In kinderreichen Familien blieb oft nicht einmal Zeit für ein **Minimum an Schulbildung**. Der Unterricht fand vormittags bis 11 Uhr und nachmittags zwischen 13 Uhr und 16 Uhr statt. Viele Kinder mussten allerdings zu Hause bleiben, um die überlasteten Mütter zu unterstützen. Eine Arbeiterfamilie hatte kaum eine Chance, aus der Armut herauszukommen. Zu groß waren die Anforderungen des Tages. Alle Kraft wurde von der Beschaffung des Allernötigsten aufgebraucht. Ein berufliches Fortkommen war an zusätzliche Anstrengungen etwa zur Weiterbildung gebunden. Dazu fehlte in den Familien der Arbeiter die Zeit und die Energie.

Die knapp bemessene freie Zeit verbrachte die Familie zusammen in der geheizten Stube. In der kalten Jahreszeit saß die Familie auf engem Raum beisammen. Dabei mussten die Kinder frühzeitig ein hohes Maß an Disziplin erlernen, um nicht die Erwachsenen oder sich gegenseitig zu stören.

Erholung

Erholung war Mangelware und wollte umso sorgsamer genutzt werden. Im Sommer verbrachte man die freie Zeit meist im Freien. Wer die Möglichkeit hatte, der gönnte sich einen Ausflug ins Grüne. Andere verlebten den Sonntag gemeinsam mit der Nachbarschaft in den gemeinsamen Hinterhöfen. Auf diese Weise gelang es, den engen Wohnungen wenigstens für eine Weile zu entkommen. Die Arbeiterjugend wurde früh finanziell selbständig und damit von der Familie unabhängig. Sie verließen das enge Elternhaus so bald wie möglich. Die so genannte „normale Familiensituation" war in den Arbeiterfamilien häufig „gestört". Es gab viele voreheliche und uneheliche Kinder.

„Bessergestellte"

Handwerker

Etwas besser erging es den **Handwerkern**. Mit einem durchschnittlichen Jahreslohn von 3000 Mark, reichte das Geld für alles Notwendige, wenn ein Teil des täglichen Bedarfs selbst erwirtschaftet wurde. Möbel und Kleidung wurden selbst

ZEITZEUGEN ZEITZEUGEN **ZEITZEUGEN** ZEITZEUGEN **ZEITZEUGEN**

Leben auf dem Lande

Das Gut, von dem ich erzählen möchte, hatte etwa 700 Morgen. Der Besitzer, „Herrchen" genannt, war ein stattlicher Mann. Die Gutsfrau wurde mit „Madamchen" oder „Gnädige Frau" angeredet. Das Gutshaus war von einem sehr schönen Garten umrahmt. Im Sommer fanden die Arbeiterfrauen hier ein reiches Betätigungsfeld. Die Arbeiter des Gutes setzten sich zusammen aus dem Kämmerer oder Vorarbeiter, dem Schmied, dem Melker, der auch Schweizer genannt wurde, und das Vieh betreute. Dazu kam noch der Kutscher und die Arbeiterfamilien des Gutes. Wenn der Kämmerer klingelte, wurden die Leute eingeteilt. Auf den Ländereien des Gutes fielen viele Arbeiten an: Rüben stecken, sie später versetzen oder anhacken, Kartoffeln setzen, Getreide säen, mähen, ernten. Es war ein arbeitsreiches Leben. Die Leute mussten mit sechs Mark Lohn im Monat auskommen. Zu ihrem Lohn bekamen sie noch Getreide und Kartoffeln. Jeder durfte sich dazu noch ein Schwein, ein Rind und Federvieh halten. Man lebte von dem, was man selbst anbaute. Gab es bei den eigenen Erzeugnissen ein wenig Überschuss, konnte man etwas davon verkaufen. Zum Beispiel Eier an die Bäckerei oder eine Gans auf dem Markt.

Hildegard Hartwig

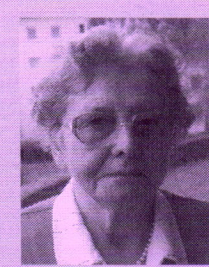

hergestellt. Der eigene Garten trug zur Ernährung bei. Die Arbeitszeit für Hausherrn und Hausfrau betrug etwa zwölf Stunden täglich. Eine höhere Schulbildung war nur für die Söhne vorgesehen. Die Hausfrau konnte auf die Hilfe von Hausangestellten zurückgreifen. Das Dienstmädchen stammte häufig aus ärmeren Verhältnissen und war in die Familie integriert. Die so gesparte Zeit musste die Hausfrau allerdings anderweitig zur Arbeit einsetzen, zum Beispiel für notwendige Büroarbeiten im Betrieb des Mannes. Die Wohnungen der selbständigen Handwerker waren einfach aber zweckmäßig eingerichtet. In vielen Häusern gab es die „gute Stube", die nur Feiertagen und hohem Besuch vorbehalten war.

Das Einkommen der einfachen **Bauern** überstieg kaum den Lohn des Arbeiters, dennoch genossen sie in der Gesellschaft ein höheres Ansehen. Sie kleideten sich besser und sie wohnten besser. Vor allem aber konnten sich die Bauern

Bauern

ZEITZEUGEN ZEITZEUGEN ZEITZEUGEN ZEITZEUGEN ZEITZEUGEN

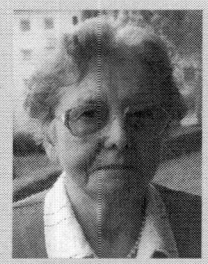

Jugend in Ostpreußen

Der Dorfteich war ein besonderer Anziehungspunkt für uns. An heißen Tagen nahmen wir ein erfrischendes Bad und abends wuschen wir die Füße darin. Der Boden war sehr lehmig, sodass wir auch unsere Töpferkunst erproben konnten. Kleine handgeformte Gebilde wie Schüsseln und Vasen entstanden daraus. In der Sonne getrocknet dienten sie uns als Puppengeschirr. Auf dem Scheunendach hatte ein Storchenpaar Quartier bezogen. Stolz schritten die Störche über die Wiesen und holten sich ihre Frösche. Im Winter, wenn unser Dorfteich zugefroren war, schnallten wir die Schlittschuhe an und ab ging es. Mit sieben Jahren drehte ich meine ersten Pirouetten. Wir waren sechs bis sieben Kinder, die sich da tummelten. Herrlich war auch das Krengelschlittenfahren. An einem Kegel, der vom Eis gehalten wurde, war eine lange Stange befestigt. An der Stange waren unsere Schlitten befestigt. Die Jungen mussten an der Stange drehen. Unsere Schlitten fegten nur so durch die Gegend.

Hildegard Hartwig

ausreichend ernähren, wenn ihre Ernährung auch sehr einfach war. Zum Frühstück trank man meist Malzkaffee und aß Brot. Die Mittagsmahlzeit bestand üblicherweise aus einem Eintopf von Kartoffeln oder Getreide mit Gemüse und wenig Fleisch. Die Bäuerin arbeitete schwer. Das Melken zum Beispiel, eine harte und zeitaufwendige Arbeit, wurde fast ausschließlich von den Frauen erledigt. Neben der Feldarbeit hatte die Bäuerin noch den Haushalt und die Kinder zu versorgen, wobei allein die Feldarbeit zwischen 10 und 16 Stunden betragen konnte. Insgesamt hatte die Bäuerin täglich ein Arbeitspensum von 17 Stunden zu bewältigen. Geburten und Kindererziehung mussten nebenbei geschehen. Die Herren der großen Güter führten dagegen ein eher bürgerliches Leben.

Die bürgerliche Familie

Bürgertum

Das wohlhabende **Bürgertum** führte im Vergleich dazu ein recht gutes Leben. Der durchschnittliche Jahreslohn eines höheren Angestellten von 7000 Mark reichte bei einer fünf-

ZEITZEUGEN ZEITZEUGEN ZEITZEUGEN ZEITZEUGEN ZEITZEUGEN

Leben auf dem preußischen Gutshof

Bis zum dritten Schuljahr ging ich in die Schule des Dorfes. Danach kam ein Jahr Vorbereitung auf das Gymnasium. Mein Gymnasium war in der Stadt. Also gab man mich in der Stadt in eine Pension. So bin ich mit neun Jahren von zu Hause weg. Ich hatte großes Heimweh. Dieses Heimweh spüre ich heute noch.

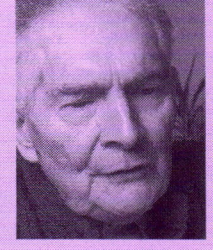

Die Söhne der Gutshofbesitzer hatten alle eine gute Schulbildung. Das Erbrecht sprach dem ältesten Sohn alles zu, die anderen Kinder wurden ausgezahlt. Die Söhne mussten entweder studieren oder sie gingen zum Militär und wurden Offiziere. Die Mädchen wurden verheiratet. Jeder versuchte natürlich, seine Töchter so gut wie möglich „unter die Haube" zu bringen.

Wir ostpreußischen Gutsbesitzer hatten sehr viel Besitz, aber reich waren wir nicht. Meine Familie züchtete Pferde, Trakehnerpferde für die deutsche Wehrmacht.

Ich bleibe noch heute an einem Mähdrescher stehen und dann sage ich mir: „Welche Arbeitserleichterung hätten wir mit einem solchen Ding damals gehabt! Und wie haben sich unsere Leute damals gequält!" Im Sommer ging die Arbeit von morgens um sieben bis abends um sieben, dafür im Winter von morgens halb neun bis nachmittags halb drei. Geregelte Arbeitszeiten gab es, geregelten Lohn gab es nicht. Die Familien bekamen pauschal 50 Mark, die Frauen erhielten in der Erntezeit zusätzlich 20 Pfennig die Stunde. Ich musste sie dann bestellen. Sie hatten ein so genanntes Tagebuch, das war so ein Büchlein, in das wurden die gearbeiteten Stunden hineingeschrieben. Diese Stunden bekamen sie dann zum Monatsende ausgezahlt.

Hans Krützfeldt

köpfigen Familie für eine geräumige Wohnung. Die bürgerlichen Frauen waren verwöhnt. Der Haushalt bedeutete für sie in erster Linie die Führung des Hauspersonals. Die Hausfrau war für die Anleitung und die Überwachung des Dienstmädchens zuständig. Die Mädchen wechselten häufig, meistens weil sie heirateten. Blieb das Dienstmädchen einmal aus, so sah sich die Hausfrau mit Problemen konfrontiert. Sie war es oftmals nicht gewöhnt, die Dinge des täglichen Lebens selbst in die Hand zu nehmen, und dann ging alles drunter und drüber. Ansonsten arbeitete die gehobene Hausfrau nur was ihr angenehm war. Die **„Höheren Töchter"** wurden entsprechend erzogen. Auf sie wartete ein Leben mit Gesellschaften, Hausmädchen, Schönheitspflege und einem

Höhere Töchter

Mann, der sie versorgen sollte. Zeitschriften wie „Die Welt der Frau" gaben der Haufrau Ratschläge zum Umgang mit dem Hausmädchen, zu gesellschaftlichen Empfängen und zur Schönheitspflege. In anderen beliebten Zeitschriften wie „Der gute Ton" wurden Umgangsformen besprochen. Der Speiseplan für eine Bürgerfamilie war üppig: Tee, Kaffee, Kuchen und Gebäck waren selbstverständlich. Geburtstage der Kinder und der Erwachsenen feierte man mit Gästen. Reisen und verschiedene angenehme Freizeitbeschäftigungen gehörten zum guten Ton. Man fuhr zur Ferienzeit in die Sommerfrische, häufig die Mütter allein mit den Kindern. Die Männer blieben unter sich, unternahmen Wanderungen in die Berge oder ähnliche, von ihren Männern bevorzugte Vergnügungen.

Die Kinder der Bürgerfamilie erhielten eine gute Bildung, Unterricht in musischen Fächern und genossen ein hohes Maß an Freiheit. Für die Mädchen war eine „gute Erziehung" dennoch wichtiger als die schulische Bildung. Eine Berufsausbildung war für sie nicht vorgesehen. In der Freizeit spielten die Mädchen mit Puppen und Puppenwagen. Sie lernten frühzeitig verschiedene Handarbeiten wie sticken und stricken. Die Jungs spielten mit Ritterfiguren, Baukästen, Eisenbahn und Schaukelpferd.

Um das gute Leben ihrer Frauen und Kinder zu finanzieren, arbeiteten die Männer den größten Teil des Tages und hatten selten Zeit, musische Hobbys oder kulturelle Interessen zu pflegen.

Fragen zum Text:

1. Wie lebten die Arbeiter in der Weimarer Republik?
2. Warum war es erstrebenswerter, ein Bauer zu sein?
3. Welche Privilegien genossen die Frauen des Bürgertums?
4. Wie kann man sich das Leben der Gutshofbesitzer vorstellen?
5. Wie hoch war das durchschnittliche Jahreseinkommen eines Handwerkers?

Gesprächsanregungen:

Viele Menschen werden gerne aus dem Alltagsleben ihrer Jugend berichten. Die Jahrgänge bis etwa 1925 können sich vielleicht noch an den Alltag in der Weimarer Republik erinnern. Es ist interessant zu wissen, in welchem gesellschaftlichen Umfeld unsere Senioren gelebt haben. Für viele Menschen hat der Zweite Weltkrieg einschneidende und dauerhafte Veränderungen in ihr Leben gebracht. Vielleicht stammt die alte Frau mit der schmalen Rente aus wohlhabenden Verhältnissen. Es gibt viele Senioren aus Ostpreußen, die ihre Jugend auf großen Gutshöfen verbracht haben.

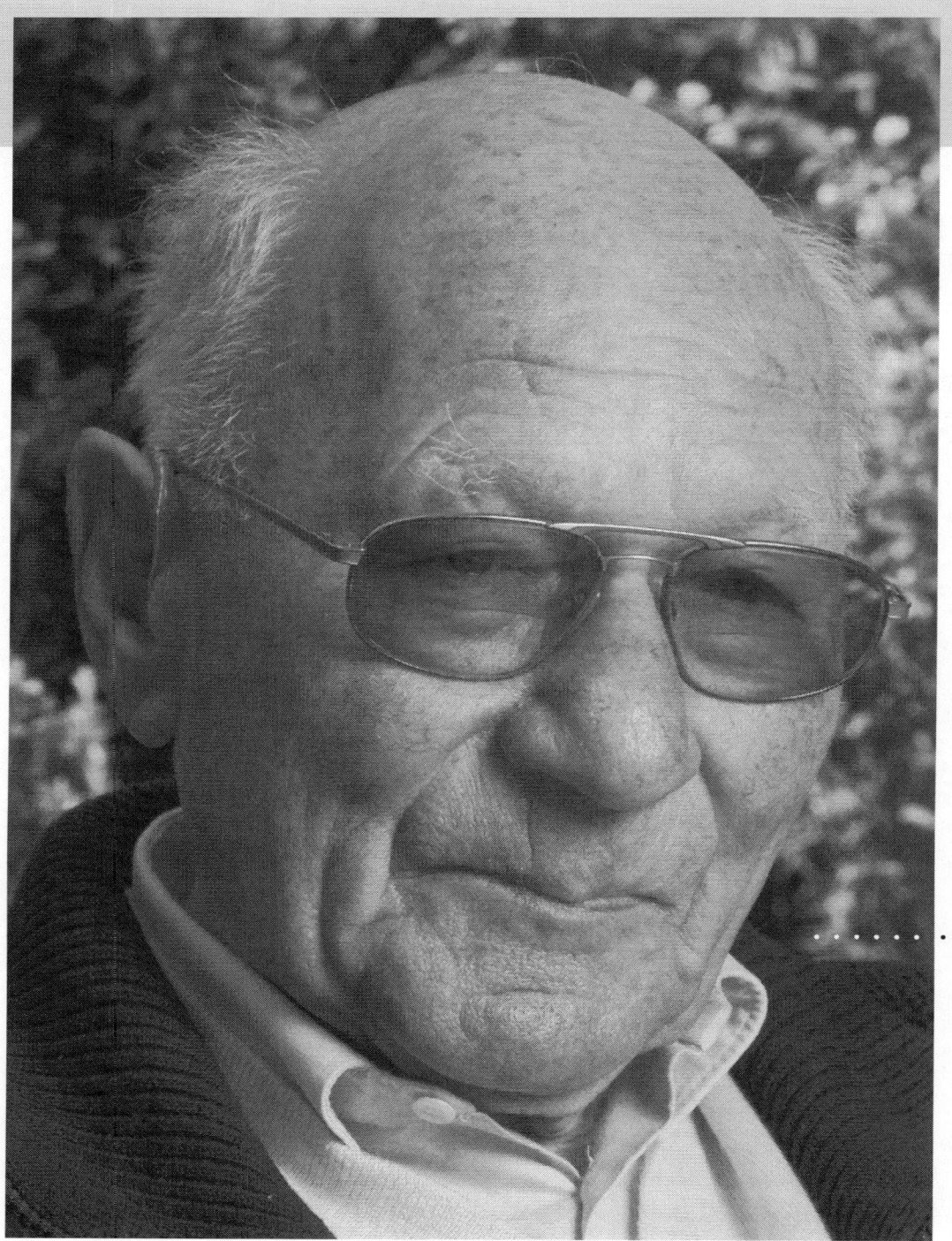

2
DEUTSCHLAND IN DER NAZIZEIT
1933 BIS 1939

„Das Leben wird gegeben, um sich zu bewähren."

Die Eltern und Familie haben mehr von ihm erwartet, als er hat geben wollen. Auch die Gesellschaft hat großen lenkenden Einfluss auf ihn gehabt. Die Herausforderungen im Leben zu bestehen, prägten sein Bewusstsein und sein Handeln. Die Liebe zur belebten Natur blüht still in ihm und gleicht seine Sehnsucht aus.

FRIEDRICH KIEFNER
Jahrgang 1918, geboren in Schwaben, lebt mit seiner Frau zu Hause.

2.1 Deutschland marschiert. Alltag im nationalsozialistischen Deutschland

Am 30. Januar 1933 wurde Adolf Hitler Reichskanzler einer Koalitionsregierung aus NSDAP und DNVP (Deutschnationale Volkspartei). Die Jahre der nationalsozialistischen Herrschaft in Deutschland nahmen mit diesem Ereignis ihren Anfang (**Drittes Reich**).

Drittes Reich

Als Hitler die Macht übernahm, hatte Deutschland sechs Millionen Arbeitslose. Die demokratischen Parteien der Weimarer Republik waren nicht in der Lage, eine dauerhaft mehrheitsfähige Regierung zu bilden. Die Parteienlandschaft war zersplittert; Kommunisten bedrängten die noch junge Demokratie von links und die Nationalsozialisten bedrohten sie von rechts. Durch die hohe Arbeitslosigkeit herrschten Armut und Hunger, der Friedensvertrag von Versailles knebelte die deutsche Wirtschaft durch die hohen Entschädigungsforderungen. Vielen Deutschen fehlte das Vertrauen in die Demokratie und in die Zukunft der Wirtschaft. Hitler versprach Arbeit, die Beseitigung der Schmach des ungeliebten **Versailler Vertrags**, Wohlstand und Stabilität. Das waren für viele Menschen gute Gründe, die NSDAP zu wählen. Dennoch war die Stimmung der Deutschen bei Hitlers Machtübernahme geteilt. Viele begrüßten ihn als Befreier des unterdrückten Deutschlands. Juden, Kommunisten und Gegner der Nationalsozialisten wussten, dass schwere Zeiten auf sie zukommen würden. Ältere Leute fürchteten einen weiteren Krieg.

Versailler Vertrag

Führerkult

Bald nach der Machtübernahme wurde von der staatlichen Propaganda ein regelrechter Kult um Adolf Hitler und seiner Partei erschaffen. Hitler wurde in das Nachtgebet kleiner Kinder aufgenommen (Lieber Gott, ich bitte Dich für Volk

2.1 ALLTAG IM NATIONALSOZIALISTISCHEN DEUTSCHLAND

und Führer und für mich ...), der junge Mensch sollte sich **„von der Wiege bis zur Bahre"** dem Führer Adolf Hitler verschreiben. Lautsprecher in Schulen, an Arbeitsplätzen, in öffentlichen Lokalen und selbst im Freien sorgten dafür, dass die Reden Adolf Hitlers von jedem gehört werden konnten. Veröffentlichungen in Theater, Presse und Kino wurden zensiert. Zeitungen, Bücher aber auch Filme, die den Idealen des Nationalsozialismus widersprachen oder die Regierung kritisierten, wurden verboten. Was den Vorstellungen der Ideologie gerecht wurde, konnte mit einer besonderen Förderung rechnen. So fand nach und nach die Gleichschaltung aller öffentlichen Organe statt. Die genehmigten und für besonders wertvoll erachteten Filme wurden in allen Gemeinden gezeigt. Selbst in kleinen Dörfern konnten sich die Bewohner etwa alle sechs Wochen für 50 Pfennig Eintritt einen Film anschauen, z. B. „Jud Süß" oder „Die Wochenschau".

Das tägliche Leben wurde in rasendem Tempo dem Nationalsozialismus angepasst: Der **„Deutsche Gruß"**, bislang nur von den Anhängern Adolf Hitlers verwendet, wurde im öffentlichen Leben eingeführt.

Statt „Guten Tag" sagte man nun „Heil Hitler", dazu erhob man den rechten Arm. Bald erschien an manchen Geschäften ein Schild: „Deutsche grüßen nicht mit ‚Guten Tag', Deut-

„Von der Wiege bis zur Bahre"

Deutscher Gruß

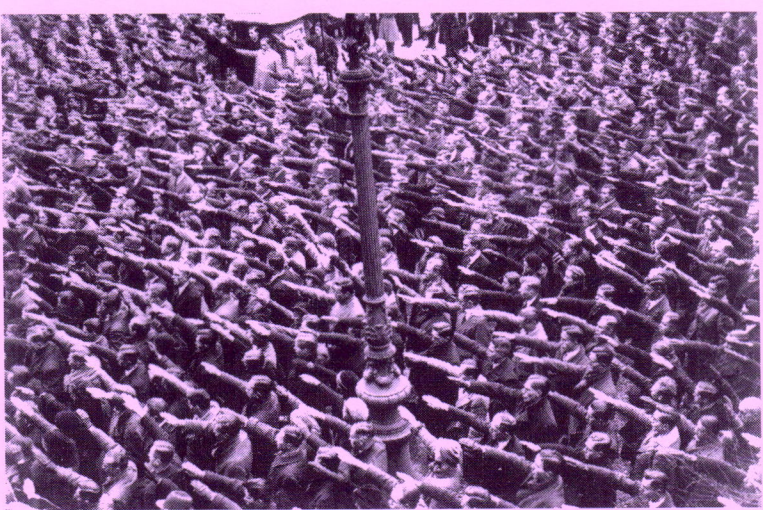

Abb. 2.1: Deutscher Gruß. Burschenschaften auf der Eröffnungskundgebung zur NS-Kampfwoche im Hof der Universität, Berlin 1932.

ZEITZEUGEN ZEITZEUGEN ZEITZEUGEN ZEITZEUGEN ZEITZEUGEN

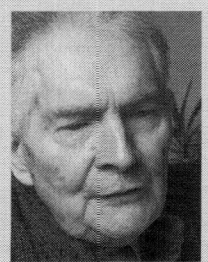

Ein folgenschwerer Irrtum

Es war nur die Zeit zwischen 1933 und 1941. Was hatten wir gemacht in den Jahren? Damals hatte Papen gedacht: „Den Hitler, den nehmen wir hier rein, der ist jetzt noch in der Minderheit. Und wenn wir den hereingenommen haben, dann machen wir den im Parlament klein." Nur war es dann umgekehrt, Hitler hatte die im Parlament klein gemacht.

Hans Krützfeldt

In der Weimarer Republik konnte jede Partei ins Parlament einziehen, sobald sie gewählt war. Als Folge davon saßen im Parlament eine große Anzahl Splitterparteien. Eine stabile Mehrheitsbildung war kaum möglich. Um die aktuelle Regierung der DNVP zu stützen, wollte daher Reichskanzler von Papen Hitlers NSDAP ins Parlament holen. Dass von Papen glaubte, Hitler unter Kontrolle halten zu können, erwies sich dabei als folgenschwerer Irrtum. (Anmerkung der Autoren)

---

sche grüßen mit ‚Heil Hitler'." Somit war es bereits eine kleine Heldentat mit „Guten Tag" zu grüßen oder auf der Straße den Hut zu ziehen. Mit kleinen Gesten wie diesen machte man politisches Andersdenken sichtbar.

Als nächstes sahen sich die Juden nach und nach aus vielen Berufen gedrängt; sie wurden per Gesetz mit Berufsverboten belegt. Jüdischen Ärzten war die Behandlung „**arischer**" Frauen verboten. Jüdische Bücher wurden verbrannt und jüdische Lehrer durften nur noch in Judenschulen unterrichten. Juden durften öffentliche Einrichtungen nicht mehr benutzen. Sehr bald war es nahezu gesetzeswidrig, mit Juden befreundet zu sein. Die von den Nationalsozialisten eingeführten Rassengesetze verboten enge Beziehungen zwischen „Ariern" und Juden. Als „Arier" bezeichnete man den nordischen Menschentyp; Menschen, die idealerweise blond und blauäugig sein sollten.

„Arier"

Familienpolitik

Schulen und Universitäten passte man rasch an die neue Ideologie an. Lehrpläne wurden reformiert, einzelne Schulfächer ab-, andere eingesetzt. Nichtarische Lehrer und „poli-

2.1 ALLTAG IM NATIONALSOZIALISTISCHEN DEUTSCHLAND

tisch Unzuverlässige" wurden entlassen und durch regierungstreue Lehrer ersetzt. Nach und nach wurden alle Schülerorganisationen und Studentenvereinigungen aufgelöst oder in die Naziorganisationen eingegliedert. Die nationalsozialistische Partei wollte das Freizeitverhalten der Deutschen nicht unbeobachtet sich selbst überlassen. So war bald der größte Teil des Volkes organisiert. Die Schüler fanden sich, nach Mädchen und Jungen getrennt, in den verschiedenen Gruppen wieder. Für die Kleineren war es erstrebenswert, in das **„Deutsche Jungvolk"** einzutreten und ein **„Pimpf"** zu werden. Man wollte dazugehören. Viele Kinder und Jugendliche hatten vom Nationalsozialismus nur vage Vorstellungen: sie wussten, dass die Gemeinschaft wichtiger war als der Einzelne, dass Einsatz für Deutschland Ehrensache war, dass man gegen den Bolschewismus und für ein germanisches Großreich war. „Natürlich" war man gegen die Juden, vor allem, wenn man keinen Juden kannte. Die älteren Kinder fanden sich in der **Hitlerjugend** und im **Bund Deutscher Mädel** (BDM) wieder. Im Bund Deutscher Mädel sollte die künftige deutsche Frau und Mutter nach dem Vorbild des Nationalsozialismus erzogen werden. Die deutsche Frau sollte sich nicht schminken, nicht rauchen, natürlich und sportlich sein und eine praktische Kleidung bevorzugen. Ihrem künftigen Gatten sollte sie eine gute Kameradin sein und mit ihm viele Kinder bekommen. Die erwachsenen Frauen verbrachten ihre Zeit im **Frauenbund** und die Männer kamen in den unterschiedlichen beruflichen Organisationen unter. Eine besondere Bedeutung kam der Schutzstaffel **(SS)** zu; innerhalb der Sturmabteilung **(SA)** sollte sie zur Kampftruppe der NSDAP werden, „ein nationalsozialistischer, soldatischer Orden nordisch bestimmter Männer, von denen jeder bedingungslos jeden Befehl befolgt, der vom Führer kommt". Die SS wurde zu einer Eliteorganisation. Die Mitglieder der SS sollten als „Herrenmenschen" zur Keimzelle der nordischen Rasse werden. Die Mitglieder wurden auf „Rassenreinheit" überprüft und durften nur rein „arische" Ehefrauen haben, was mithilfe der Familienstammbäume ermittelt wurde.

	Deutsches Jungvolk „Pimpf"
	Hitlerjugend Bund Deutscher Mädel
	Frauenbund

So wurden die Familien aufgeteilt und die Kinder häufig ihren eigenen Eltern entfremdet. In Familien konnte es zu Konflikten kommen, wenn die Kinder vom Nationalsozialismus überzeugt waren, die Eltern aber eine andere politische Meinung vertraten. In etlichen Familien wurden die Kinder aus dem Zimmer geschickt, wenn die Eltern über Politik reden wollten. Unvorsichtige Eltern mussten durchaus mit Denunziation durch die eigenen Kinder rechnen.

Wachsende Anziehungskraft

Massenveranstaltungen wie Fackelzüge, Festversammlungen und das Hochhalten der deutschen Gesinnung hielten die Menschen zusammen. „Man war wieder wer", das tat vielen Menschen gut nach dem als Schande empfundenen „Frieden von Versailles". In Kirchenkreisen fand die Partei zunächst breite Zustimmung. In der Arbeiterschaft wurde die Partei geschätzt. Sie erhöhte zum Beispiel die Urlaubszeit der Arbeiter und ließ ihnen mehr Zeit zur Erholung. Die so gewonnene Freizeit sollte für Erholungsreisen genutzt werden können. Dazu hatte man die vom Staat geförderte Aktion **„Kraft durch Freude"** (KdF) ins Leben gerufen. Arbeitnehmer konnten an verbilligten Urlaubsreisen teilnehmen. 1934 kostete eine solche zehntägige Reise nach Spitzbergen den Teilnehmer 76 Reichsmark einschließlich Verpflegung. Ein einfacher Arbeiter verdiente etwa 53 Pfennig in der Stunde. Bei einem Arbeitstag von zehn Stunden kostete ihn die Reise einen halben Monatslohn pro Person: Für Arbeiter mit Familie immer noch unerschwinglich. Ziel der Maßnahme war es, die Arbeitskraft des Einzelnen zu fördern, um ihn mit neuer Kraft an seinen Arbeitsplatz zurückzuschicken. Man erhoffte sich auf diesem Weg eine Leistungssteigerung der Arbeiter. Auch der VW-Käfer wurde in der Zeit als **„KdF-Wagen"** erfunden und gebaut. Jeder Deutsche sollte sich ein eigenes Auto leisten können. Die Deutschen konnten mit dem Kauf von Marken „ihren Käfer" zusammensparen. Das auf diese Weise angelegte Geld verwendete der Staat zunächst, um kriegswichtige Betriebe auf-

„Kraft durch Freude"

KdF-Wagen

2.1 ALLTAG IM NATIONALSOZIALISTISCHEN DEUTSCHLAND

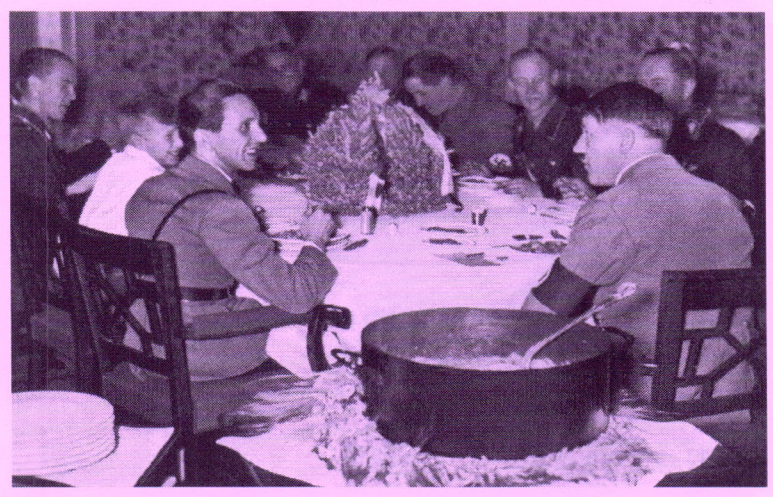

Abb. 2.2: „Eintopf auch beim Reichskanzler": Hitler und Goebbels beim Eintopfessen in der Reichskanzlei. Propagandafoto, Winter 1933/34.

zubauen. Die VW-Werke bauten erst einmal Kübelwagen, Transportfahrzeuge für die Wehrmacht, statt der versprochenen Käfer. Durch den folgenden Zweiten Weltkrieg wurde das System zur Ansparung jedoch unterbrochen, sodass kein einziges Exemplar wirklich ausgeliefert wurde.

Ein weiteres Mittel, Gemeinschaft zu erschaffen, war die Einführung der **Eintopfsonntage**. Einmal im Monat sollte der Bürger auf den gewohnten Sonntagsbraten verzichten und sich stattdessen mit einem einfachen Eintopfgericht begnügen. Hin und wieder wurden von Städten und Gemeinden auch öffentliche Eintopfessen organisiert, an denen sich die politische Elite in Person Adolf Hitlers und Josef Goebbels zu Propagandazwecken beteiligte. Das eingesparte Geld spendete man der Partei. Der Eintopfsonntag wurde so in kurzer Zeit Volksbrauch. Die Menschen rückten zusammen. Wichtige Feiertage wie den **Tag der Arbeit** am 1. Mai und den **Muttertag** am ersten Sonntag im Mai feierte man gemeinsam. Am Tag der Arbeit wurden die besonderen Verdienste der Arbeiter hervorgehoben, und der Muttertag war Teil des nationalsozialistischen Mütterkults. Schließlich war es gewünscht, dass möglichst viele Kinder zur Welt kamen.

Eintopfsonntage

Tag der Arbeit
Muttertag

Linderung wirtschaftlicher Not

Winterhilfswerk

Um ärmeren Familien über den Winter zu helfen, hatte man das **Winterhilfswerk** ins Leben gerufen. Insbesondere den Witwen und Waisen des Ersten Weltkriegs wurde mit warmer Kleidung und Brennmaterial das Leben erleichtert. Zum Beispiel erhielt zu Weihnachten 1937 jeder, der unter 60 Reichsmark Rente bekam 2 kg Büchsenfleisch, 1,5 kg Mehl und 1 kg Zucker. Generell wurden Parteifreunde besser betreut als „Staatsfeinde", die auch von der Winterhilfe wenig zu erwarten hatten. Das benötigte Geld wurde gesammelt; die Blechbüchsen der Hitlerkinder rasselten unermüdlich durch Deutschlands Straßen. Der ganzen Welt wollte man zeigen, dass die Deutschen das Wort „Gemeinschaft" nicht als leere Phrase auffassten. Ein bis heute gerne zitierter Erfolg Hitlers war die Beseitigung der enormen Arbeitslosigkeit und der damit verbundene wirtschaftliche Aufschwung. Dennoch war das, was ein Vierpersonenhaushalt einer Arbeiterfamilie zur Verfügung hatte, nicht sehr üppig. Pro Person und Woche hatte 1937 jeder im Durchschnitt etwa 500 Gramm Fleisch. Dazu kamen ein Ei, 1,7 Liter Milch, 91 Gramm Butter, 2,6 Kilogramm Kartoffeln, 560 Gramm Gemüse und etwa 310 Gramm Obst in der Woche. Damit stand der Bevölkerung weniger Nahrung zur Verfügung als 1928.

Bau von Autobahnen
Aufbau der Rüstungsindustrie

Maßnahmen zur Bekämpfung der Arbeitslosigkeit waren der **Bau von Autobahnen** und der massive **Aufbau der Rüstungsindustrie**. Beides wurde mit finanziellen Anleihen unterstützt und diente neben der Arbeitsbeschaffung auch dem von Hitler geplanten Krieg. Während die Rüstungsindustrie die Waffen bereitstellte, würden die Autobahnen den deutschen Panzern als schnelle und einfache Transportwege dienen. Ein weiterer Schritt zur Beseitigung der Arbeitslosigkeit war die „Rückführung der Frauen in die Hauswirtschaft". In der männerarmen Zeit des Ersten Weltkriegs waren die Frauen auf sich allein gestellt und hatten sich in den verschiedensten Berufen bewährt, nun sollten sie dem großen Angebot an männlichen Arbeitskräften weichen. Zunächst

2.1 ALLTAG IM NATIONALSOZIALISTISCHEN DEUTSCHLAND

wurden die Beamtinnen aus ihren Jobs gedrängt. Per Erlass durften Frauen nicht mehr in den Beamtenstatus erhoben werden. Bereits eingestellte Beamtinnen wurden zwar nicht direkt entlassen, ihr freiwilliges Ausscheiden wurde jedoch gefördert. Um jungen Frauen ihren Übertritt ins Hausfrauendasein schmackhaft zu machen, wurden **Ehestandsdarlehen** für frisch verheiratete Paare angeboten. Solche Ehestandsdarlehen standen arischen, erbgesunden Frauen zu, wenn sie vor der Eheschließung im Erwerbsleben standen und die Arbeitsstelle nach der Heirat aufgeben würden. Mutterschaft wurde durch den Erlass von jeweils einem Viertel der Darlehenssumme belohnt. So war es möglich, das Darlehen mit vier Kindern abzuzahlen. Daher stammt der noch lange gebräuchliche Begriff **„Abkindern"**. Das Arbeitsverbot galt jedoch nur dann, wenn das Einkommen des Ehemannes 125 Reichsmark nicht überstieg. Auf die billige Arbeitskraft der Arbeiterinnen wollte man nicht verzichten. Junge Mädchen aus „gutem Hause" wurden ermuntert, sich zum Dienst in kinderreichen Familien zu verdingen. So konnten sie sich optimal auf ihre künftigen Aufgaben als Hausfrauen und Mütter vorbereiten. Bald darauf wurde die Freiwilligkeit aufgehoben und das **Pflichtjahr** eingeführt.

Alle Maßnahmen zu Formung der künftigen deutschen Frau folgten der neuen Ideologie: Frauen gehörten an den Herd und sollten dort ihren „natürlichen Pflichten" nachkommen. Die Kampagne gegen Doppelverdiener war allerdings keine Erfindung des Naziregimes. Sie begann vielmehr bereits in den Zwanziger Jahren und wurde ebenso wie Antisemitismus und Kommunistenhass von den Nazis aufgenommen und praktisch umgesetzt. In **Mütterschulen** wurden junge Frauen und angehende Mütter unterrichtet. Man lehrte sie die Säuglingspflege, das Kochen für Säuglinge und Kleinkinder sowie den Umgang mit Handarbeiten. In Orten mit einer hohen Säuglingssterblichkeit wurden Mütterschulen eigens errichtet. Ihre Aufgabe war es, die Säuglingssterblichkeit zu senken und zu gesundem Nachwuchs beizutragen. Der Führer wollte möglichst viele Kinder und das ließ sich der Staat etwas kosten.

Marginalien: Ehestandsdarlehen; „Abkindern"; Pflichtjahr; Mütterschulen

ZEITZEUGEN ZEITZEUGEN ZEITZEUGEN ZEITZEUGEN ZEITZEUGEN

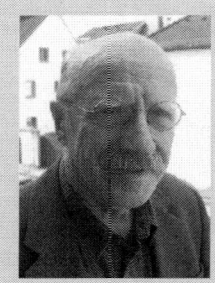

Die Bedeutung des Radios
Der Volksempfänger war so selbstverständlich wie heute der Fernseher. Man holte sich die Welt ins Wohnzimmer und war dabei, wenn der Führer sprach. Ich erinnere mich noch an die Fanfarenklänge als Erkennungsmelodie der Sondermeldungen.

Hartmut Teuffel

Die NSDAP nahm im öffentlichen Leben großen Raum ein. Propagandaplakate fanden sich überall. Auf den Plakaten wurde vor Juden und Kommunisten gewarnt, für das Winterhilfswerk geworben und die Ideen der Partei verherrlicht. Aus dem **Volksempfänger** klangen die Parolen der Partei. Der Volksempfänger war ein Radio, das zu Propagandazwecken entwickelt worden war. Da er sehr günstig war, konnte damit auch den ärmeren Bevölkerungsschichten das Radiohören ermöglicht werden. Mehrere Millionen dieser Radios wurden verkauft. Die bekannteste Variante war der DKE38, der im Volksmund auch „Goebbels-Schnauze" genannt wurde.

Volksempfänger.

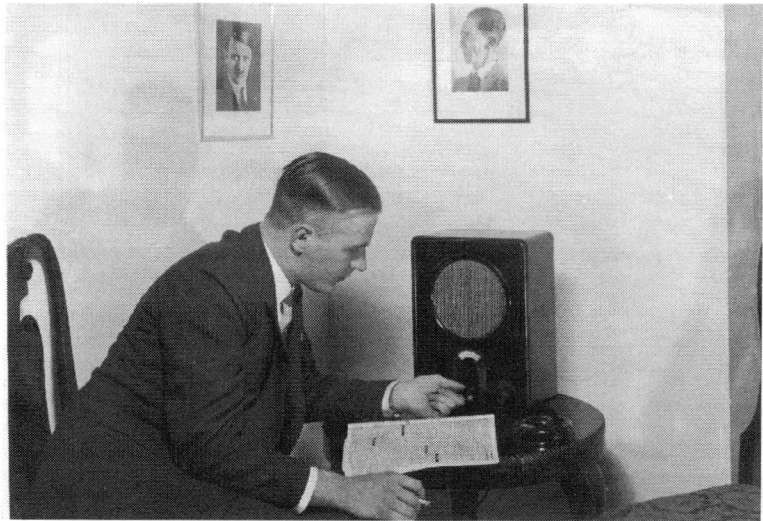

Abb. 2.3: Radiohörer am Volksempfänger.

2.1 ALLTAG IM NATIONALSOZIALISTISCHEN DEUTSCHLAND

Fragen zum Text:

1. Mit welchen Maßnahmen wurde unter Hitler die Arbeitslosigkeit beseitigt?
2. Warum kann man den wirtschaftlichen Aufschwung in der Nazizeit als „geliehenen Aufschwung" bezeichnen?
3. Wie wurde das Freizeitverhalten der Menschen von der Partei gestaltet?
4. Mit welchen Mitteln wurde Gemeinschaft gefördert?
5. Wie sah die Ideologie der Nazis die deutsche Frau?

Gesprächsanregungen:

Heute noch wird gerne über die Zeit unter Hitler geredet, die „gar nicht so schlecht gewesen" sei. Es ist jedoch im Nachhinein kaum möglich, eine Aussage über die damalige Stimmungslage im Volk zu machen. Zum Teil stützte sich die nationalsozialistische Diktatur auf das Einverständnis der Massen. Wo dieses Einverständnis nicht zu haben war, setzte der Staat offenen Terror ein. Eine freie Meinung, die auch noch veröffentlicht wird, konnte es so kaum geben. Die Berichte der Senioren über die damalige Zeit sind häufig verzerrt. Zum Teil durch Verdrängung, weil man manches lieber nicht gewusst haben will. Andere haben nur das wahrgenommen, was in ihr Bild von „Volk und Führer" zu passen schien, und die dunkelsten Seiten der Nazizeit ausgeblendet. Ganz wichtig ist der Wunsch, „kein schlechter Mensch" gewesen zu sein. Wenn das Gespräch dennoch auf die Zeit des Nationalsozialismus kommt, sind Feingefühl und Verständnis notwendig. Die heutigen Senioren waren in der damaligen Zeit einer massiven Propaganda ausgesetzt. Gleichzeitig war die Not enorm. Über eine Zeit zu richten, die man selbst nicht erlebt hat, wäre daher unangemessen.

2.2 Kindheit und Schule in der Nazizeit

Aufbau des Parteigehorsams

„Hart wie Kruppstahl, zäh wie Leder und schnell wie Windhunde", so wünschte sich Adolf Hitler seine neue Jugend. Ohne weiche Züge sollte sie sein, bereit, sich den Bedürfnissen des Staates bis in den Tod hinein zu unterwerfen. Erziehung sollte zum unbedingten Parteigehorsam führen und vor allem die **NS-Weltanschauung** durchsetzen. Oberstes Ziel war es, die Schüler zu „rassenbewussten Volksgenossen" zu erziehen. Körperliche Abhärtung stand an erster Stelle der neuen Unterrichtspläne. Dazu kam die geistige Erziehung: Unterwerfung unter die Ideale des Nationalsozialismus. Die wissenschaftliche Bildung der Schüler war demgegenüber nachrangig.

NS-Weltanschauung

Gleich nach der Machtübernahme begann die NSDAP, die **Schulen** entsprechend zu formen. Neu zu besetzende Stellen wurden nur noch an parteitreue und zuverlässige Nazis vergeben. Also an Lehrer, die bei der Umsetzung der neuen Ideologie mit gutem Beispiel vorangingen. Sämtliche Schulfächer wurden nach den Wünschen der neuen Regierung umgestaltet; Rassismus und Militarismus hielten Einzug in den Schulalltag. Eltern wurden im Schulalltag häufig zu Befehlsempfängern degradiert. Unter anderem waren sie verpflichtet, Beiträge für Filme zu zahlen, die den Schülern vorgeführt wurden. Bei diesen Filmen handelte es sich in den meisten Fällen um staatliche Propagandafilme des Dritten Reichs. Mit harten Strafen und der erneuten Einführung der Prügelstrafe wurden die Schüler innerlich abgehärtet. Ausrottung der Juden, Klassifizierung von „hochwertigen" und „minderwertigen" Rassen und die notwendige Vernichtung „unwerten Lebens" sollten auf breite Akzeptanz und Unterstützung treffen. Schüler wurden systematisch zu Vaterlandsliebe und Judenhass erzogen. Zwischen 1936 und 1939

Schulen

2.2 KINDHEIT UND SCHULE IN DER NAZIZEIT

war die Umstellung der Schulen auf die Bedürfnisse der NSDAP vollendet.

In nicht wenigen Schulen erschienen sowohl Lehrer als auch Schüler in Uniform. In der Weimarer Republik war es üblich, den Schultag mit einem Gebet zu eröffnen. Nun lernten die Schüler, mit erhobenem rechten Arm und einem strammen „Heil Hitler" zu grüßen und die Nationalhymne zu singen.

Die **Lehrpläne** wurden wesentlich umgestaltet. Im Deutschunterricht hielt man die deutsche Heldendichtung hoch. Nur noch deutsche Literatur wurde behandelt, wobei auch jüdische Dichter aus den Lehrplänen gestrichen wurden. Aufsatzthemen wie: „Luftschutz tut Not" oder „Die Vorteile der Euthanasie"[1] kamen in das Pflichtprogramm der Schüler. Im Mathematikunterricht berechnete man die Kraft von Bombeneinschlägen und die möglichen finanziellen Einsparungen durch die Vernichtung „unwerten Lebens". So wurde die geplante Tötung behinderter Menschen als kalte Rechengröße dargestellt. In der Oberstufe war der „nationalpolitische Unterricht" fester Bestandteil des Lehrplans. In Geschichte wurde die Vormachtstellung der Deutschen gelehrt. Weltgeschichte hatte in den neuen Lehrplänen nur Platz, wenn sie im Zusammenhang mit der deutschen Geschichte stand. Im Musikunterricht wurde alles „Undeutsche" gestrichen, dazu zählten jüdische Komponisten ebenso wie die Werke eines Tschaikowski. Stattdessen lernten die Schüler Marschlieder, „sehr rhythmische Lieder, die den Verstand benebelten"[2]. Eines der bekanntesten Lieder war:

Lehrpläne

---

[1] Euthanasie bedeutet „schöner Tod", gemeint war aber das planmäßige Töten von Behinderten oder chronisch kranken Menschen.
[2] Barbara König in „Meine Schulzeit im Dritten Reich", S.143.

Es zittern die morschen Knochen
(von Hans Baumann)

1. Es zittern die morschen Knochen
   Der Welt vor dem roten Krieg,
   Wir haben den Schrecken gebrochen,
   Für uns war's ein großer Sieg.

Refrain:
Wir werden weiter marschieren
Wenn alles in Scherben fällt,
Denn heute da hört uns Deutschland
Und morgen die ganze Welt.

2. Und liegt vom Kampfe in Trümmern
   Die ganze Welt zuhauf,
   Das soll uns den Teufel kümmern,
   Wir bauen sie wieder auf.

3. Und mögen die Alten auch schelten,
   So lasst sie nur toben und schreien,
   Und stemmen sich gegen uns Welten,
   Wir werden doch Sieger sein.

Unterrichtsverbot und neue Schulfächer

Rassenlehre

Christlicher Unterricht wurde mit der Begründung, das Christentum sei jüdisch durchsetzt, untersagt. In der Biologie hielt die **„Rassenlehre"** Einzug. Im Rahmen der Rassenlehre sollten die anatomischen Unterschiede zwischen verschiedenen menschlichen Rassen verdeutlicht werden. Die nordische „arische" Rasse galt dabei als besonders wertvoll, zumal den rein anatomischen Besonderheiten bestimmte Charakterzüge zugeordnet waren. Zur Demonstration der anatomischen Unterschiede des Schädels ließ sich der ein oder andere Lehrer dazu hinreißen, Schädel einzelner Schüler zu vermessen: Mancher rassisch einwandfrei vermessene „Arierschädel" gehörte einem Volljuden! Dennoch wurde die jüdische Rasse als minderwertig und charakterschwach dargestellt. Auf diese Weise sollte der Antisemitismus, also die

Judenfeindlichkeit, in den Schülern gefestigt werden, um die geplante Ausrottung der Juden zu erleichtern. Zusätzlich gab die Rassenlehre den normalen Deutschen einen Selbstwertvorteil. Per Definition waren sie nun besser, schöner, eben überlegen. Eine besondere Aufwertung erhielt der **Sportunterricht**: Ausdauer und Kraft wurden bei Mädchen und Jungen gefördert. Die Jungen, als künftige Soldaten, sollten sich abhärten und kräftigen. Die Mädchen sollten als gesunde deutsche Frauen gesunden deutschen Nachwuchs hervorbringen. „Bombenwerfen" und „Handgranatenzielwurf" wurden im Sportunterricht neue sportliche Disziplinen. Krieg, Tod und Vernichtung wurden zum ständigen Bestandteil des Unterrichts und sollten ihren Schrecken verlieren.

Sportunterricht

Inwieweit ein derartiges Schulprogramm aus den Kindern überzeugte Nationalsozialisten machen konnte, hing in hohem Maße von den Lehrern ab. Einige Lehrer waren überzeugte Parteiangehörige und setzten die entsprechenden Unterrichtsinhalte mit Nachdruck um. Für sie gehörte es dazu, Judenkinder auszugrenzen und sie einer gewissen Willkür zu unterwerfen. Auf der anderen Seite gab es kritische, nach außen angepasste Lehrer, die keine überzeugten Nazis waren. Bei diesen Lehrern war die Nazidiktatur im Unterricht wenig zu spüren. Es gelang ihnen, die Vorschriften der Form nach zu erfüllen, ohne die alten Lehrpläne wirklich abzuändern. Nur wenige Lehrer wagten es, sich dem Regime offen zu widersetzen.

Hitlerjugend

Um die Kinder im nationalsozialistischen Sinn zu formen, genügte es allerdings nicht, sich nur auf die Schulen zu verlassen. Auch die Freizeit musste unter **Parteikontrolle** gebracht werden. Darum sollten sich alle Schüler mit der Partei verbinden, um sich die Parteiideale zu eigen zu machen. Der Beitritt zu den entsprechenden Organisationen war zunächst freiwillig und wurde vom Lehrpersonal unterstützt. Zu Veranstaltungen wurden die Schüler freigestellt. Andere

Parteikontrolle

2. DEUTSCHLAND IN DER NAZIZEIT 1933 BIS 1939

als die nationalsozialistischen Schülerorganisationen verbot der Staat. Für die Schüler war die Hitlerjugend (HJ) zunächst nichts weiter als ein Verein, der kameradschaftlichen Zusammenhalt bot und einen gewissen Halt gab. Zeltlager, sportliche Wettkämpfe und Geländespiele lockten zum Abenteuer. Schüler, die keine besonderen Schulleistungen erbrachten, konnten dennoch in der HJ aufsteigen und so auf diesem Gebiet Ehrgeiz entwickeln. Viele junge Mädchen waren begeistert vom Leben im Bund Deutscher Mädchen (BDM).

Zwei Drittel der Zeit waren der sportlichen Betätigung gewidmet. Für die Mädchen war Sport unter anderem eine Demonstration der eigenen modernen Lebenseinstellung. An Heimnachmittagen spielten, bastelten und sangen die Mädchen miteinander; vor allem wurde der Nationalsozialismus als heile, gesunde Welt gepriesen. Die Mädchen erhielten hauswirtschaftlichen Unterricht und konnten sich so auf ihre künftigen Aufgaben als Hausfrauen und Mütter vorbereiten. Ein- bis zweitägige Wochenendausflüge stärkten den Gemeinschaftssinn. Die Möglichkeit, zur Gruppenführerin aufzusteigen, stachelte den Ehrgeiz an und stärkte das Selbstbewusstsein vieler Mädchen. Der Übergang von der Kindergruppe zu den Jugendlichen wurde oft wie ein Ritual zum Abschied vom Kindsein gefeiert. Immer wieder wurden die jungen Menschen bei diesen Zusammenkünften auf die Ideale der Nationalsozialisten eingeschworen. „Wer in jenen Jahren aufwuchs, dem wurde der Nationalsozialismus wie ein Sack über den Kopf gezogen"[3]. Sie lernten, sich nicht mit „Judenkindern" abzugeben. Da fast alle Kinder

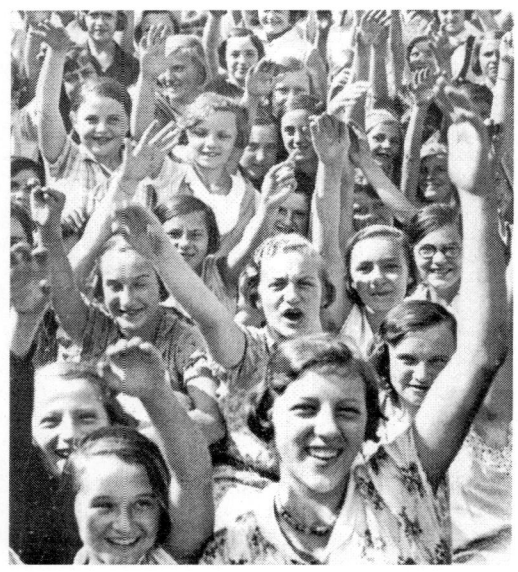

Abb. 2.4: BDM-Mädchengruppe, die Hände zum Deutschen Gruß erhoben.

---

[3] Georg Hensel in „Meine Schulzeit im Dritten Reich", S.124.

ZEITZEUGEN ZEITZEUGEN ZEITZEUGEN ZEITZEUGEN ZEITZEUGEN

Schulunterricht während des Krieges

Ab der dritten Klasse, das war um 1943, hatten wir nur noch sehr alte Lehrer. Die jüngeren waren alle in den Krieg gezogen. Die Lehrer waren sehr streng. Aber man hat mehr gelernt als heute. Wir haben wohl den einen oder anderen Schülerstreich gespielt, dem Lehrer eine Maus in das Pult gelegt oder Ähnliches, aber wir waren nie brutal untereinander. In jedem Klassenzimmer hing ein Bild vom Führer. Unser Sportlehrer war ein alter Nazi. In jedem Sportunterricht haben wir mit „Sieg heil" grüßen müssen. Im Geschichtsunterricht hat der Lehrer uns die deutsche Geschichte nach den Vorstellungen der Nazis gelehrt. Zum Glück gab es noch einen anderen Geschichtslehrer, der uns auch Weltgeschichte vermittelt hat. 1943/44 fiel die Schule dann oft aus. Fast jeden Tag war Bombenalarm und wir konnten nicht zur Schule gehen.

Sigrid D'Amico

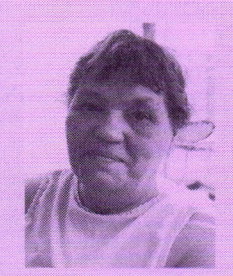

ihre Freizeit in den Kinder- und Jugendgruppen der Nazis verbrachten, brach der Kontakt zu den jüdischen Kindern in den meisten Fällen tatsächlich ab; schließlich hatten Juden keinen Zutritt zu diesen Vereinen. Auf diese Weise gingen viele Freundschaften in die Brüche. Man verlor nach und nach jüdische Freunde und Bekannte aus den Augen. So konnten Juden plötzlich verschwinden, ohne dass ihr Fehlen nennenswerte Lücken hinterließ. Die Existenz der Konzentrationslager war den Schülern bekannt, auch wenn die Vorstellungen über das, was dort vor sich ging, oftmals unklar waren.

Trotz aller Bemühungen der Machthaber, die Jugend in ihrem Sinne zu vereinnahmen, blieb das Elternhaus ein wichtiger Erziehungsfaktor. Hier konnte der „Sack über dem Kopf" unvermutet Löcher bekommen. Gegen freidenkende Eltern waren Drill und Hakenkreuz häufig machtlos.

Fragen zum Text:

1. Was änderte die Machtübernahme im Schulalltag für die Schüler und Lehrer?
2. In welchen Schulfächern schlug sich das Nazisystem besonders nieder?
3. Wie wurden die Kinder auf den Krieg vorbereitet?
4. Welches Ziel verfolgten die Nationalsozialisten mit der umfassenden Organisation der Jugend?
5. Wie verbrachten die Schüler ihre Freizeit bei der HJ und beim BDM?

Gesprächsanregungen:

Das Kapitel „Kindheit und Schule in der Nazizeit" betrifft in erster Linie die Jahrgänge 1915 bis etwa 1935. Die Mitgliedschaft in den verschiedenen Jugendorganisationen ist vielen Alten sehr golden im Gedächtnis geblieben. Der militärische Drill ist den wenigsten aufgefallen oder sie haben es verdrängt. Redet man mit ihnen über diese Zeit, so sollte das taktvoll und ohne Bewertung geschehen. Wo sind sie zur Schule gegangen? Wie ist die Schule zu ihrer Zeit gewesen?

2.3 Verfolgung im Dritten Reich

Eines der dunkelsten Kapitel der deutschen Geschichte hat die Verfolgung im Dritten Reich geschrieben. Um die totalitären und rassistischen Ziele der NS-Diktatur durchzusetzen, wurden eigene Institutionen erschaffen. 1933 entstand zu diesem Zweck die **Gestapo** (Geheime Staatspolizei). Die Gestapo war eine politische Polizei. Sie unterstand nicht dem Polizeirecht und hatte unbeschränkte Machtbefugnisse. Ihre Aufgabe war es, die Bevölkerung zu bespitzeln und Regimegegner auszuschalten.

Gestapo

Hitlers Einstellung zum Judentum kam in seinem 1920 erschienenen Buch „Mein Kampf" klar zum Ausdruck: „Staatsbürger kann nur sein, wer Volksgenosse war. Volksgenosse kann nur sein, wer deutschen Blutes war, ohne Rücksicht auf die Konfession. Kein Jude kann daher Volksgenosse sein."

Schon seit 1923 ließ der fränkische Lehrer **Julius Streicher** das Wochenblatt **„Der Stürmer"** erscheinen. Der Stürmer wurde ab 1933 staatlich gefördert. In den meisten deutschen Städten verfügte das Blatt über Schaukästen, in denen seine judenfeindlichen Artikel, antijüdische Vorurteile und Karikaturen öffentlich präsentiert wurden. Ein solcher Schaukasten wurde auch „Stürmerkasten" genannt. Deutsche, die bei Juden eingekauft hatten oder Beziehungen zu Juden pflegten, mussten mit einer unliebsamen Veröffentlichung rechnen. Das deutsche Volk wurde aufgefordert, Juden zu verraten und zu verfolgen. Aber das Regime begnügte sich nicht mit dem gesellschaftlichen Boykott der Juden. Die nationalsozialistische Regierung beschloss mehr als 250 judenfeindliche Gesetze. Viele davon machten die sozialen Beziehungen zwischen Juden und Nicht-Juden nahezu unmöglich. Das „Rassengesetz" verbot Ehen zwischen ihnen. Wem eine sexuelle Beziehung zu einem Juden oder zu einer Jüdin nachgewiesen werden konnte, riskierte eine harte Bestrafung wegen „Rassenschande". Juden durften keine Kinos

Der Stürmer

Nürnberger Gesetze

und kein Theater besuchen, auch der Eintritt in Schwimmbäder war ihnen untersagt. An Parkbänken klebten Schilder: „Für Juden verboten". Ein großer Teil der antijüdischen Gesetze wurde im Rahmen der **„Nürnberger Gesetze"** festgelegt, die am 15. September 1935 verabschiedet wurden. Sie leiteten die systematische Umsetzung des antisemitischen Programms der NSDAP ein. Juden waren nach den Nürnberger Gesetzen offiziell keine Reichsbürger mehr und konnten kein öffentliches Amt bekleiden. Es war ihnen verboten, Uniform, Orden und Ehrenzeichen zu tragen. Das allein waren bereits harte Einschränkungen für die jüdischen Soldaten, die im Ersten Weltkrieg gekämpft hatten und stolz auf ihre Auszeichnungen waren. Mit zahlreichen Berufsbeschränkungen wurden die Juden im Erwerbsleben behindert. Die Ausbildung jüdischer Kinder wurde nach und nach unmöglich gemacht. In den Schulen waren sie von den meisten Schulfeiern ausgeschlossen. Sie durften an Schulausflügen nicht teilnehmen und hatten keinen Zugang zu den vielen nationalsozialistischen Organisationen, in die ihre nicht-jüdischen Mitschüler allmählich entschwanden. Auf diese Weise rissen die privaten Kontakte zwischen jüdischen und nicht-jüdischen Schülern nach und nach ab. Der fächerübergreifende Unterricht „Rassenkunde" setzte jüdische Kinder zunehmend unter Druck. Ab dem 9. November 1938 durften sie die öffentlichen Schulen und Universitäten nicht mehr besuchen. Für eine Weile konnten die betroffenen Schüler noch auf private Judenschulen ausweichen, bis 1942 der Schulbesuch für Juden vollständig verboten wurde.

9. November 1938

Reichskristallnacht

Der Kampf gegen die Juden wurde immer brutaler und mit allen Mitteln geführt. Kinder und Jugendliche wurden aufgehetzt und sangen Spottlieder in den Wohngegenden der Juden. Wer sich nicht am allgemeinen Boykott gegen Juden beteiligte, weil er beispielsweise bei Juden einkaufte, musste mit persönlichen Nachteilen rechnen. In der **„Reichskristallnacht"** vom 9. auf den 10. November 1938 wurden in ganz Deutschland 191 Synagogen in Brand gesteckt. 76 Synagogen hatten die Brände völlig zerstört. Über 20 000 Juden wurden willkürlich verhaftet, 36 wurden getötet. Zahlreiche jüdische Geschäfte wurden zerstört und geplündert. Nach der „Kristallnacht" mussten die Juden die entstandenen Schäden auf eigene Kosten beseitigen. Sie sollten darüber hinaus eine Geldbuße von rund einer Milliarde Reichsmark an das Deutsche Reich entrichten.

Mit einer Verordnung vom 16. Januar 1939 wurden Juden gezwungen, Wertsachen wie Tafelsilber, Schmuck und Kunstgegenstände an öffentliche Ankaufstellen zu verkaufen. Kaufpreis und Verwertung wurde vom Staat willkürlich festgelegt. Der Verkauf dieser Wertgegenstände war weder freiwillig noch wurde der tatsächliche Wert ersetzt. Innerhalb von nur sechs Jahren waren die Juden finanziell und gesellschaftlich ruiniert. Viele Juden trieb die ständige Schikane in den Selbstmord, andere sahen sich zur Auswanderung gezwungen. 1939 lebten von den über 500 000 deutschen Juden nur noch 234 000 in Deutschland.

Ausgrenzung und Vernichtung

Ab dem 1. September 1941 mussten alle Juden den **Davidstern** tragen, solange sie sich in der Öffentlichkeit aufhielten. Der Davidstern musste fest an der Kleidung angebracht sein und sollte die Zugehörigkeit zum Judentum für alle sichtbar kennzeichnen. Wer der neuen Verordnung nicht nachkam, konnte empfindlich bestraft werden, wobei die Strafen willkürlich festgelegt wurden. Das Vermögen verstorbener Juden fiel an den Staat, sodass sie sogar von dem üblichen Erbrecht ausgeschlossen waren.

Die Juden wurden nach und nach isoliert. Aus dieser Isolation heraus war es einfach, sie ohne allzu großes Aufsehen aus der Gesellschaft zu entfernen. Manche Städte lieferten sich untereinander einen Wettbewerb, wer es als erster schaffen würde „judenfrei" zu sein. Zunächst wurden Juden in Ghettos zusammengetrieben. Ein **Ghetto** war ein kleiner abgetrennter Bezirk, eingemauert und bewacht. Dort sollten

Davidstern

sie, abgetrennt von der übrigen Bevölkerung leben. Das Leben im Ghetto war jedoch eher ein Überleben und alles andere als einfach. Der Alltag war geprägt von völlig unzureichender Ernährung, mangelnder medizinischer Versorgung, von Willkür, Arbeit und Schlägen. Der Tod war ein ständig präsenter Gast. Die Bewohner durften den engen Raum nur verlassen, um Deutschen als billige Arbeitskräfte zu dienen. Der Weg aus dem Ghetto führte in der Regel direkt in eines der zahlreichen Konzentrationslager **(KZ)**.

KZ

Offiziell dienten die Lager der Umerziehung von Menschen mit der „falschen" politischen Einstellung. Tatsächlich fand sich dort alles, was der Staat loswerden wollte. Nicht nur Juden, auch Zigeuner, Kommunisten, Anhänger der SPD und so genannte Asoziale wurden in die Konzentrationslager **deportiert**. Dort wurden sie durch harte Arbeit bei spärlichster Verpflegung langsam getötet. Kinder, Greise, Schwangere und Kranke wurden sofort getötet. Sie mussten sich in kleinen Räumen versammeln, in die ein Aufseher giftiges

Deportation

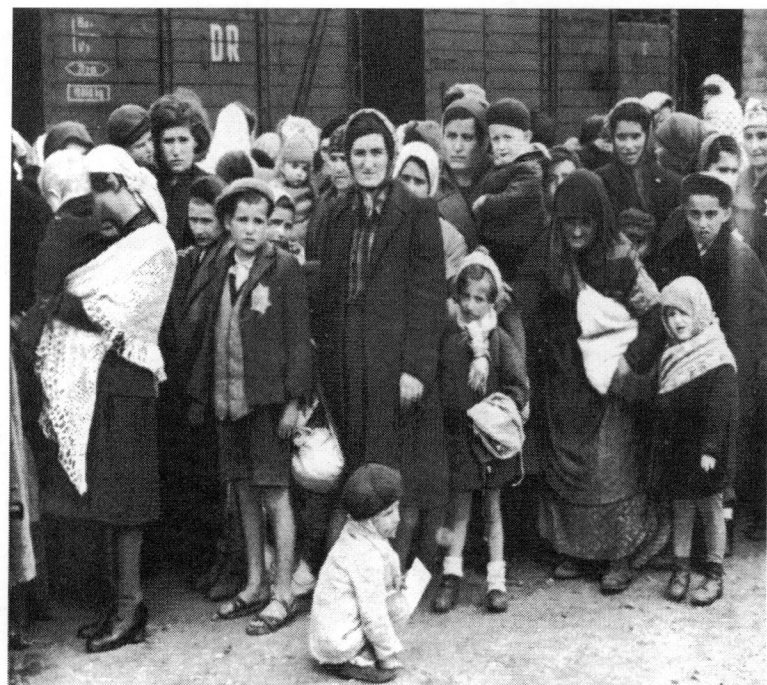

Abb. 2.5:
Juden vor der
Rampe des KZ
Auschwitz-Birkenau
im Sommer 1944.

ZEITZEUGEN ZEITZEUGEN **ZEITZEUGEN** ZEITZEUGEN **ZEITZEUGEN**

Nachbarn verschwanden
Jeder hatte mitbekommen, wie man die Juden deportierte. Auch der „billige Jakob" um die Ecke war ein Jude. Wenn wenig Geld da war, hatte er immer noch etwas gegeben. 1939 hatten die Nazis sein Geschäft verschmiert. Nebenan verschwand über Nacht eine Familie mit zwei Kindern. Jeder wusste, wo sie hinkamen, aber keiner hat es gewagt, zu widersprechen. Wir hatten alle Angst.
Sigrid D'Amico

Gas einleitete. Die Leichen der Ermordeten kamen in riesige Krematorien, wo sie in Massen verbrannt wurden. Am 20. Januar 1942 wurde in der **Wannseekonferenz** die **„Endlösung der Judenfrage"** beschlossen. Das bedeutete nichts anderes, als dass alle europäischen Juden, elf Millionen Menschen, ermordet werden sollten. In Deutschland gab es zuletzt etwa 165 000 jüdische Opfer. In ganz Europa starben sechs Millionen Juden, das war etwa ein Drittel der jüdischen Weltbevölkerung.

Wannseekonferenz
„Endlösung"

Das nationalsozialistische Regime hatte noch andere Mittel, ganze Bevölkerungsgruppen auszuschalten. Zwischen 1934 und 1945 wurden etwa 350 000 Personen zwangsweise sterilisiert. Der **Zwangssterilisation** fielen vor allem tatsächliche oder vermeintliche Träger von Erbkrankheiten zum Opfer, aber auch unerwünschte Volksgruppen wie Sinti und Roma oder psychisch kranke Menschen. Gleichzeitig kürzte der Staat die Gelder für Heil- und Pflegeanstalten. Die Pflegekräfte wurden mehr oder weniger offen ermutigt, ihre Patienten zu vernachlässigen. Inspektionen der Anstalten fanden selten statt und waren oberflächlich. Ab 1939 begann man unter dem Deckmantel der Euthanasie mit der systematischen Tötung von pflegebedürftigen Menschen. Zwischen Januar 1940 und August 1941 kamen 70 273 Patienten ums Leben. Die Euthanasie machte auch vor kranken Kindern nicht halt.

Zwangssterilisation

Nach der Vereinnahmung Polens durch das Deutsche Reich hatte man die Ernährung der polnischen Bevölkerung auf eine Hungerration herabgesetzt. Gleichzeitig wurden die Polen von allen Sozialleistungen ausgeschlossen. Kriegswitwen, Waisen und Arbeitslose erhielten keine Fürsorge mehr, alten Menschen war die Rentenzahlung gestrichen. Der nicht arbeitsfähige Teil der polnischen Bevölkerung wurde so dem Untergang preisgegeben. Die Deutschen, angeblich ein „Volk ohne Raum", sollten auf diese Weise zusätzlichen Lebensraum erhalten. Unter allen Staaten, die gegen Nazideutschland gekämpft hatten, hatte Polen die größten Verluste erlitten. 22 von 100 Einwohnern starben in dieser Zeit. Arbeitsfähige Polen waren dazu vorgesehen, nach einer kurzen Schulzeit dem deutschen Reich als Arbeitssklaven zu dienen. Polnischen Kindern sprach man das Recht auf Bildung und normale körperliche Entwicklung ab. In eigens eingerichteten Polenschulen kam ihnen nur noch ein Minimum an Bildung zu. Kinder ab einem Alter von zwölf Jahren und polnische Arbeiter wurden ins Deutsche Reich verschleppt. Blonde, blauäugige Kinder wurden als „eindeutschungswürdig" den Eltern entzogen, um sie „zuverlässigen deutschen Familien" zu geben. Sie sollten zu „Deutschen" erzogen werden und die „arische Rasse" unterstützen. Ihre Namen wurden eingedeutscht, ihre Herkunft verschleiert. So wurden sie deutschen Familien zur Adoption angeboten. Etliche von ihnen wuchsen als Deutsche auf und wissen bis heute nichts von ihrer Herkunft.

Tschechoslowakei

Lidice

Auch in den eroberten Teilen der **Tschechoslowakei** hatten die Nationalsozialisten ein grausames Regime geführt. In **Lidice** wurden nach einem erfolgreichen Attentat auf den SS-Obergruppenführer Heydrich alle erwachsenen Männer erschossen, Frauen in ein Konzentrationslager gebracht und die Kinder einer „geeigneten Erziehung" zugeführt. Das Dorf wurde dem Erdboden gleichgemacht. So ist Lidice auf eine traurige Weise berühmt geworden.

Fragen zum Text:

1. Was war ein „Stürmerkasten"?
2. Wen traf die Zwangssterilisation?
3. Was wurde in den „Nürnberger Gesetzen" festgelegt?
4. Warum mussten die Juden den Davidstern tragen?
5. Was geschah in Lidice?

Gesprächsanregungen:

Über die dunkelsten Kapitel der nationalsozialistischen Zeit werden wohl nur Senioren reden, die dem Widerstand nahe standen. Alte Menschen sollten auch nicht bedrängt werden, darüber zu reden, wenn sie einen Impuls zu einem derartigen Gespräch nicht aufnehmen. Dennoch können in diesem Buch Judenverfolgung, Zwangssterilisation, die Vernichtung und Verschleppung vieler Polen und die Euthanasie nicht unerwähnt bleiben. Die Opfer sollen nicht durch unser Schweigen zusätzlich gedemütigt werden. Überlebende der gezielten Vernichtung wird es kaum geben, den wenigen aber sollte unsere Achtung gelten. Es wird schwierig sein, Fragen zu stellen. Dennoch darf nicht übersehen werden, dass derzeit etwa 88 000 Juden in Deutschland leben. Dazu kommen noch Sinti, Roma und andere in der Nazizeit verfolgte Gruppen. Ihretwegen darf das geschehene Unrecht nicht vergessen werden. Es gibt nur noch wenige Überlebende, von denen aber der ein oder andere heute in einer Altenpflegeeinrichtung lebt. Ein Gespräch mit Betroffenen erfordert ungeheueren Respekt und ausgeprägte Sensibilität.

2.4 Widerstand

Nicht alle Deutschen waren vom Nationalsozialismus begeistert. Schon in den ersten Monaten nach der Machtübernahme kamen 50 000 Nazigegner in die Konzentrationslager. Es gab viele verschiedene Gründe, gegen Hitler zu sein. Die Gruppe der **Regimegegner** hätte kaum bunter sein können: Intellektuelle, Künstler, Angestellte, Soldaten, Offiziere, Marxisten und Christen reichten sich im Widerstand die Hand. Ihre Beweggründe waren so vielfältig, dass es nicht möglich war, eine einheitliche deutsche Widerstandsbewegung zu bilden.

Regimegegner

Christlicher Widerstand

Die Kirchen beider großen Konfessionen verhielten sich im Grunde abwartend. Bei der Machtübernahme 1933 war ihnen zunächst eine gewisse Kooperation mit der neuen Regierung in Aussicht gestellt worden. Sehr bald jedoch zeigte sich die Tendenz, den traditionellen Platz der Kirchen der neuen Ideologie zu opfern. Religionsunterricht wurde in den Schulen abgeschafft. An Sonntagen zur Zeit des Gottesdienstes fanden Veranstaltungen der Partei statt. Parteitreue Nazis verzichteten bei einer Hochzeit auf kirchliche Trauung und zogen stattdessen altgermanische Rituale vor. Die Partei unternahm alles, um das Volk den Kirchen zu entfremden. Der nationalsozialistische Umgang mit Aufbegehrern wurde schnell deutlich. Die meisten Geistlichen zogen es daher vor, Ruhe zu bewahren, um den Gläubigen im Stillen beizustehen.

Dennoch gab es von Einzelpersonen aus Kirchenkreisen heftigen Widerstand gegen das menschenverachtende Regime. **Dietrich Bonhoeffer** protestierte offen gegen Nationalsozialismus und Judenhass. Seit 1933 warnte er vor dem

Dietrich Bonhoeffer

Unrecht des Hitlerstaates. 1935 wurde er Leiter der „Bekennenden Kirche" in Finkenwalde. Aber schon ein Jahr später entzog der nationalsozialistische Staat ihm die Lehrerlaubnis und wies ihn 1938 aus Berlin aus. Als ihn die Regierung noch mit Rede- und Schreibverbot belegt hatte, schloss sich Bonhoeffer der politischen Widerstandsbewegung an. Er bezahlte seinen Mut mit dem Leben. Im April 1943 wurde er verhaftet und in das Konzentrationslager Flossenbürg eingewiesen. Am 9. April 1945, nur vier Wochen vor dem Ende des Zweiten Weltkriegs, wurde Dietrich Bonhoeffer gehängt.

Maximilian Kolbe, ein katholischer Priester, wurde nach der Eroberung Polens verhaftet. Als unbeirrbarer Verfechter seines Glaubens bot er den Menschen seiner Umgebung einen enormen Rückhalt. Eine solch starke Persönlichkeit konnte das Regime nicht dulden, so landete er im Konzentrationslager Auschwitz. Wegen eines Entflohenen wurden im Juli 1941 zehn Gefangene zum Hungertod verurteilt. Unter ihnen Franciszek Gajowniczek. Maximilian Kolbe bat darum, mit diesem Mann tauschen zu dürfen. Da er selber alt und allein stehend sei, der andere aber jung und Familienvater, wollte Kolbe freiwillig für den anderen in den Hungerbunker gehen. Der Lagerführer Fritsch erfüllte ihm den Wunsch. So zog Maximilian Kolbe zusammen mit neun anderen in einen langsamen Tod. Auschwitz-Überlebende berichteten, man habe aus dem unterirdischen Gefängnis der Verurteilten nicht das übliche Klagen und Fluchen, sondern fromme Lieder gehört. Am 14. August 1941 war Kolbe der letzte noch lebende Mensch im Bunker. Man gab ihm mit der Karbolspritze den Gnadentod. Franciszek Gajowniczek hat das Lager überlebt.

Zu den konsequentesten Regimegegnern gehörte die **Gruppe der Bibelforscher**. Sie schrieben in einem offenen Brief an Hitler: „Es besteht ein direkter Widerspruch zwischen Ihrem Gesetz und Gottes Gesetz." Hitler soll daraufhin getobt haben. Der Widerstand der Kirchen hatte im Allgemeinen einen christlich-sozialen Hintergrund. Die Vernichtung „unwerten Lebens", wie die Tötung kranker und behinderter Menschen genannt wurde, war ein Beispiel menschenfeindlicher Politik. Allein das war mit einem christlichen Gewissen nicht zu vereinbaren.

Gesellschaftlicher und militärischer Widerstand

Viele Menschen konnten und wollten sich aus rein persönlichen Gründen nicht mit dem totalitären Regime anfreunden. Manche schlossen sich zusammen – z. B. die **Swing-Gruppen**. Sie bestanden aus jungen Menschen, die sich nicht der militärischen und Deutschland verherrlichenden Erziehung durch die Nazis beugen wollten. Die Jungen trugen lange Haare statt eines „ordentlichen" Kurzhaarschnitts, bunte und verrückte Kleidung statt Uniformen. Die Mädchen und jungen Frauen ließen sich nicht in das Ideal der nationalsozialistischen Frau pressen. Sie hörten Jazz und tanzten Swing, was unter der Naziregierung schon verboten war.

Eine andere Gruppe waren die **Edelweißpiraten** im Ruhrgebiet. Zu Beginn fühlten sie sich schlicht von Zwang und Drill des Dritten Reiches abgeschreckt. Die Edelweißpiraten prügelten sich regelmäßig mit der HJ, waren aber ansonsten unpolitisch. Erst im Zuge ihrer Verfolgung durch die Gestapo und den immer brutaleren Krieg entschlossen sich die Edelweißpiraten, Regimegegner zu unterstützen. Die jungen Leute begannen zu stehlen, um Fahnenflüchtige zu versorgen. 1944 wurde der sechzehnjährige Barthel Schink, ein Mitglied der Edelweißpiraten, in Köln gehängt. Mit ihm starben zwölf andere junge Männer, die kaum älter waren.

Einige Gruppen leisteten aus politischen Motiven Widerstand. Hier wurde unter anderem die **Weiße Rose** bekannt, eine Hand voll Münchner Studenten, die sich zum Widerstand zusammengeschlossen hatten. Die Weiße Rose wurde im Juni 1942 gegründet. Ihre Mitglieder verfassten, druckten und verteilten insgesamt sechs Flugblätter, in denen sie das Regime offen angriffen. Allein das fünfte Flugblatt wurde in einer Auflage zwischen 6000 und 9000 Exemplaren in mehreren süddeutschen Städten verteilt. Die heute noch berühmtesten Mitglieder der Weißen Rose waren die Geschwister **Hans und Sophie Scholl**. Sie arbeiteten gemeinsam mit Alexander Schmorell, Christoph Probst, Willi Graf und ihrem Philosophieprofessor Kurt Huber. Am 18. Februar 1943 wurden die Geschwister Scholl beim Verteilen von Flugblättern beobachtet und an die Gestapo verraten. Schon am 22. Februar, nur vier Tage später, wurden sie, zusammen mit Christoph Probst, zum Tode verurteilt und am selben Tag hingerichtet. Die anderen Mitglieder wurden ebenfalls verurteilt und enthauptet. Auch Sozialdemokraten, Kommunisten und Gewerkschaften leisteten politischen Widerstand. Im Gegenzug sahen sie sich einer gnadenlosen Verfolgung durch die Nazis ausgesetzt. Schon vor der Machtübernahme durch Adolf Hitler tobte der Kampf zwischen den Nazis und den linken Gruppen. Als Reaktion darauf wurden die Parteien der Sozialdemokraten sowie die Kommunistische Partei verboten. Ein Symbol des militärischen Widerstands wurde Oberst **Claus Graf Schenk von Stauffenberg**. Am 20. Juli 1944 platzierte von Stauffenberg eine Bombe direkt im Hauptquartier Hitlers. Hitler überlebte die Explosion durch einen Zufall leicht verletzt. Die Gruppe um von Stauffenberg wurde noch in der gleichen Nacht verurteilt und erschossen. Dem Attentat des 20. Juli folgten insgesamt rund 7000 Verhaftungen und tausende Hinrichtungen durch das Regime.

Hans und Sophie Scholl

Claus Graf Schenk von Stauffenberg

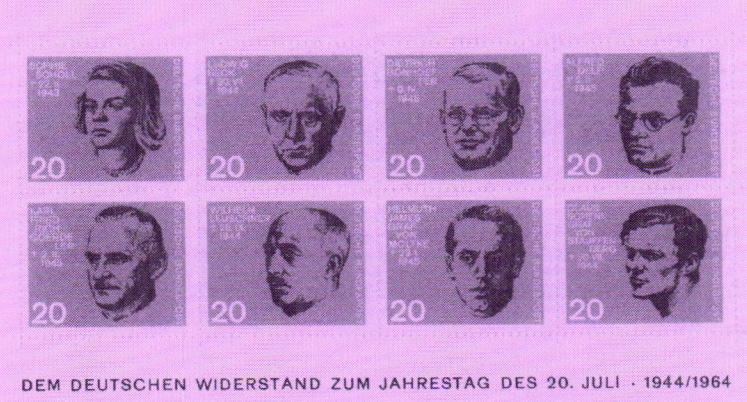

Abb. 2.6: Dem deutschen Widerstand gewidmet. Briefmarkensatz der Deutschen Bundespost 1964. Foto: Florian Profitlich.

ZEITZEUGEN ZEITZEUGEN ZEITZEUGEN ZEITZEUGEN ZEITZEUGEN

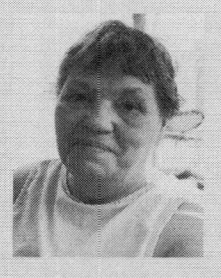

Widerstand im Kleinen

Der Großvater war Kommunist gewesen. Nach der Machtübernahme hatte er sich erhängt. Er wusste, dass die Nazis ihn holen würden.

An Weihnachten 1944 erhielt meine Mutter das Mutterkreuz. Bei den Feierlichkeiten bekam sie Geschenke für uns Kinder überreicht. Eines davon war ein kleiner Holzlaster für meinen jüngeren Bruder. An der Unterseite stand der Name eines polnischen Kindes. Offensichtlich hatte man das Spielzeug diesem Kind weggenommen. Großmutter hatte den Namen gesehen und den Laster verbrannt.

Jeder saß unter der Bettdecke, um heimlich den englischen Sender abzuhören. Der BBC hatte ab 1943 für den ungehorsamen Teil der deutschen Bevölkerung in deutscher Sprache gesendet. Die Sendung kam immer zu unterschiedlichen Zeiten, um Störungen durch die Wehrmacht zu vermeiden. Man musste ganz schön am Volksempfänger drehen, um den BBC zu empfangen. Sie haben den Deutschen Mut gemacht und gesagt, dass es mit dem Nationalsozialismus bald vorbei sein würde. Gleichzeitig kamen Aufrufe an die deutschen Soldaten, die Waffen niederzulegen und zu kapitulieren. Viele haben den BBC abgehört, aber alle hatten Angst voreinander.

Sigrid D'Amico

Georg Elser

Daneben gab es auch Einzelgänger wie den schwäbischen Handwerker **Georg Elser**. Er hatte beschlossen, Adolf Hitler zu töten, um ein weiteres Blutvergießen zu verhindern. Am 8. November 1939 hielt Hitler im Bürgerbräukeller in München eine Rede. Elser hatte in einer Säule des Gebäudes nahe bei der Stelle, an der Hitler stehen würde, eine selbst gebastelte Bombe mit Zeitzünder eingebaut. Hitlers Rede war leider ungewöhnlich kurz an dem Tag, daher verfehlte ihn die Bombe um 13 Minuten.

42 Attentate

Mindestens **42 Attentate** sind auf Adolf Hitler verübt worden, alle ohne Erfolg. Die Täter fanden sich in zahlreichen Klein- und Kleinstgruppen wieder. Eine Vernetzung zu einer größeren Verschwörung fand nicht statt. Das war sicher einer der Faktoren, an denen der Widerstand scheiterte. In der Bevölkerung konnte sich die Gegnerschaft gegen Hitler kaum herausbilden und wachsen; die Druckmittel und Strafen der Machthaber, bis hin zur Sippenhaft, waren zu massiv. Etwa 20 000 Menschen waren militärgerichtlich hingerichtet worden. Auf vielen Plätzen, an denen Frauen und Männer wegen ihres Protests gehängt oder erschossen wurden, stehen heute Gedenktafeln und erinnern an die Gegner des Regimes.

Viele Deutsche standen im stillen Widerstand zur Nazidiktatur. Humoristen erfanden Witze über Hitler und seine Nazis, die allerdings mit größter Vorsicht weiter zu erzählen waren und daher **„Flüsterwitze"** genannt wurden. Für derartige Vergehen drohte bereits fristlose Entlassung vom Arbeitsplatz. Kritik an der Partei konnte mit Schutzhaft oder Einlieferung in ein Konzentrationslager geahndet werden.

„Flüsterwitze"

Eine Besonderheit war der Massenprotest von insgesamt 6000 Frauen in der Berliner Rosenstraße. 1943, mitten im Krieg, hatte man jüdische Ehemänner deutscher Frauen verhaftet. Wenige Stunden später fanden sich die wütenden Frauen in der Rosenstraße ein und forderten ihre Männer zurück. Die SS hatte Skrupel in die Menge zu schießen. Die Frauen hatten Erfolg, ihre Männer wurden freigelassen. Der Protest in der Rosenstraße ist die einzige erfolgreiche Demonstration gegen die Nazidiktatur geblieben.

Fragen zum Text:

1. Wer waren die Widerstandskämpfer?
2. Weshalb waren es so wenige?
3. Woran scheiterten sie?
4. Was war die „Weiße Rose"?
5. Was versteht man unter „Widerstand im Kleinen"?

Gesprächsanregungen:

Die Namen der Geschwister Scholl, Graf von Stauffenberg und Georg Elser sind weithin bekannt geworden. Um den deutschen Widerstand anzusprechen, ist es hilfreich, sich auf diese berühmten Menschen zu berufen. Sie alle haben weltweite Achtung errungen. Nicht weniger Wert sind auch die vielen kleinen Taten ganz normaler Deutscher. Kleine Freundlichkeiten, die den Unterdrückten das Leben etwas leichter gemacht hatten.

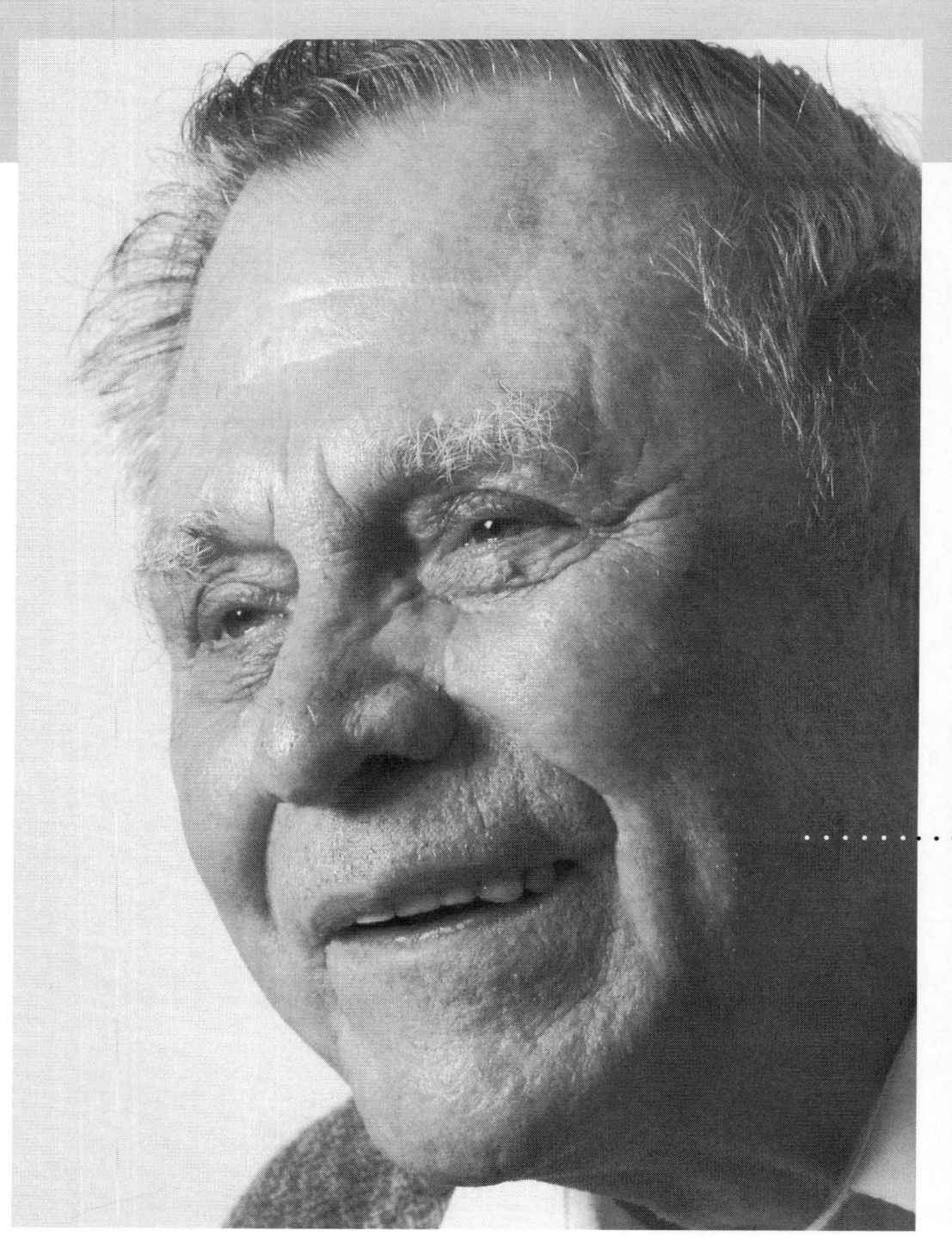

3
DER ZWEITE WELTKRIEG
1939 BIS 1945

„Arbeit muss Freude machen."
....

Sein Großvater war Bäckermeister und diente ihm als Vorbild in der Berufswahl. So erlangte er die Sicherheit und Lebenserfüllung, die es ihm ermöglichte, auch die schwierigen Zeiten unbeschadet zu überstehen.

Nach dem Zweiten Weltkrieg geriet Hermann Seibt in amerikanische Gefangenschaft und kam zu Reparationsarbeiten nach Amerika. Heute bezeichnet er die Kriegsgefangenschaft als eine der schönsten Zeiten seines Lebens. „Wir bekamen besser zu essen als zu Hause. Die Amerikaner wollten uns auf ihre Art vom Nationalsozialismus bekehren."

HERMANN G. SEIBT
Jahrgang 1921, geboren in Sachsen, lebt mit seiner Frau zu Hause.

3.1 Kriegsspiele

Deutschland beginnt den Krieg

Am Abend des 31. August 1939 überfiel ein deutsches Kommando in polnischen Uniformen den Reichssender Gleitwitz. Dieser vorgetäuschte Überfall diente zum Anlass des Krieges gegen Polen. So begann an diesem 31. August der Zweite Weltkrieg. Deutschland griff Polen ohne Kriegserklärung an. Adolf Hitler kommentierte den Angriff mit den Worten: „Seit 5:45 Uhr wird zurückgeschossen", und täuschte damit das deutsche Volk. In einem **Blitzkrieg** wurde Polen in wenigen Wochen mit modernsten Waffen erobert. Am 28. September musste Warschau kapitulieren.

  Am 3. September 1939 erfolgte die Kriegserklärung der Westmächte an das Deutsche Reich. England und Frankreich hatten sich gegen Deutschland verbündet. Bald saßen sich an der Grenze Frankreichs deutsche und französische Soldaten gegenüber. Keine der beiden Seiten eröffnete einen Schusswechsel. Statt der Gewehre sprachen die Flugblätter: „Deutsche Kameraden, schießt nicht, denn wir schießen auch nicht". In Anlehnung an den Blitzkrieg im Osten sprach man von dem **„Sitzkrieg"** im Westen. Am 10. Mai 1940 war es vorbei mit der Ruhe: Die deutsche Wehrmacht trat auf breiter Front zum Angriff an. Am 17. Juni bat der französische Ministerpräsident Marschall Pétain um Waffenstillstand. Der deutsch-französische Waffenstillstand wurde am 22. Juni im Wald von Compiègne unterschrieben.

  Am 9. April 1940 um fünf Uhr morgens liefen drei deutsche Truppentransporter in den Hafen von Kopenhagen ein. Die Dänen leisteten keine Gegenwehr. Als nächstes musste Norwegen besetzt werden. Ziel war die Besetzung des Hafens von **Narvik**. Die deutsche Wehrmacht war auf die schwedischen Eisenerze angewiesen, die über Narvik in das Deutsche Reich kamen. Norwegen leistete bis zum 10. Juni

Widerstand, dann kapitulierten die norwegischen Streitkräfte.

Am 18. Dezember erging an die deutsche Wehrmacht die Anweisung Adolf Hitlers zum **Unternehmen „Barbarossa"**. Damit war der geheim gehaltene Aufmarsch gegen Russland gemeint. Durch ein gewaltiges Täuschungsmanöver hoffte man, die Russen mit dem Angriff zu überraschen und in sechs Wochen zu schlagen. Den russischen Soldaten war von vornherein ein schlimmes Los zugedacht. Der Feldzug gegen Russland sollte ein „Vernichtungskampf" sein. Hitler erklärte in einer Rede vom 30. März 1941 vor seinen Generälen: „Wir müssen vom Standpunkt der soldatischen Kameradschaft abrücken. Der Kommunist ist vorher kein Kamerad und nachher kein Kamerad." Der Angriff auf Russland erfolgte am 22. Juni 1941 um 3:15 Uhr.

Ohne vorherige Kriegserklärung fiel die deutsche Wehrmacht mit mehr als 600 000 Soldaten in Russland ein, das waren 75 % der gesamten deutschen Armee. Unterstützt wurden sie von zusätzlichen Truppen aus Rumänien, Ungarn und aus der Slowakei. Die taktische Überraschung der russischen Armee war gelungen. In zwei Tagen vernichtete die deutsche Luftwaffe die Hälfte der russischen Fliegerverbände. Etwas später beteiligten sich noch Spanien und Italien am Kampf gegen Russland. Bis Oktober 1941 hatte die deutsche Wehrmacht bemerkenswerte Erfolge verzeichnen kön-

Unternehmen „Barbarossa"

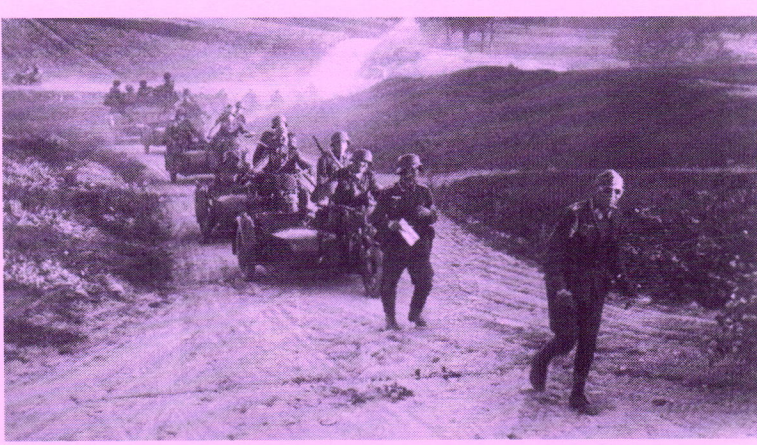

Abb. 3.1: Deutscher Überraschungsangriff auf Russland. Die Wehrmachtssoldaten passieren die russische Grenze im Juni 1941.

nen. Sehr bald jedoch erwies sich die Größe des Landes mit seinen ungeheuren Reserven als ernsthafter Gegner. Zusätzlich kam der russische Winter seinem Land zu Hilfe. Bereits am 8. Oktober setzte die Schlammperiode ein und behinderte das deutsche Heer massiv. Ende November sanken die Temperaturen auf minus 32 °C. Den Panzern froren die Motoren ein. Die deutschen Waffen versagten in der Kälte. Weder die Menschen noch die Ausrüstung waren auf den eisigen russischen Winter vorbereitet. Am 5./6. Dezember begann die **russische Winteroffensive**. Unbemerkt hatten die Sowjets ihre strategischen Reserven für den Winterkrieg ausgerüstet und an die Westfront verlegt. Auf diese Weise antwortete die sowjetische Armee auf die deutsche Überraschung vom Juni mit einer gelungenen Gegenüberraschung. Die deutsche Wehrmacht musste hohe Verluste hinnehmen. Allein die russische Winteroffensive kostete 88 977 Soldaten das Leben. 23 319 wurden vermisst. Flugblätter schwächten die Moral der deutschen Truppe. Ihrem Inhalt nach wiesen sie hauptsächlich auf die katastrophale Niederlage der Armee Napoleons von 1812 hin. 100 000 Soldaten waren damals dem russischen Winter zum Opfer gefallen. Die deutschen Soldaten wurden aufgefordert, sich zu ergeben oder zur russischen Armee überzulaufen. Am 28. Juni 1942 antworteten die Deutschen mit der **Sommeroffensive**, mit der Hitler den Krieg gegen Russland endgültig zu gewinnen hoffte. „Vorstoß gegen **Stalingrad**" lautete der Befehl. Die Stadt sollte besetzt und die feindlichen Kräfte, die sich in Stalingrad aufbauten, zerschlagen werden. Bis zum 14. September erreichte die deutsche Armee Stalingrad. Der deutschen Armee gelang es noch, in die Vororte einzudringen, dann starteten die sowjetischen Streitkräfte die Gegenoffensive. 80 500 Soldaten starben in der Schlacht. Am 22. November 1942 war es der sowjetischen Armee

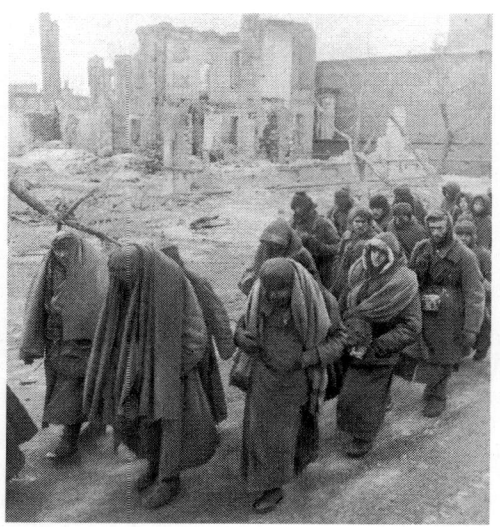

Abb. 3.2: Zug deutscher Kriegsgefangener nach der Kapitulation am 31.1.1943 in Stalingrad.

gelungen, die Deutschen in Stalingrad einzuschließen. 250000 Soldaten, 1000 Panzer und 10000 Kraftfahrzeuge saßen nun fest. Hitler verbot einen Ausbruchsversuch. Stattdessen versuchte man, die eingeschlossene 6. Armee aus der Luft zu versorgen. Von den zugesagten 300 Tonnen Versorgungsgüter konnten nur 90 Tonnen geliefert werden. Die Verluste waren riesig. Die Luftwaffe verlor 488 Flugzeuge und 1000 Mann. An Kapitulation war nicht zu denken, der Führer hatte sie kategorisch verboten. Dennoch erfolgte die Kapitulation gegen den Befehl des Führers am 3. Februar 1943. 91000 Soldaten gerieten in russische Gefangenschaft von denen nur 6000 in die Heimat zurückkehrten.

Vom Kriegseintritt der USA zur Wende im Kriegsgeschehen

Am 11. März 1941 griffen die USA indirekt in den Krieg ein. Der amerikanische Kongress verabschiedete das so genannte Leih- und Pachtgesetz. Dieses Gesetz bevollmächtigte den amerikanischen **Präsidenten Roosevelt** jedem Staat, der auf der Seite der Alliierten gegen Deutschland kämpfte, Waffen zu liefern. Er konnte die Waffen verkaufen, vermieten, verleihen oder sogar verschenken. Roosevelt erhielt dieses Recht ohne Einschränkung bezüglich Art oder Menge der Waffen. Auf diese Weise unterstützten die USA den Krieg gegen Deutschland mit 50,7 Milliarden Dollar an Kriegsmaterial. Deutschland reagierte, indem es, gemeinsam mit Italien, Amerika am 11. Dezember 1941 den Krieg erklärte.

Im Verlauf des Jahres 1942 zeichnete sich die Wende zugunsten der alliierten Streitkräfte ab. Am 26. Mai kam es zum Abschluss eines britisch-sowjetischen Bündnisses. Anschließend reiste der sowjetische **Außenminister Molotow** nach Washington, um von den USA wirtschaftliche und militärische Hilfe zu erlangen. Im August trafen sich die Vertreter Amerikas, Englands und Russlands in Moskau; gemeinsame Maßnahmen gegen Deutschland wurden abgestimmt. Amerika begann, nun auch aktiv in den Kampf gegen Hitler einzugreifen. In der Konferenz von Gibraltar im Januar 1943

Präsident Roosevelt

Außenminister Molotow

3. DER ZWEITE WELTKRIEG 1939 BIS 1945

Bomberoffensive gegen Deutschland

wurde bereits die bedingungslose Kapitulation Deutschlands gefordert. Als Deutschland die Kapitulation ablehnte, starteten die Alliierten am 10. Juni die in Casablanca beschlossene **Bomberoffensive gegen Deutschland**. In der Folgezeit wurden zahlreiche deutsche Städte durch schwerste Bombardierung zerstört. Das militärisch entscheidende Ereignis fand 1944 in der Normandie statt. Amerikanische und britische Truppen leiteten gemeinsam die Invasion Nordfrankreichs ein. Am 6. Juni landeten etwa 326 000 Soldaten zusammen mit 11 000 Flugzeugen, 5000 Schiffen, Landungsfahrzeugen und zahlreichen Panzern in Nordfrankreich. Bis Ende Juli waren 1,5 Millionen alliierte Soldaten zum Kampf gegen Deutschland angetreten. Diesem Massenansturm an Mensch und Material hatte die deutsche Wehrmacht wenig entgegenzusetzen. Die französische Résistance (Widerstandsbewegung) steigerte ihre Aktivitäten, um deutsche Verkehrs- und Nachrichtenverbindungen zu sabotieren. Als Antwort auf die alliierte Übermacht rief Hitler am 25. September zum **Volkssturm** auf. Alle Männer zwischen 16 und 60 Jahren wurden an die Waffen gerufen. Aber auch schon Jungen ab 14 Jahren konnten sich freiwillig zum Kriegsdienst melden. So wurden ganze Schulklassen zu Hitlers letztem Aufgebot. Für die ganz jungen war der Krieg nicht mehr als ein Spiel, allerdings ein Spiel das vielen von ihnen das Leben kostete. Dennoch konnte die deutsche Niederlage nicht aufgehalten werden. Stadt um Stadt wurde von den Alliierten eingenommen und besetzt. Am 30. April 1945 entzog sich Adolf Hitler durch Selbstmord der Verantwortung. Am **8. Mai** unterzeichnete Deutschland die bedingungslose **Kapitulation**.

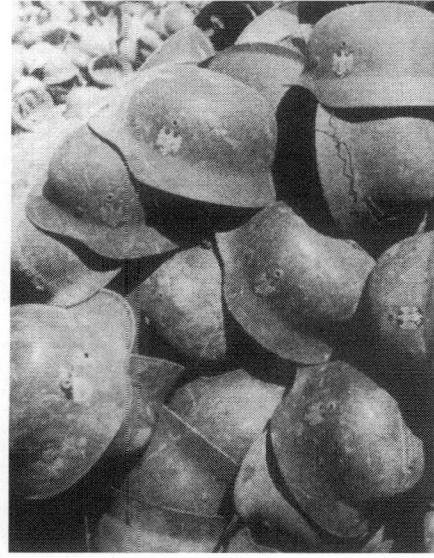

Abb. 3.3: Stahlhelme gefallener deutscher Soldaten. Foto um 1943.

8. Mai Kapitulation

In diesem Krieg kämpften 110 Millionen Soldaten. Mehr als 27 Millionen Soldaten fielen und 35 Millionen wurden verwundet. Insgesamt verloren 55 Millionen Menschen im Zweiten Weltkrieg ihr Leben.

ZEITZEUGEN ZEITZEUGEN ZEITZEUGEN ZEITZEUGEN ZEITZEUGEN

Kriegsjahre

Ankunft in Finnland

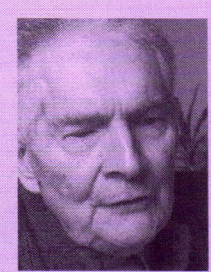

Nach meinem Abitur im Alter von achtzehn Jahren war ich dreieinhalb Jahre in Finnland im Einsatz. Ich kam im August 1941 dort an, es fing bereits an zu schneien. Ich Flachlandtiroler kam dahin, ich konnte noch nicht einmal Ski fahren! Wir wurden verladen und kamen nach Vaasa, ein finnischer Zug transportierte uns. Er wurde wie alle finnischen Züge mit Holz betrieben. Er fuhr jeweils 150 bis 200 Kilometer weit, hielt dann an, um Wasser und Holz nachzuladen. Wir mussten aussteigen, hundert Mann auf den Tender, und Holz aufladen, damit der Zug weiterfahren konnte. Schließlich kamen wir mit unseren Pferden an unserem Bestimmungsort an. Die Gegend war menschenleer so weit das Auge reichte. Und unsere Pferde? Am 27. August fiel der erste Schnee. Wo sollten wir die Pferde lassen? Wo konnten die Menschen über Nacht bleiben? Da stand kein Haus und kein Baum. Das war die Tundra. Und da sollten wir wohnen? Ohne Dach? Das war kein Spaß! Die Pferde starben. Die schweren Geschütze mussten doch damals von den Pferden gezogen werden. Aber auf welchen Wegen? Sie können sich den nächsten Morgen vorstellen; wir bauten Zelte auf. Der Schnee musste zuerst weggeräumt werden. In der Tundra wächst das so genannte Kadek, das sind Krüppelkiefern. Die hatten wir abgehackt und als Polster untergelegt. Zeltbahnen und Decken kamen darauf, damit von unten nicht die Kälte kommt. Aber die Pferde standen! Tag und Nacht! Wie lange sollte das gut gehen? Das Winterkleid der Pferde wächst passend zur Temperatur. Unsere Pferde trugen aber noch ihr Sommerkleid und wurden von einem Tag zum nächsten in den Winter gebracht. Die Soldaten, die für die Pferde zuständig waren, hatten die Pferde mit Decken zugedeckt. Das sind alles Halbmaßnahmen, wenn die Pferde den ganzen Tag stehen müssen. Unsere Pferde sind reihenweise gestorben. Und ich als Landmann, wir hatten Pferde gezüchtet, ich konnte das schon gar nicht mehr sehen. Wenn wir die Finnen nicht gehabt hätten, wären wir eingegangen wie ein Primelpott. Die Finnen hatten uns damals eine derartige Hilfestellung gegeben in der schweren Zeit. Die hatten Norweger Pferde. Diese Norweger Pferde waren diese Temperaturen gewohnt, die hatten ziemlich lange Haare. Das Winterkleid unserer Pferde war viel geringer als das der Norweger Pferde.

Der Auftrag

Während der dreieinhalb Jahre war ich zwei Mal zu Hause. Ansonsten hielt ich mich pausenlos nördlich des Polarkreises auf, Sommer und Winter. Meine Division hatte die Aufgabe, dem Konvoi den Weg abzuschneiden, der die Unterstützung der Engländer und der Amerikaner für die Russen bringen sollte. Diese Division operierte dreihundert Kilometer nördlich des Polarkreises. Also auf der Höhe Rovaniemi. Durch die Stadt Rovaniemi geht der Polarkreis durch. Meine Division wurde dreihundert Kilometer nördlich auf der so genannten Eismeerstraße von Rovaniemi nach Hammerfest eingesetzt. Von dort aus sollten wir Narvik einnehmen, denn Schwedens Stahllieferung an Hitler lief über den norwegischen Hafen Narvik. Deutschland bezog einen erheblichen Prozentsatz, fast 50 % des benötigten Eisenerzes aus den Erzlagern des Schwedisch-Lapplandes. Etwa 80 % dieses Erzes wurde über Narvik nach Deutschland verschifft. Damit umging man die britische Blockade.

Befehl ist Befehl
Die Angst im Krieg lässt einen nicht schlafen. Ich hatte einen Einsatzbefehl. Ich sollte mit einigen Männern das feindliche Lager auskundschaften. Der Auftrag war fast unmöglich durchzuführen. Das Gelände war vermint und zusätzlich mit großen Mengen Stacheldraht gesichert. Den Befehlshaber habe ich darauf hingewiesen, der sagte nur: „Das ist Ihre Sache". Ein Kollege war mit einem ähnlichen Auftrag schon einmal in diesem Lager. Er war mit neun Männern losgezogen und ist mit dreien zurückgekommen. Das Schlimmste war, die Eltern der sechs Gefallenen zu informieren.

Feinde rundherum
Jeden Moment müssen Sie damit rechnen, da kommt einer. Wir waren auf einem kleinen Hügel von Russen eingekesselt, dort habe ich an das Ende gedacht. Ist die Frage menschlich: „Wie viele Menschen hast du erschossen?", wenn sie einem Soldaten gestellt wird, der zwischen seinem Leben und dem Leben des Feindes zu wählen hat? Manches wird einem erst bewusst, wenn es vorbei ist. Ein Mensch stürmt auf Sie zu, Sie erschießen ihn; das sind Bilder, die man nie vergisst. Wenn man mittendrin ist, hat man keine Zeit, Angst zu haben und wenn alles gut geht, wird man noch dekoriert. Die Befreiung aus der russischen Umklammerung war reiner Zufall. Aber wenn einer behauptet, er hätte keine Angst gehabt, dann hat er gelogen. Die Angst bleibt, sie geht mit, wo immer man auch ist. Akustisch und optisch werden die Soldaten zermürbt, die Menschen demoralisiert. Die Stalinorgel war so ein typisches Instrument zur Demoralisierung. Dort, wo die hinkamen, verwüsteten sie ganze Flächen; die Stalinorgeln haben wir gefürchtet. Der erste Beschuss ging üblicherweise stundenlang. Es ging dabei weniger darum zu treffen, es war eine Zermürbungstaktik.

Lazarett
Ein Russe schoss mir 1944 auf eine Entfernung von zehn Meter durch beide Beine. Aber in Gefangenschaft zu gehen bedeutete damals das Ende. Meine Kollegen haben mich herausgezogen, wir kamen zu Fuß durch bis zur finnisch-schwedischen Grenze an den Grenzfluss. Schweden war ein neutraler Staat. Da lagen wir nun einige Tage lang, ich mit einem Verband. Die Würmer hatten sich bereits unter dem Verband festgesetzt. Verbände wurden nicht mehr gewechselt, keiner kam. Ich war damals Anfang zwanzig und zum Glück robust. Die Russen kamen immer näher. Kurz bevor die Russen kamen, hieß es, die Schweden lassen einen Lazarettzug durch. Ich wurde in einem Lazarettzug auf ein weißes Laken gelegt und bekam einen neuen Verband. Dann fuhr der Zug tagelang bis nach Oslo. Von Oslo kam ich dann mit dem Schiff nach Deutschland, nach Berlin zu Sauerbruch und Krukenberg. Die haben meine Beine wieder in Ordnung gebracht. In Berlin habe ich das

Elend gesehen. Es war schlimm, aber die beiden Mediziner haben in einer aufopfernden Arbeit diese siebzehnjährigen Soldaten versorgt und gepflegt.

Familie

Meine Mutter war nach dem ersten Einmarsch der Russen in Ostpreußen bereits geflohen. Die Güter in Ostpreußen wurden damals von Gefangenen, entweder Polen, Russen oder Franzosen, mit bewirtschaftet. Wir hatten Franzosen. Die hätten alle abhauen können, taten sie aber nicht. Gerard hatte gesagt: „Gnädige Frau, sollte der Russe kommen, ich fahre sie." Der Russe kam und er fuhr. Am ersten Tag fuhr er mit zwei Pferden siebzig Kilometer. Wir hatten hervorragende Pferde. Wir züchteten Trakehnerpferde für die deutsche Wehrmacht. Er fuhr bis in eine Stadt zwischen Berlin und Rostock, da spannte er die Pferde aus und sagte: „So, jetzt fahre ich nach Hause." Da war nun meine Mutter und ich war in Berlin. Inzwischen wurde es bald Weihnachten 1944/45. Ich bin auf die glorreiche Idee gekommen, meine Mutter zu besuchen. Von Berlin aus mit einer Krücke. Ich kam an, da lag Schnee. Meine Schwiegermutter und meine Frau, die waren auch geflüchtet. Auch die beiden hatte ich gesucht.

Wieder im Krieg

Dann bin ich zurück. Ich wollte nicht untätig herumstehen, da wurde ich nach Aschaffenburg als Ausbilder delegiert, immer noch mit einer Krücke. Dort war ich nur drei Wochen, es gefiel mir nicht. Man steckte mich also nach Triberg im Schwarzwald und da kam ein besonderes Ereignis. Wir mussten uns bei einer Kommandantur melden. Ich bin hin und da saßen die Offiziere. Einer fragte mich: „Kommst du heute Abend da auch hin, da ist doch großer Empfang und so. Im Hotel Verle." Ich bin also hin, ich dachte, mich trifft der Schlag: Da war Musik, da waren die Damen in langen Kleidern und die Herren Offiziere vergnügten sich. „Och," habe ich gedacht, „so geht das, in diesem Krieg sterben jeden Tag Hunderte und Tausende von Menschen und ihr vergnügt euch hier!" Und da habe ich zum ersten mal gesagt: „So, Leute und das ist jetzt das Ende. Diese Art und Weise hier? Ihr vergnügt euch hier? Habt ihr mal daran gedacht, was sich draußen überall abspielt?" Ich habe mich jedenfalls wieder nach Hause geschlichen. An einem der nächsten Tage saß ich wieder in der Kommandantur herum, ich musste mich ja jeden Tag dort melden. Plötzlich kam einer der Offiziere an. Als Generalstabsoffiziere trugen die Offiziere, wenn sie nicht im Dienst waren, an der Hosennaht einen roten Streifen. Er hatte eine dreiviertel Jacke an, schaute mich an und fragte: „Haben Sie eine Verwendung?" Ich sagte: „Nein." „So," hatte er gesagt, „ich kann sie brauchen. Ich sage Bescheid, ich nehme sie mit." Ich hatte immer noch eine Krücke. Mit einem Fuß konnte ich schon gehen, mit dem anderen nicht. Ich wusste gar nicht, was der mit mir anstellen wollte. Ich kam also in den Generalstab des Generals Hüter in den Brückenkopf von Straßburg. Eines Tages hatte uns der Hüter alle zusammengeholt und sagte Folgendes: „Dieser Krieg geht dem Ende zu und ich erwarte, es werden keine unnötigen Verluste gemacht. Keine Experimente und keine unnötigen Verluste."

Hans Krützfeldt

Fragen zum Text:

1. Wie und wo begann der Zweite Weltkrieg?
2. Was hatte es mit dem „Sitzkrieg" im Westen auf sich?
3. Was verbarg sich hinter dem Unternehmen „Barbarossa"?
4. Welche Schwierigkeiten brachte der Feldzug gegen Russland mit sich?
5. Wie kam es zur entscheidenden Wende im Krieg zugunsten der Alliierten?

Gesprächsanregungen:

Der Kampf im Feld betraf üblicherweise nur die Männer. Besonders die Schlacht um Stalingrad mit ihrem tragischen Ausgang bewegt die Betroffenen bis heute. Aber auch andere Kampfgebiete wurden von den Soldaten kaum weniger traumatisch erlebt. In jedem Kampfgebiet standen sich Menschen gegenüber, die das Recht und die Pflicht hatten, aufeinander zu schießen. Es gibt Bilder, die sich unlöschbar in den Köpfen der ehemaligen Soldaten eingegraben haben, Bilder von erschossenen Soldaten, die nie vergessen werden. Diese Bilder, die dauernde Bedrohung und die permanente Angst haben Spuren auf der Seele hinterlassen. Auch die Körper zeigen manchmal noch die Zeichen des Krieges, es blieben Narben und Verstümmelungen. Amputierte Gliedmaßen können dem Krieg entstammen, große Narben auf Kriegsverletzung hinweisen. Durch Verletzungen haben etliche Soldaten ihre Zeugungsfähigkeit eingebüßt. Die Betroffenen leiden heute vielleicht stärker unter einer Vereinsamung als Männer, die Nachkommen haben.

Mögliche Fragen:
Waren Sie auch Soldat im Zweiten Weltkrieg?
Hatten Sie Angst?
Wurden Sie verletzt?
Manche alte Menschen möchten allerdings bis heute nicht über das Erlebte berichten.

3.2 Heimatfront

Der Gang zum Briefkasten mit der bangen Frage, ob es **Feldpost** geben würde, das war das Kriegslos der Frauen und Mütter. Väter, Ehemänner, Brüder, alle waren sie an irgendeiner Front; gefallen, gefangen, vermisst oder im Kampf. So blieb oft nur das Warten. Warten auf die Feldpost, auf Fronturlaub und auf das Ende des Krieges. Wochenlang ohne Nachricht zu sein, war normal, wochenlang in Ungewissheit, ob der im Feld noch lebt, ob er gesund ist oder ob er wohl in Gefangenschaft geraten ist. Doch die **Heimatfront** musste tapfer bleiben. Mit dem Wort „Heimatfront" betonte die Propaganda die Zusammengehörigkeit von Heimat und Front. Hier waren Frauen, Greise und Kinder unter sich, von ihnen wurde die gleiche Tapferkeit erwartet wie von den Soldaten. Die Frauen sollten die kriegsbedingten Entbehrungen, im Hinblick auf das viel härtere Los der Männer, gerne und freudig auf sich nehmen. An Entbehrungen hatte der Krieg einiges zu bieten.

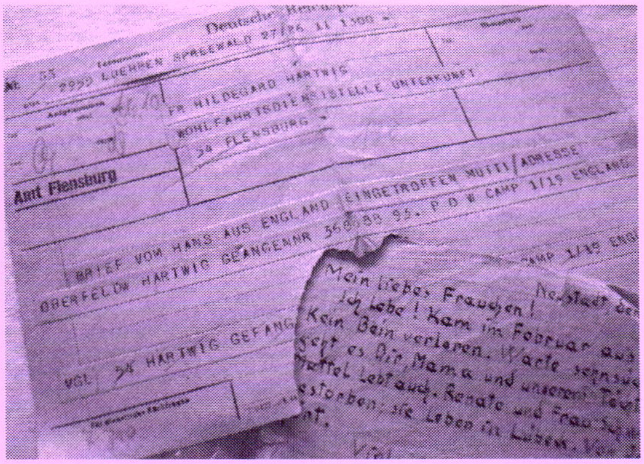

Feldpost

Abb. 3.4: Feldpost: Brief aus der Gefangenschaft in die Heimat.

Alltag und Arbeit der allein gelassenen Frauen

Die Bevölkerung musste trotz **Rationierungsmaßnahmen** zunächst nicht hungern. Vor den Läden bildeten sich jedoch lange Menschenschlangen, die darauf warteten, die zugeteilten Lebensmittel zu erhalten. Der tägliche Kalorienverbrauch des Durchschnittsbürgers verringerte sich während des Krieges nach und nach auf etwas mehr als die Hälfte der Vorkriegszeit. Die Mahlzeiten bestanden aus Kartoffeln mit

Rationierungsmaßnahmen

wenig Fett, kaum Fleisch. An Zutaten gab es nur, was der Garten hergab, soweit ein Garten vorhanden war. Zahlreiche Ersatzlebensmittel und Behelfsmittel begannen, sich zu verbreiten. Hamsterei und Schwarzhandel breiteten sich aus. Die deutschen Ordnungshüter hatten alle Hände voll zu tun, ohne dem Treiben wirklich Herr zu werden. Im ganzen Land sprach man von der schlechten Versorgung, die sowohl die Soldaten als auch die Zivilbevölkerung traf. Überall redete man von dem Essen, das man nicht hatte. 1944/45 waren die Zuteilungen auf den **Lebensmittelmarken** besonders knapp. Kinder unter sechs Jahren bekamen kaum ausreichend Nahrung zugeteilt. Kleidung musste sehr sorgfältig gepflegt werden. Neues gab es kaum. So blieb der Hausfrau nichts anderes übrig, als abends noch das Wenige an Kinderkleidung notdürftig zu flicken und zu stopfen.

Lebensmittelmarken

Inwieweit der Krieg Frauen durch zusätzliche Arbeit belastete, hing von vielen Faktoren ab. Den stärksten Arbeitseinsatz hatten mit Sicherheit die **Bäuerinnen** zu leisten. Der Hof musste von einem Tag zum anderen ohne den Mann bewirtschaftet werden. Es gab strenge Vorschriften darüber, wie viel jeder für den eigenen Bedarf behalten durfte. Die Bauern mussten einen Teil der Erzeugnisse abliefern, um die Soldaten im Feld zu ernähren. Was an Lebensmittel behalten werden durfte, war in der Regel zu knapp bemessen. Im Laufe des Krieges wurden die Auflagen für die Bauern immer härter. Ab 1942 durfte kein Vieh mehr geschlachtet werden. Die Tiere wurden lebend abgegeben. Damit verhinderte man ein heimliches Abzweigen von Fleisch. Das Getreide wurde auf dem Feld gedroschen und in plombierten Säcken abgeliefert. Entsprechend war die Laune der Bauern, die nun auf Lebensmittelmarken angewiesen waren wie alle anderen. Im Gegensatz zu den Städtern konnten sich die Menschen auf dem Land jedoch behelfen. Etliches an Lebensmitteln wurde heimlich zur Seite geschafft.

Bäuerinnen

Arbeiterfrauen, die vor dem Krieg auf ihre Berufstätigkeit angewiesen waren, blieben dies im Allgemeinen auch während des Krieges. Die Männer an der Front mussten ersetzt werden. Dadurch hatten die Frauen ein erhebliches

Arbeiterfrauen

ZEITZEUGEN ZEITZEUGEN ZEITZEUGEN ZEITZEUGEN ZEITZEUGEN

Junge Opfer

Meine Großmutter hatte im Krankenhaus gearbeitet. Immer wieder erzählte sie von den verletzten jungen Soldaten. Junge Leute von siebzehn, achtzehn Jahren. Man hatte sie ohne Ausbildung an die Flakgeschütze gestellt. Der Rückschlag hatte manchem einen Arm oder ein Bein abgerissen. Das durfte im Krieg natürlich nicht erzählt werden.

Sigrid D'Amico

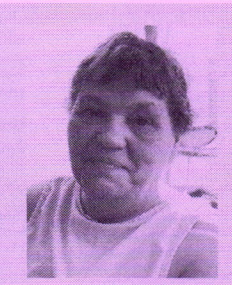

Maß an Mehrarbeit zu leisten. Zu den normalen Arbeitszeiten kamen Überstunden, die klaglos geleistet wurden. Die Löhne der Frauen lagen dabei um 10–20% niedriger als die Männerlöhne – bei gleicher Tätigkeit. Da auch Männer aus leitenden Positionen in den Krieg zogen, wurden verantwortungsvolle Posten plötzlich an Frauen vergeben. Diese hatten nun sowohl die Chance als auch die Pflicht, in ihre neue Rolle hineinzuwachsen. Auch die bis dahin klassischen Männerberufe wurden von Frauen ausgeübt. Dazu kamen Kindererziehung und Haushalt. Die Töchter wiederholten die Geschichte der Mütter aus dem Ersten Weltkrieg. Frauen aus den höheren sozialen Schichten konnten sich allerdings bis zum Kriegsende Kindermädchen und Haushaltshilfen leisten.

Krankenschwestern und Helferinnen hatten ihre besonderen Aufgaben während des Krieges. Soldaten mit schweren und schwersten Verwundungen mussten mit einfachsten Mitteln versorgt werden. Verbandsmaterial war knapp, Schmerzmittel gab es kaum und die hygienischen Verhältnisse waren unzureichend. Auf die Schwestern kam ein hoher Arbeitsaufwand zu. Arbeitszeiten von 72 Wochenstunden waren nicht selten. Gegen Kriegsende erschwerten die vielen Fliegeralarme den Dienst am Menschen.

Arbeitseinsätze für Frauen

Hausfrauen, die keiner Erwerbsarbeit nachgingen, und weniger als drei Kinder unter sechs Jahren hatten, waren verpflichtet, freiwillige Arbeitseinsätze zu leisten. Die Mädchen mussten auch während des Krieges nach ihrer Lehrzeit ein soziales **Pflichtjahr**, auch Landjahr oder Arbeitsjahr genannt, ableisten. Sie kamen als billige Arbeitskräfte zu Bauern und kinderreichen Familien. Neben dem Pflichtjahr existierte auch der **freiwillige Arbeitsdienst** weiter. Während der Zeit des Arbeitsdienstes lebten die Mädchen nicht bei dem zugeteilten Arbeitgeber, sondern in einem Lager. Manchmal waren es verlassene Arbeitslager für Männer. Im Lager hieß es um sechs Uhr früh aufstehen, waschen und Morgenappell vor der Fahne. Anschließend gingen die Mädchen zu der zugeteilten Arbeitsstelle. Abends gegen 18:00 Uhr war der Dienst beendet und die Mädchen gingen zurück zum Lager. In den Abendstunden hatten sie noch Unterricht zur Gesundheitspflege, sexuelle Aufklärung und zur politischen Bildung im Sinne des nationalsozialistischen Systems. Ab Juli 1941 mussten die jungen Frauen nach dem halben Jahr Arbeitsdienst noch ein halbes Jahr **Kriegshilfsdienst** leisten.

Der Kriegshilfsdienst konnte in verschiedenen Bereichen stattfinden. Die Mädchen hatten die Auswahl zwischen Fabrik, Krankenhaus, Verkehrsbetrieb, sozialen Diensten oder Wehrmachtshelferin. Insbesondere in der Rüstungsindustrie mussten die Frauen hart mit anpacken. Mit Fortschreiten des Krieges wurden Frauen auch aktiv am Krieg beteiligt, als Beschäftigte der Luftwaffe, als Flakhelferin oder im Nachrichtendienst. Zuletzt wurde sogar der Einsatz von Frauen an der Waffe diskutiert aber nicht mehr umgesetzt.

Geburtenkrieg und Rüstungsindustrie

Zusätzlich wurden die Frauen zum **„Gebärkampf"** aufgerufen. Dem „Führer ein Kind zu schenken" war der von den Frauen geforderte Beitrag zum Krieg. Der Begriff „Gebur-

3.2 HEIMATFRONT

ZEITZEUGEN ZEITZEUGEN ZEITZEUGEN ZEITZEUGEN ZEITZEUGEN

Wehrmachtshelferin

1940 bis 1941 war ich ein Jahr in Adelsheim beim Reichsarbeitsdienst. Dann wurde ich zur Luftwaffe eingezogen und im Fernmeldedienst zur Luftwaffenhelferin ausgebildet. Zuerst waren wir in Saarbrücken auf dem Halberg stationiert. Später kamen wir nach Gnadau bei Magdeburg, dort blieb ich bis zum Ende des Krieges. Wir erhielten von den Stellungen vor uns Meldung, wenn die Flugzeuge der Engländer vom Kanal nach Deutschland flogen. Wir mussten auf einer großen Tafel mit Deutschland-Karte mit kleinen Fähnchen markieren, wo die Bomber hinflogen.

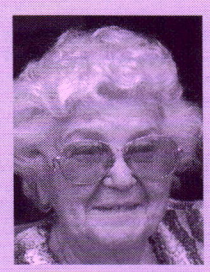

Hildegard Riecker

Die vermuteten Angriffsziele wurden dann gewarnt. (Anmerkung der Autoren)

tenkrieg" geht auf eine Rede von Adolf Hitler auf dem Nürnberger Parteitag vom 8. September 1934 zurück. Die Frauen wurden aufgefordert, dem Heldenmut an der Front ein heldenhaftes Gebären entgegenzusetzen. Die Verluste an der Front an „guten Deutschen" mussten ausgeglichen werden. Das NS-Regime hatte daher ein lebhaftes Interesse an „arischem" Nachwuchs. So erging an die Männer der SS der Aufruf, vor dem Abmarsch an die Front möglichst noch Kinder zu zeugen. Die üblichen Moralvorstellungen, nach dem eine deutsche Frau sich „rein" zu halten hatte, wurde der Notwendigkeit, Kinder zu gebären, geopfert. So entstanden viele uneheliche Schwangerschaften. Diese Schwangeren konnten in den Lebensborn-Heimen, einer Stiftung für ledige Schwangere, unterkommen. Dort fanden sie Unterkunft, wurden versorgt und medizinisch betreut. Nach der Entbindung ließ man den Frauen die Wahl: Sie konnten ihre Babys mitnehmen, zur Adoption an „zuverlässige" Eltern abgeben oder für eine Weile im Lebensborn lassen, um sie später zu sich zu nehmen. Voraussetzung für die Aufnahme im Lebensborn war der Nachweis rein „arischer" Vorfahren. Dies galt sowohl für die Frau als auch für den werdenden Vater. Zusätzlich mussten die werdenden Eltern erbgesund sein, um gesunden Nachwuchs zu sichern.

Die Parole: „Dein Arbeitsplatz gehört zur Front" war fester Bestandteil der deutschen Propaganda. Tatsächlich wurde allein in der Rüstungsindustrie für den Krieg unentbehrliche Arbeit geleistet. Kirchen mussten ihre Glocken opfern, um sie an **kriegswichtige Betriebe** abzuliefern. Kupfertöpfe und Kupferkessel wurden eingezogen. Ausgediente Kabel wurden als Metallspende abgeliefert. In Form von Granaten sollten sie Deutschland vor seinen Feinden retten. Keiner war von der Pflicht zur Aufrüstung ausgeschlossen. Für den britischen Premierminister Churchill war diese Tatsache der Grund alle deutschen Städte, in denen sich Rüstungsindustrie befand, zum Kriegsgebiet zu erklären.

kriegswichtige Betriebe

Front in Deutschland

1942 begann die englische Luftwaffe mit der großflächigen Bombardierung deutscher Städte. Die Front war nun direkt nach Deutschland verlagert. Damit ergab sich eine völlig neue Situation. Zu der schwierigen Versorgungslage kam die unmittelbare Bedrohung durch die Bomben. Das „Feld" war zum ersten Mal nicht „irgendwo da draußen", sondern inmitten der Wohnorte. Vor den eigentlichen Bombenabwürfen, warfen die Flieger Positionslichter ab. Mit diesen Lichtern wurde das anzugreifende Gebiet markiert. Im Volksmund wurden diese Lichter „Christbäume" genannt. Wenn die **Christbäume** fielen, wusste man, dass es ernst werden würde. Wer Glück hatte, konnte sich in einen Luftschutzkeller flüchten. Mütter waren für die Unterbringung ihrer Kinder und oft für die alt gewordenen Eltern verantwortlich. Müde Kleinkinder mussten bei nächtlichem Fliegeralarm geweckt und in Sicherheit gebracht werden. Die Luftschutzkeller waren mehr oder weniger gut für die stundenlangen Aufenthalte gerüstet. Einige waren mit Stockbetten, Liegestühlen, Tischen und Spielsachen für die Kinder bestückt. Die Angriffe hinterließen ein unvorstellbares Ausmaß an Zerstörung. Die betroffenen Gebiete waren gepflastert mit einem Gemisch aus Trümmern und Toten. Phosphorbomben verursachten Brände, die kaum zu löschen

Christbäume

waren. Menschen sahen ihre Angehörigen vor ihren Augen verbrennen. Zwischen den Angriffen wurden die zerstörten Wohnräume so weit es ging wieder hergerichtet. Das Leben ging weiter. Am schlimmsten erging es den vielen Menschen, die durch die Bomben alles verloren hatten. Sie waren von dem Wohlwollen der Nicht-Ausgebombten abhängig und mussten sich eine neue Bleibe suchen. Sie wurden nicht immer mit Begeisterung aufgenommen. 1943 wurde der Luftkrieg gegen Deutschland noch weit massiver. Ziel der Bombardierung war die völlige Zerstörung des deutschen Militärs, der deutschen Industrie und des wirtschaftlichen Systems. Die Alliierten hofften, die Moral der Bevölkerung derart zu schwächen, dass der militärische Widerstand zusammenbrechen musste. Die Luftangriffe der Alliierten gingen rund um die Uhr und zermürbten die Bevölkerung zusehends. Nach Angriffen mit Phosphorbomben tobten Feuerstürme durch die Städte, in denen jedes Mal Tausende von Menschen verbrannten. Zum Ende des Krieges hin kam mit den Jagdbombern, **Jabos** genannt, eine neue Bedrohung auf die Menschen zu. Die Piloten der Tiefflieger schossen auf alles, was sich bewegte: auf Frauen, spielende Kinder, auf pflügende Bauern und auf fahrende Züge. Abgeschossene Tiefflieger mussten damit rechnen, von der erbosten Bevölkerung gelyncht zu werden. Der **Bombenkrieg** kostete mehr als 600 000 Menschen das Leben, in der Überzahl Frauen, Kinder und Greise. Manche Städte wurden zu 70–80 % zerstört. Die ländliche Bevölkerung war weniger stark betroffen, hatte aber auch kaum Schutzbunker zur Verfügung. Die Frauen mussten zusätzliche Erdlöcher und Tunnel graben, wo es möglich war.

Jabos

Bombenkrieg

Stadtflucht

Durch **Evakuierung** und Kinderlandverschickung konnten vielen Frauen und Kindern das Leben gerettet werden. Zwischen fünf und zehn Millionen Menschen flüchteten vor der Bombardierung in ländliche Gegenden. Es war die freie Entscheidung jedes Einzelnen, ob er sich zur Evakuierung ent-

Evakuierung

ZEITZEUGEN ZEITZEUGEN ZEITZEUGEN ZEITZEUGEN ZEITZEUGEN

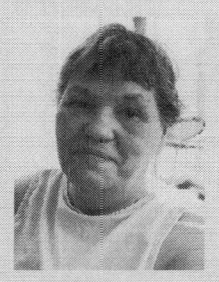

Bombenalarm

Während der Verdunklung hatte die Großmutter uns Geschichten aus ihrem Leben erzählt. In der Zeit der Bombenangriffe schliefen wir halb angezogen. Im Flur stand ein Koffer mit den wichtigsten Dokumenten. Wenn es Alarm gab, mussten wir in fünf Minuten im Luftschutzkeller sein. Zweimal waren wir verschüttet. Einmal davon drei Tage lang. 1944 wurden in Berlin ganze Straßenzüge zerbombt. Direkt vor unserer Haustüre wurde ein Pferd von einem Bombensplitter getroffen. Ein alter Klepper war das, die guten Pferde waren ja alle für den Krieg eingezogen worden. Innerhalb einer Stunde hatten Passanten das Pferd bis auf die Knochen gesäubert. Jeder, der vorüberging, hatte sich ein Stück Fleisch herausgeschnitten. Ein grausiger Anblick war das. Das Schlimmste nach den Bombardierungen war der Geruch in der Luft. Es roch nach verbranntem Fleisch, nach Tod und Verwesung. Bagger haben die Trümmer geräumt, immer wieder kamen Leichenteile zum Vorschein. Mal war es ein Arm, mal war es ein Fuß. Nach der Bombardierung der Janovitzbrücke schwappten die Leichen die Treppe der U-Bahn hoch bis auf die Straße. Der U-Bahnschacht verlief unter der Spree, direkt unter der Brücke. Viele Menschen haben bei Bombenalarm den U-Bahn-Schacht zum Schutz aufgesucht. Bei der Bombardierung der Brücke wurde der Schacht unter der Spree völlig zerstört und alle Menschen, die dort Schutz gesucht hatten, starben.

Sigrid D'Amico

schließen wollte oder nicht. Es gab keinen Zwang, aber eine dringende Aufforderung an die Bevölkerung der besonders gefährdeten Städte. Zur Evakuierung der Städte gab es im Allgemeinen keine Planung. Vielmehr wurde improvisiert, wo es gerade am nötigsten erschien. Dadurch ergab sich ein chaotischer Ablauf und die Evakuierten sahen sich etlichen Schwierigkeiten ausgesetzt. Die Evakuierungswilligen waren gezwungen, ihre Stadtwohnung aufzugeben. Der Hausrat blieb zum größten Teil zurück. Eine Rückkehr war ungewiss, denn Wohnrecht in der Heimatstadt konnte nicht garantiert werden. Dazu kam der Verlust der vertrauten Nachbarn und Verwandten und die Verpflegung auf dem Land schien ungewiss. In Anbetracht all dieser Probleme zogen viele es vor, trotz der Gefahr in ihren Wohnungen zu bleiben. Für diejenigen, die dennoch gingen, war es nicht immer einfach, eine Zuflucht zu finden. Die zur Verfügung stehenden Plätze waren bald belegt. Viele wurden irgendwo zwangseingewiesen und entsprechend aufgenommen. Vor allem Frauen mit mehr als zwei Kindern hatten es schwer, eine Bleibe zu finden. Mehr als zwei Zimmer bekam keiner zugewiesen, so groß die Familie auch war. Viele mussten sich mit einem einzigen Zimmer zufrieden geben. Die sanitären Einrichtungen der Landbevölkerung waren den Städtern oft ungewohnt und erschienen ihnen primitiv. Im Gegenzug empfand die Landbevölkerung die unfreiwillig aufgenommenen Stadtmenschen als anspruchsvoll und eingebildet. Die Evakuierten beanspruchten Wohnraum und Hilfe, wodurch die Gastgeber erheblich eingeschränkt waren. Zu all dem kamen noch die landestypischen Unterschiede der verschiedenen Bevölkerungsgruppen hinzu. Die Dialekte waren unterschiedlich, man verstand sich nicht immer, die Lebensweise der Städter und die Sitten der Landbewohner waren einander sehr fremd. Mit dem Fortschreiten des Krieges wurden zunehmend auch die ländlichen Gegenden bombardiert, sodass die Sicherheit auch durch Evakuierung nicht mehr gewährleistet war.

Kinder zwischen 10 und 14 Jahren kamen durch die **Kinderlandverschickung** häufig in gänzlich andere Gegenden als ihre Mütter. Dadurch wurden Familien noch mehr zerrissen. Die Unterbringung in der Kinderlandverschickung, kurz KLV genannt, war unterschiedlich. Einige Kinder wohnten bei Gasteltern in Orten, die als sicher galten. Sie besuchten die ansässigen Schulen als Gastschüler. Eine andere Form war der Aufbau von Lagern. Ganze Schulklassen mit den dazugehörigen Lehrern und freiwilligen Helferinnen aus der NS-Frauenschaft blieben zusammen, der Unterricht wurde im Lager so weit wie möglich fortgesetzt. Einige Lager befanden sich in von Deutschland besetzen Gebieten, zum Beispiel in der Tschechoslowakei. Sie waren sehr unterschiedlich gestaltet. Die Bandbreite reichte vom einfachen Pfadfinderlager bis zu beschlagnahmten Sanatorien. Die Eltern der Kinder und die Kinder selbst standen unterschiedlich zur KLV. Es gab einiges, was für die Verschickung der Kinder sprach.

Kinderlandverschickung

ZEITZEUGEN ZEITZEUGEN ZEITZEUGEN ZEITZEUGEN ZEITZEUGEN

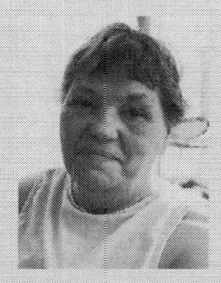

Verschickte Kinder

Mit einem Zettel um den Hals wurden wir bei der Bahnhofsmission abgegeben. Die Unterbringung war unterschiedlich. Einmal war ich mit meinen Brüdern auf einem Gestüt in Ostpreußen bei einem Grafen. Dort waren wir privat untergebracht und man war sehr gut zu uns. Trotzdem hatte ich Heimweh. Ein anderes Mal war es ein Barackenlager in Thüringen. Weil die Baracken von Tieffliegern beschossen wurden, mussten wir nach vier Tagen wieder abreisen.

Sigrid D'Amico

Zum einen erhoffte man sich Sicherheit für die Kinder. Auch die Hoffnung auf bessere Ernährung auf dem Land spielte eine Rolle. Zum anderen wollten viele Eltern ihre Kinder bei sich behalten, was in dem sich anbahnenden Chaos verständlich war. Manche Kinder empfanden die Zeit der KLV als ein Abenteuer, andere vergingen vor Heimweh nach Eltern und Geschwistern. Insgesamt wurden etwa fünf Millionen Kinder, also etwa jedes Dritte der in Frage kommenden, im Laufe der Zeit evakuiert.

Der „totale Krieg"

Ende Januar 1943 erging über den Rundfunk der Befehl an alle Deutschen zur allgemeinen Dienstpflicht. Männer zwischen 16 und 65 Jahren sowie Frauen zwischen 17 und 45 Jahren hatten sich zum Dienst zu melden. Befreit wurden lediglich Mütter mit mindestens vier Kindern, vorausgesetzt drei der Kinder waren unter sechs Jahre alt. Am 18. Februar 1943 stellte Goebbels seine berühmt gewordene Frage im Berliner Sportpalast: „Wollt ihr den totalen Krieg?" Der „totale Krieg", das bedeutete eine Absage an das bisherige Leben. Er bedeutete ein Leben, das völlig in den Dienst des Krieges gestellt war. Wer weniger als 48 Stunden die Woche arbeitete, musste sich zum Arbeitsdienst melden. Was folgte, war ein gnadenloser Spitzelkampf. Im Feld kämpften die Sol-

ZEITZEUGEN ZEITZEUGEN ZEITZEUGEN ZEITZEUGEN ZEITZEUGEN

Volkssturm

Im Volkssturm fand man alte fanatische Männer. Sie konnten zwar kaum mehr laufen, wollten aber noch die russischen Panzer mit der Panzerfaust aufhalten. Jeder wusste doch, dass es viel zu spät war. Mit den alten Männern kämpften junge Burschen, die Pimpfe. 14 und 15 Jahre alt waren sie und bereit, die eigenen Kameraden zu erschießen. Wir wussten alle, wie unsinnig das war, aber niemand hat sich getraut, den Mund aufzumachen.

Sigrid D'Amico

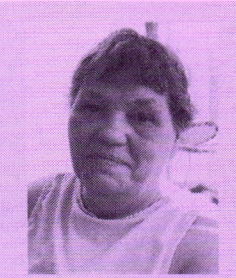

daten einen aussichtslosen Kampf gegen die halbe Welt. An der „Heimatfront" kämpften Spitzel aller Arten gegen die wachsende Unlust des Volkes. **„Kettenhunde"**, wie die Feldgendarmerie des Zweiten Weltkrieges genannt wurde, wachten streng über die Kriegsmoral des Volkes. Laute Zweifel am „Endsieg" der Deutschen war Grund genug, den Delinquenten umgehend zu erschießen. Ebenso galt es als „Wehrmachtzersetzung", Deserteuren zu helfen oder Adolf Hitler zu kritisieren. Insgesamt wurden in der NS-Zeit etwa 16 000 Todesurteile vom Staat verhängt und vollstreckt. 30 000 Todesurteile wurden vom Militärgericht verhängt. Den Humor konnte das Regime freilich nicht ausrotten. Ein Flüsterwitz zum Ende hin: *Ein Optimist sagt: „Nach dem Krieg werden wir alle betteln gehen", ein Pessimist antwortet: „Bei wem denn?"* Auch der berüchtigte Galgenhumor der Berliner war nicht zu stoppen: *„Kopf hoch oder Kopf ab! Wer den Nationalsozialismus liebt, braucht den Bolschewismus nicht zu fürchten." „Lieber einen Russen auf dem Bauch als eine Bombe auf dem Kopf"*, kommentierten die kessen Berlinerinnen zur drohenden Invasion durch die Russen. Das änderte jedoch nichts am tödlichen Ernst des Krieges. Allein Berlin verlor zwischen Januar und Mai 1945 noch 300 000 Bewohner. Jedes fünfte Haus war zum Kriegsende hin völlig zerstört. Als der Krieg schon faktisch verloren war, rief die Regierung noch zum **Volkssturm** auf.

„Kettenhunde"

Volkssturm

Die Bilanz eines Krieges

Es wurden schätzungsweise 60 000 Geisteskranke und 6 Millionen Juden getötet. Die letzten Opfer des Krieges starben an den Folgen langer Unterernährung, manche, weil sie die erste erhaltene Essensration hinuntergeschlungen und nicht vertragen haben.

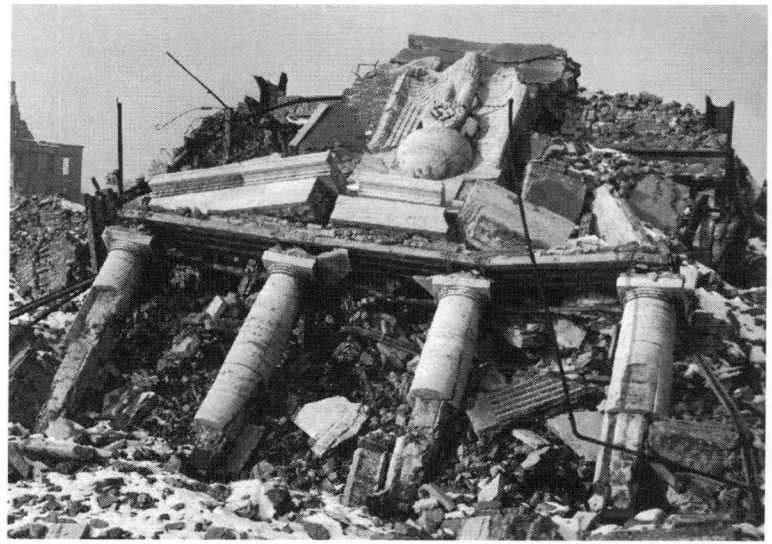

Abb. 3.5:
In den Kämpfen um Berlin zerstörtes Gebäude mit NS-Emblem.

Es gab 13 Millionen verlassene Kinder in Europa. 60 Millionen Menschen hat der Zweite Weltkrieg das Leben gekostet. Darunter waren 20 bis 30 Millionen Zivilisten, 35 Millionen wurden verwundet und 3 Millionen waren als vermisst gemeldet.

Fragen zum Text:

1. Was sollte der Begriff „Heimatfront" vermitteln?
2. Inwiefern gehörte der „Gebärkampf" zur Kriegsstrategie?
3. Was versteht man unter „Kinderlandverschickung"?
4. Welche „Christbäume" waren im Bombenkrieg häufig zu sehen?
5. Wer gehörte zum „Volkssturm"?

Gesprächsanregungen:

Der Krieg gehört zu den traumatischsten Ereignissen im Leben der Menschen. Die ständige Bedrohung durch den Feind von außen und den Spitzel von innen zeichnete sie für lange Zeit. Bombenregen, Hunger und über die Kräfte gehende Arbeit haben ihre Spuren hinterlassen. Die zahlreichen Verluste von nahen Angehörigen werden bis heute beklagt. Es ist ein Unterschied, ob jemand in einer der stark zerstörten Städte oder in einer kaum betroffenen ländlichen Gegend gelebt hat. Bewohner der wenig betroffenen Landstriche erlebten den Krieg nicht unbedingt als Drama.

Zitat eines Zeitzeugen: „Für viele war der Krieg das einzige oder zumindest das größte Abenteuer ihres ansonsten eintönigen Lebens."

Städter haben häufig erlebt, wie Nacht für Nacht Bomben fielen und ganze Straßenzüge in Schutt und Asche gelegt wurden. Manche waren verschüttet, verwundet oder haben Kinder verloren. Fragen Sie nach, wo ihre Senioren den Zweiten Weltkrieg erlebt haben. Hören Sie zu, wenn von traumatischen Erlebnissen berichtet wird. Scheuen Sie sich nicht nachzufragen. Vielen hilft es heute noch, sich den alten Kummer von der Seele zu reden. Nicht zuletzt sind ernst genommene Menschen zufriedener.

3.3 Das Ende des Krieges

Am Ende des Krieges sah die Bevölkerung jeden deutschen Soldaten lieber gehen als kommen, vor allem wenn er noch in Uniform steckte. Die Menschen hatten längst genug. Nur umherstreifende SS-Leute hielten sie vom Heraushängen der weißen Fahnen ab. Die SS hatte den Befehl, jeden Deutschen, der sich den Alliierten ergeben wollte, wegen **Wehrmachtzersetzung** zu erschießen.

Wehrmachtzersetzung

„Stunde Null"

Am 9. Mai 1945 um 0:01 Uhr ging in Europa der Krieg nach fünf Jahren, acht Monaten und acht Tagen zu Ende. Für die Anhänger des Nationalsozialismus bedeutete die bedingungslose Kapitulation den Zusammenbruch einer Idee und den Beginn ihrer Bestrafung. Alles, was den Deutschen bis dahin wertvoll erschien, war zerstört und verraten worden: die Heimat, der Traum vom tausendjährigen Reich und der Glaube an eine große Zukunft. Von denjenigen, die unter der nationalsozialistischen Diktatur gelitten hatten, wurde das Kriegsende als Befreiung erlebt. Über fünf Millionen Deutsche, darunter 500 000 Bombenopfer waren getötet worden. Über zwölf Millionen Flüchtlinge aus den Gebieten östlich von Oder und Neiße suchten im Rest Deutschlands Zuflucht. In den Wirren des Krieges und im Chaos der Schwarzmarktzeit waren zahlreiche Familien auseinander gerissen worden. Männer fahndeten nach ihren Frauen, Mütter warteten auf ein Lebenszeichen ihrer vermissten Söhne.

Suche nach Familienangehörigen

Kinder suchten ihre Eltern und Eltern ihre Kinder, die während des Krieges zur „Landverschickung" gewesen waren und nach dem Krieg von den Betreuern bisweilen im Stich gelassen wurden. Frauen warteten auf die heimkehrenden Männer und die Heimkehrer wussten nicht immer,

3.3 DAS ENDE DES KRIEGES

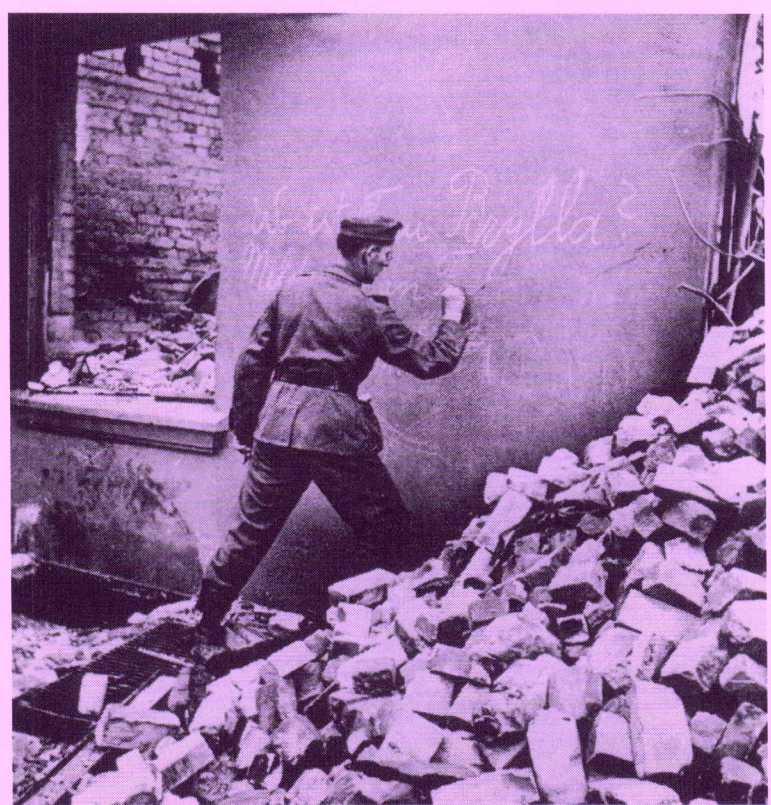

Abb. 3.6: Ein Wehrmachtssoldat auf der Suche nach seinen Angehörigen schreibt eine Nachricht an die Wand eines zerstörten Hauses.

wo sie ihre Familien suchen sollten. Befreite KZ-Häftlinge suchten ihre Familien und ihr Zuhause. Oft genug existierten beide nicht mehr. 25 Millionen Menschen irrten obdachlos und ohne Besitz durch das zerstörte Land. Viele Großstädte waren fast vollständig zerbombt. Die Gefechte der letzten Kriegsmonate hatten ein Fünftel aller Wohnungen und Fabriken sowie zwei Fünftel der Verkehrsverbindungen zerstört. Im Ruhrgebiet waren sogar bis zu 90 % der Verkehrsanlagen zerstört. Die Produktion war zum Stillstand gekommen, die Lebensmittelversorgung zusammengebrochen. Das Geld hatte seinen Wert verloren. Eine deutsche Zentralgewalt gab es nicht mehr. Deutschland war nach dem Selbstmord Adolf Hitlers führerlos.

Flucht vor den Russen

Enorme Menschenmassen flohen vor den russischen Siegern – direkt in die Arme der Amerikaner, Engländer und Franzosen. Grund dafür war die Angst vor dem **„Ivan"**, wie die Russen genannt wurden. Ihnen wurde unmenschliches Verhalten und brutales Vorgehen nachgesagt. Tatsächlich fielen zahlreiche Frauen systematischen **Massenvergewaltigungen** durch russische Soldaten zum Opfer. Das Ausmaß überraschte selbst sowjetische Offiziere und kam trotz der NS-Propaganda unerwartet. Die deutsche Frau war in den russischen Medien als verwöhntes Weib und glühende Nazianhängerin verächtlich gemacht worden. Die Übergriffe fanden teilweise in aller Öffentlichkeit statt, um die Frauen dadurch zusätzlich zu demütigen. Gynäkologen berichteten von schweren Verletzungen der Frauen aller Altersstufen. Schwangerschaftsabbrüche waren an der Tagesordnung. Etwa eine von zehn Frauen ließ in diesen Tagen eine Abtreibung vornehmen. Frauen, die ihr Kind dennoch zur Welt brachten, gaben es häufig in Institutionen ab, die „Russenbabys" aufnahmen. Die massive sexuelle Gewalt gegen Frauen und Mädchen ebbte erst weit nach Kriegsende ab.

Beinahe sieben Millionen Soldaten ergaben sich den Armeen der Alliierten. Die Soldaten beeilten sich, der russischen Gefangenschaft zu entgehen. Von den Westalliierten erwartete man ein humaneres Verhalten. Die Furcht vor Gefangenschaft unter ihnen war lange nicht so groß. Weitaus schlimmer war die Angst vor der Rache der „Roten Armee". Mehr als alle anderen hatte das russische Volk unter den Gräueltaten der Nazis zu leiden gehabt. Die Siegermächte übernahmen nach der bedingungslosen Kapitulation die politische Verantwortung für das Land und teilten es in Zonen auf. Gemeinsam hatten die Alliierten einen Plan für Deutschland nach verlorenem Krieg entworfen.

Sieger und Besiegte

Deutschland sollte völlig entwaffnet werden und für alle Zeiten ohne Militär bleiben. Die NSDAP und all ihre Unterorganisationen sollten aufgelöst werden. Alle **NS-Gesetze** sollten für nichtig erklärt werden. Kriegsverbrecher sollten verhaftet und vor Gericht gestellt werden. Nazi-Führer und einflussreiche Nazi-Anhänger seien umgehend in automatischen Arrest zu stellen. Deutschland sollte zur Demokratie umgestaltet, die Deutschen entsprechend erzogen werden. Es war vorgesehen, dass die Deutschen in Form von **Reparationen** für die Kriegsschäden aufkommen. Den Lebensstandard wollte man auf 74 % des Vorkriegsdurchschnitts senken.

NS-Gesetze

Umgestaltung

Reparationen

Über ein einheitliches Vorgehen waren sich die Alliierten allerdings selten einig. Die Sowjetunion wollte die Gunst der Stunde nutzen, um Deutschland in den Sozialismus zu führen. Die USA sah das Land als künftiges Bollwerk gegen die drohende sozialistische Gefahr. England bediente sich an der deutschen Stahlindustrie und war bemüht, den alten Konkurrenten bei der Gelegenheit gleich auszuschalten. Frankreich war um eine Sicherheitszone an seiner Ostgrenze bemüht und vereinnahmte zu diesem Zweck das Saargebiet.

Siegerinteressen

Neue Feinde: Hunger und Kälte

Nach dem Krieg war für die Deutschen noch lange nicht alles überstanden. Die heimische Produktion an Nahrung und Gebrauchsgüter war fast völlig zusammengebrochen. Deutschland war von der Versorgung durch die Siegermächte abhängig. Während der nächsten Jahre hießen die Feinde „Hunger" und „Kälte". Die Kalorienmengen, die der Bevölkerung pro Person zustanden, waren in der amerikanischen Zone auf 1330 kcal festgelegt. In der sowjetischen Zone auf 1038, in der britischen Zone auf 1050 und in der französischen Zone gab es weniger als 1000 kcal. Zitat einer alten Dame zur französischen Besatzung: „Die klauten uns noch die letzten Kartoffeln." Während der strengen Winter mussten diese Rationen oft noch gekürzt werden, teilweise auf unter 700 kcal. In der amerikanischen Zone bestand nach Kriegsende die durchschnittliche Tagesration eines Normalverbrauchers aus:

350 g Brot
5 g Butter
14 g Fleisch
43 g Gemüse
52 g Käse
zwei Kartoffeln
1/8 l Magermilch

Das entsprach etwa 1100 kcal. Bei schwerer körperlicher Arbeit, wie sie beim Wiederaufbau der zerstörten Häuser zu leisten war, sind jedoch 1800 kcal das benötigte Minimum. Schwerarbeiter erhielten daher einen kleinen Zuschlag. Für die Zuteilung von Lebensmittelrationen gab es fünf Stufen:

Stufe	Brot	Nährmittel	Fleisch	Fett	Zucker	Kartoffeln
1 – Schwerarbeiter	600 g	80 g	100 g	30 g	25 g	400 g
2 – Arbeiter	500 g	60 g	65 g	15 g	20 g	–
3 – Angestellte	400 g	40 g	40 g	10 g	–	–
4 – Kinder	300 g	30 g	20 g	20 g	25 g	–
5 – nicht Berufstätige	300 g	30 g	20 g	7 g	15 g	–

Lebensmittelration pro Tag in Berlin vom 13. Mai 1945, Zahlen der Stadtverwaltung Berlin.

Lebensmittelmarken

Um die Verteilung der knappen Lebensmittel zu organisieren, führten die Siegermächte das System der **Lebensmittelmarken** weiter. Diese Marken dienten als Berechtigung, eine bestimmte Menge Lebensmittel zu kaufen.

Tauschhandel, Hamsterfahrten, Schwarzmarkt

Oft waren die amtlich festgesetzten Kalorienmengen nicht zu bekommen, da es in den Läden wenig zu kaufen gab. Um nicht zu verhungern, waren **Tauschhandel**, **Hamsterfahrten** und **Schwarzmarkt** für viele der einzige Ausweg. Das Geld

ZEITZEUGEN ZEITZEUGEN ZEITZEUGEN ZEITZEUGEN ZEITZEUGEN

Lebensmittelmarken

Wir hatten die Wahl zwischen Fleischmarken und Vegetariermarken. Vegetarier bekamen doppelt so viele Eier, Milch, Butter und Käse. Mein kleiner Bruder hatte sich einmal die Marken stehlen lassen. Das war ein Problem für die ganze Familie, denn neue Karten gab es nicht.

Hartmut Teuffel

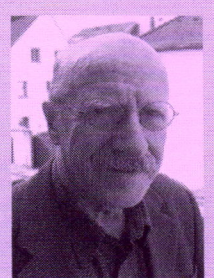

Hunger

Schlimm war auch der ständige Hunger. Wir haben wie die Kühe das Gras von den Wiesen gegessen. Alles mögliche hatte man gepflückt, um irgendeine Suppe daraus zu machen. Das Ergebnis waren Furunkel am ganzen Körper, wohl von der unzureichenden Ernährung. Manchmal haben russische Soldaten uns ein Stück Brot gegeben.

Sigrid D'Amico

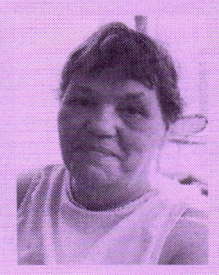

war nahezu wertlos aber für Nägel bekam man etwas. Die Bauern tauschten sie gegen Eier, Kartoffeln und Speck. Die Menschen glaubten eher an ehrliche Schwarzhändler als an ehrliche Händler. Am schlimmsten war es um die Neugeborenen bestellt. Von den Kindern, die im Frühjahr oder Sommer 1945 geboren waren, überlebten nur fünf Prozent. Noch 1946 verhungerte jedes dritte Baby.

Wohnraum war knapp und musste geteilt werden. Wer das Glück hatte, noch halbwegs bewohnbare Räume zu besitzen, musste Ausgebombte aufnehmen. So wurde es von den Besatzern amtlich verordnet und teilweise sehr widerwillig durchgesetzt. Vor den Städten wuchsen riesige Barackenlager mit Notunterkünften aus Wellblech, „Nissenhütten" genannt. Der **Mangel** in den Jahren nach der Kapitulation war überall zu spüren. Rechnerisch konnte sich jeder Deutsche alle fünf Jahre einen neuen Teller leisten, alle zwölf Jahre ein Paar neue Schuhe und alle fünfzig Jahre einen neuen Anzug. Jeder fünfte Säugling lag in seinen eigenen Windeln und jeder dritte Deutsche konnte in seinem eigenen

Mangel

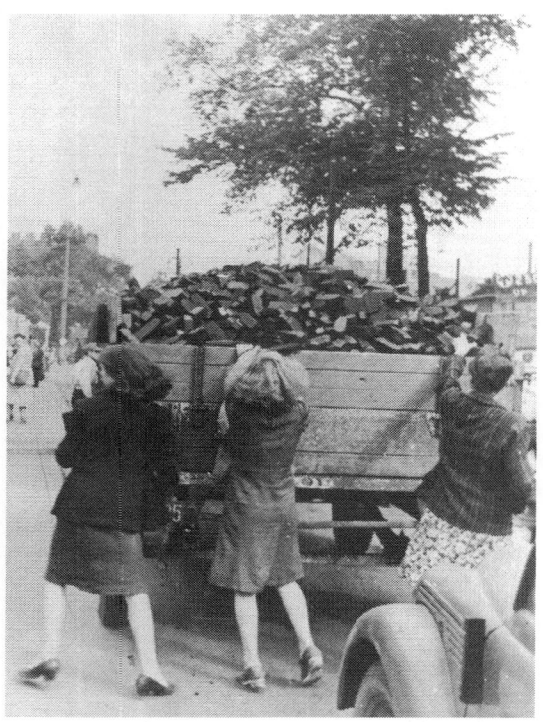

Abb. 3.7: „Kohlenklau". Frauen plündern einen LKW mit Briketts. Köln 1946.

Sarg beerdigt werden. Zu dem allgemeinen Mangel gesellte sich bald die Kälte.

Im Kältewinter 1947/48 sanken die Temperaturen nachts auf unter minus 25 °C. Der Rhein fror auf eine Strecke von 60 Kilometer zu. In Berlin waren 134 Menschen der Kälte zum Opfer gefallen, über 500 hatten schwere Erfrierungen erlitten. Lokale wurden zu öffentlichen Wärmehallen erklärt. Geschäfte waren nur zwischen 10 und 14 Uhr geöffnet, Schulen und Universitäten blieben geschlossen. Kohlen waren streng rationiert. Die Menschen verheizten Möbel, Parkbänke, hölzerne Geländer oder den Stadtwald, um nicht zu erfrieren. Die Energieversorgung in den Städten war katastrophal, am Strom musste gespart werden. Er war nur wenige Stunden am Tag freigegeben. Wer zuviel verbrauchte, dem drohten Strafzahlungen, Stromsperre oder sogar Haftstrafen. Vor allem in den Städten schloss man sich zu **Heiz- und Kochgemeinschaften** zusammen. So war Weihnachten 1947 ein Brocken Kohle für viele das schönste Geschenk. Sogar der angesehene Kölner Kardinal Frings erklärte in seiner Silvesterbotschaft von 1946 Mundraub und Kohlediebstahl für moralisch, wenn es dabei um das Überleben ginge: „Man kann es dem Einzelnen nicht verwehren, das Nötigste zur Erhaltung von Leben und Gesundheit zu nehmen, wenn er es durch Arbeit oder Bitten nicht erhält." Von nun an gingen die Kölner die Kohlen nicht mehr

„fringsen"

klauen, sondern **„fringsen"**. Als die Versorgungslage der deutschen Bevölkerung immer kritischer wurde, musste Amerika handeln: Ein Hilfsprogramm, das Hunger und Elend in Europa beseitigen helfen sollte, wurde für die West-

Marshallplan

zonen erstellt und umgesetzt **(Marshallplan)**.

Eine Generation vor dem Nichts

Um die Jugend stand es nach Kriegsende besonders schlecht. Soziale Bindungen waren größtenteils zerstört. Viele hatten Eltern und Geschwister verloren, Freunde waren getötet oder geflohen. Viele Jugendliche gehörten selbst zu den zahlreichen Flüchtlingen und hatten deshalb ihr soziales Umfeld verloren. „Wir Kriegskinder hatten keine Kindheit, wir hatten keine Jugend und viele hatten, so wie ich, keine Eltern. Wir hatten nichts, was ein junger Mensch braucht, um gesund aufzuwachsen."[4] Viele waren unterernährt, vagabundierten durch das Land und wurden in Notunterkünften versorgt. Die Väter waren gefallen oder in Gefangenschaft geraten. Schule und Ausbildung war unterbrochen, der Lebenslauf hatte einen Riss erhalten. Die Kinder und Jugendlichen verwahrlosten. „Die strenge Hand des Vaters fehlt", konnte man häufig hören. Die Nachkriegszeit war eine **„vaterlose Gesellschaft"**. Die Mütter waren mit Nahrungsbeschaffung und harter Arbeit überlastet und konnten sich nicht um die Erziehung kümmern. Die Kinder- und Jugendkriminalität nahm zu, wobei es in den meisten Fällen um Diebstahl von Lebensmitteln und Schwarzhandel ging. Auch die Prostitution Minderjähriger nahm zu. Die Mädchen verkauften Liebe gegen Ware; wenn es um die Existenz ging, galt die Moral nicht mehr viel. Ein hoher Prozentsatz von Jugendlichen unter 18 war geschlechtskrank. Die Kinder des Krieges wirkten häufig älter und erwachsener, als es ihrem tatsächlichen Alter entsprach. Sie hatten bereits zu viel gesehen, um noch wirklich Kind zu sein. Die körperlichen Mängel wie Unterernährung und Schwäche waren 1948/49 in der Regel beseitigt. Die seelischen Probleme wie Schlafstörungen, Nervosität, Konzentrationsschwäche und Alpträume begleiteten viele noch über Jahre hinweg. Einigen ist die Bewältigung der traumatischen Erlebnisse nicht gelungen.

> vaterlose Gesellschaft

---

[4] Sigrid D'Amico

Besatzer

Den Soldaten der Besatzungsmächte war es zunächst streng untersagt, zu den besiegten Deutschen Kontakt aufzunehmen. Es herrschte das Fraternisierungsverbot, welches den alliierten Soldaten zu ihrer eigenen Sicherheit den Kontakt zur deutschen Bevölkerung untersagte. Es war das einzige Gesetz, an das sich kein Mensch gehalten hatte und wurde im Herbst 1945 bereits wieder aufgehoben. Während sich die Russen und die Franzosen im Umgang mit deutschen Zivilpersonen zurückhaltend zeigten, entwickelten die Amerikaner bald gute Beziehungen zu Teilen der deutschen Bevölkerung. Besonders die deutschen **„Fräuleins"** hatten es den Soldaten angetan. Die rasch um sich greifende **„Fraternisierung"** der deutschen Fräuleins mit den amerikanischen Soldaten (GI, Government Issue) war von deutscher Seite nicht immer uneigennützig. Schließlich hatten die **GI** alles, was das Herz begehrte: Essen, Kleidung, Zigaretten, Nylonstrümpfe und einiges mehr. Geschlechtskrankheiten nahmen zu und konnten nicht an ihrer Ausbreitung gehindert werden. Im Englischen heißt das Wort für Geschlechtskrankheit „Veneral Disease" und wird V.D. abgekürzt. Das führte zu dem Wortverdreher „Veronika Dankeschön". In manchen Gegenden Deutschlands waren die Hälfte der amerikanischen Soldaten erkrankt und mussten nach Amerika zurückgebracht werden. Auf diese Weise haben die Damen zu höheren Verlusten in der amerikanischen Truppe gesorgt als die deutsche Wehrmacht.

Vollständig beendet war der Zweite Weltkrieg mit dem amerikanischen Abwurf der Atombombe auf Hiroshima am 6. August 1945.

Fragen zum Text:

1. Wie war die Lage der Deutschen nach dem Krieg in Bezug auf Wohnraum und Ernährung?
2. Wie stellten sich die Alliierten Deutschland nach dem verlorenen Krieg vor?
3. Wo lagen die Streitpunkte zwischen den Alliierten?
4. Welche Probleme gab es bei der Versorgung der Deutschen mit lebensnotwendigen Gütern?
5. Auf welche Weise haben die deutschen „Fräuleins" die amerikanischen Besatzungstruppen reduziert?

Gesprächsanregungen:

Fragen Sie Ihre Senioren, wo sie das Kriegsende erlebt, und wie sie die schwere Zeit der ersten Jahre überstanden haben. Es machte einen großen Unterschied, unter welcher Besatzungsmacht ein Mensch die erste Zeit nach dem Krieg verbracht hatte. Fragen Sie, in welcher Zone jemand gelebt hat und wie zufrieden er oder sie mit den Besatzern war. Auch einzelne Stichworte wie „fringsen" oder „fraternisieren" könnten helfen, ein Gespräch anzuknüpfen.

❖ Exkurs: Erkrankungen

Viele Menschen waren durch den extremen Mangel an Nahrung und aufgrund fehlender warmer, trockener Unterkünfte erkrankt. Die organischen Schäden haben ihre Schwachpunkte hinterlassen. Wenn man bedenkt, welchen Wert wir heute einer gesunden Ernährung zugestehen, sind Spätfolgen jenes Mangels aus dieser Zeit wahrscheinlich. Die psychischen Folgen der Dauerbedrohung während des Krieges haben die Meisten sicherlich überwunden. Bei Schlafstörungen, Depressionen und Angstzuständen ist es dennoch wichtig, nachzufragen. Wenn derartige Probleme seit langem bestehen, könnten es auch Spätfolgen des Krieges sein.

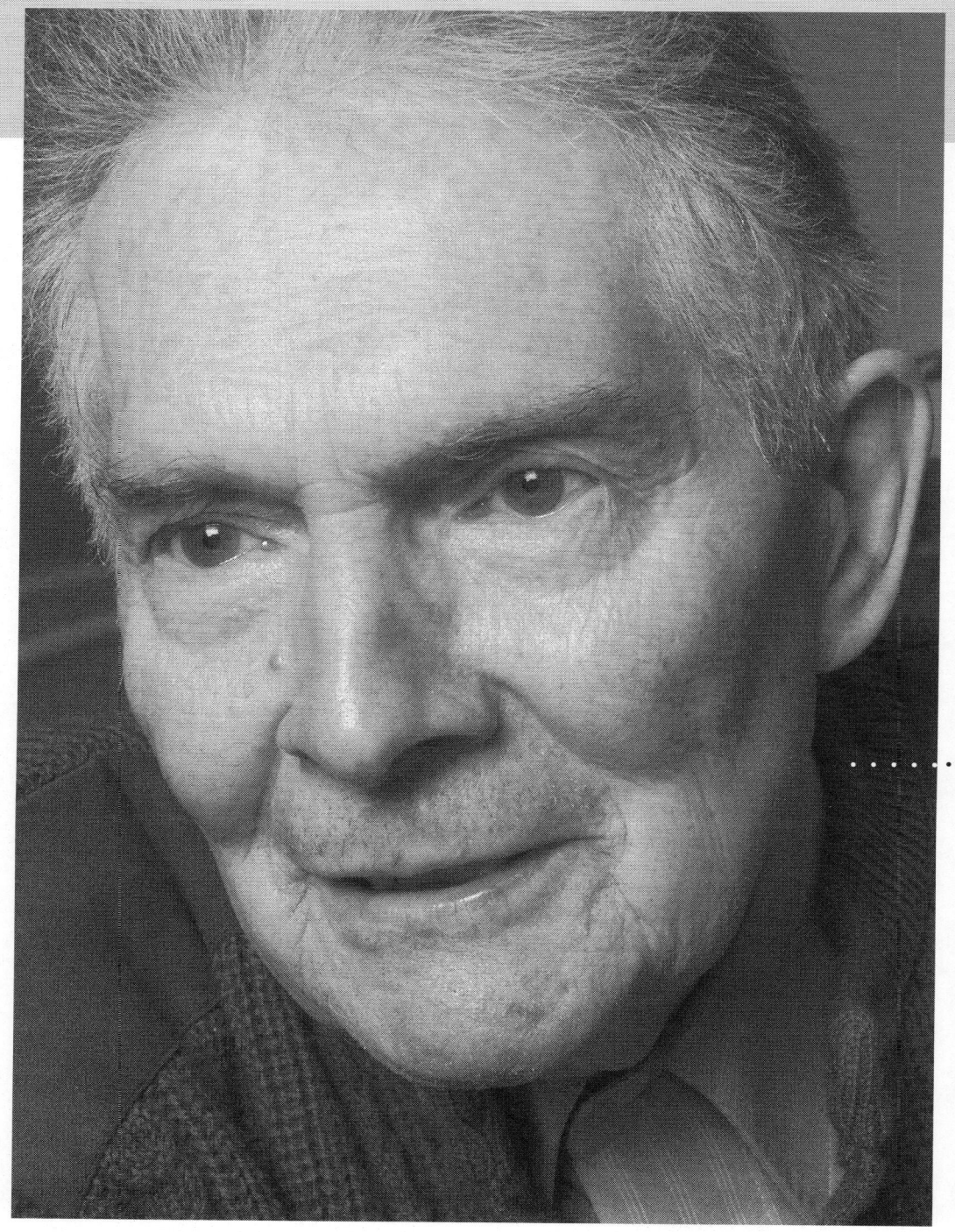

4
NACHKRIEGSZEIT

„Ein Krieg ist ein Willkürhaufen."

Nach einer sorglosen Jugend auf einem ostpreußischen Gutshof wurde Hans Krützfeldt von der Schulbank weg Soldat. Durch Krieg, die Begegnung mit einem Pfarrer in der Gefangenschaft und Enteignung, ist in ihm ein starkes Bewusstsein für die Verantwortung jedes Einzelnen entstanden. Den Verlust der Heimat vergleicht er mit einem Vogel, der kein Nest findet. Nach dem Krieg hatte er das Bauhandwerk erlernt, um so seiner Verantwortung für den Wiederaufbau gerecht zu werden. In der Verantwortung für die Gemeinschaft steht er bis heute. Sein Engagement ist seine Antwort auf den Irrweg von Nationalsozialismus und Militarismus. Er ist Träger der Theodor-Heuss-Plakette in Gold und Silber.

HANS KRÜTZFELDT
Jahrgang 1923, geboren in Ostpreußen, lebt mit seiner Frau zu Hause.

4.1 Trümmerfrauen, Trümmerkinder

Lange Kolonnen von Frauen und Kindern sind nach Kriegsende wieder in ihre Heimatstädte gezogen. Teils fuhren sie auf Kohlewagen, teils mussten sie Hunderte von Kilometern laufen. Angekommen fanden sie nichts als Trümmer vor, nichts zu essen und keine auf Dauer brauchbare Unterkunft.

Ungewissheit

In jeder Familie kam die **Ungewissheit** hinzu, ob die Männer noch am Leben waren. Im Oktober 1946 lebten sieben Millionen mehr Frauen als Männer in Deutschland. Auf den langen Heimmärschen und in den von Russen besetzten Gebieten herrschte zusätzlich Angst. Zahlreiche Erzählungen berichteten von Übergriffen auf deutsche Zivilpersonen.

Ernährungslage

Der Hunger war das größte Problem. Kurz nach Kriegsende wurde die **Ernährungslage** immer kritischer. In den Wochen nach der Kapitulation brach die staatliche Lebensmittelversorgung komplett zusammen. Jede Region war auf ihre eigenen Vorräte angewiesen, die in Ballungsgebieten schnell verbraucht war. Bis zum Kriegsende lag der Zuteilungsdurchschnitt noch bei etwa 1500 kcal, nun sank er bis

---

ZEITZEUGEN ZEITZEUGEN **ZEITZEUGEN** ZEITZEUGEN **ZEITZEUGEN**

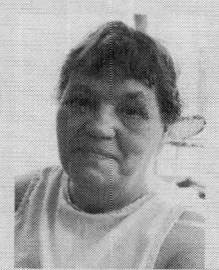

Nachkriegszeit in Berlin

Im Oktober 1945 starb meine Mutter. Sie war zum Hamstern auf die Felder gezogen, zusammen mit einer anderen jungen Frau. Mongolische Soldaten haben die beiden Frauen überfallen und vergewaltigt. Die andere Frau ist sofort gestorben. Meine Mutter haben die Soldaten in einen Graben geworfen, dort hat ein Bauer sie gefunden und nach Hause gebracht. Weil meine Großmutter im Krankenhaus gearbeitet hat, konnte sie Mutter sofort unterbringen. Trotz der Behandlung starb sie zwei Wochen später an den Folgen des Überfalls.

Sigrid D'Amico

auf 700 kcal ab. Das ist weniger als ein Drittel der Kalorien, die ein erwachsener Mensch bei leichter Arbeit verbraucht. Zum Hunger gesellte sich in den Wintern 1946 und 1947 die Kälte. Im Dezember 1946 begann der kälteste Winter in Mitteleuropa. Eis und Schnee legten den Verkehr zu Wasser und zu Land lahm. Kartoffellieferungen aus dem Ruhrgebiet waren gefroren, wenn sie ankamen. Die Getreidelieferungen aus den USA lagen in den gefrorenen Häfen fest. Teilweise gab es noch Lebensmittelreserven für drei Tage und das bei völlig unzureichender Zuteilung.

Brennstoffe waren ebenso knapp wie Lebensmittel. Strom gab es nur zu begrenzten Zeiten. Dazu kam die katastrophale **Wohnsituation**. Vor allem in den Städten, in denen ein großer Teil der Häuser zerbombt war, mussten die Menschen in Massenunterkünften leben. Vielerorts war auch die Gas- und Wasserversorgung zusammengebrochen. Die Seuchengefahr stieg. Beengte Wohnverhältnisse bei schlechter Hygiene begünstigten die Verbreitung aller möglichen Keime. Hungern und Frieren schwächte die Abwehr der Menschen. Alte, Kranke und Kinder starben an Unterernährung, an Kälte und aufgrund mangelnder medizinischer Versorgung.

Wohnsituation

ZEITZEUGEN ZEITZEUGEN ZEITZEUGEN ZEITZEUGEN ZEITZEUGEN

Hungerwinter 1946/47

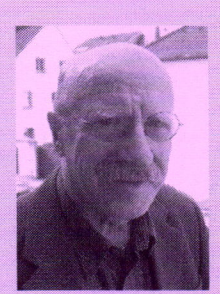

1947 bin ich mit 13 Jahren zum Hamstern gefahren. Ein Bauer gab mir einen Sack voll Rübenschnitzel, die waren so schimmelig, die mochten die Pferde nicht fressen. Das war dann unser Zuckervorrat für den Winter. Wir sammelten Eicheln, die wurden geschrotet und drei mal ausgekocht, um die Gerbsäure auszuschwemmen. Das Wasser hatte man weggeschüttet. Dann konnte man die Eicheln zu Brei verarbeiten und essen. Wir hatten überhaupt nur Suppen, Eintöpfe und Breie gegessen. Die Gemüsestrünke wurden mitgegessen. „Da steckt noch Kraft drin", hatte meine Mutter dazu gesagt. Am Ende jenes Winters hat der Pfarrer in der Kirche nicht mehr aufgehört, die Namen der Verstorbenen zu verlesen, so viele waren es. Jeder einzelne Name wurde von einem Aufstöhnen der Gemeinde begleitet.

Hartmut Teuffel

Aufräumarbeiten

Als Folge der Flächenbombardierung lagen die Trümmer in den Großstädten meterhoch. Daher führte der alliierte Kontrollrat im Oktober 1945 die Arbeitspflicht für alle 14- bis 65-jährigen Männer und für alle 15- bis 50-jährigen Frauen ein. Die Sorge ums Überleben trieb viele Frauen freiwillig zur Trümmerbeseitigung, denn sie garantierte neben Lohn auch höhere Lebensmittelrationen. Allein in Berlin gab es 60 000 **Trümmerfrauen**. Ihre offizielle Bezeichnung lautete „Hilfsarbeiterinnen im Baugewerbe". Unter unendlichen Mühen und körperlichen Strapazen klopften sie Steine, luden sie mit Schaufeln auf große Pferdewagen, die sie selber ziehen mussten, oder schoben mit Schutt beladene Loren über Schienen. Die Frauen lernten zu mauern, Fenster und Türen zu reparieren und Dächer neu einzudecken. Die Trümmerfrauen sind zum Symbol für den Aufbauwillen und die Überlebenskraft der Deutschen in der Nachkriegszeit geworden. Ohne ihren unermüdlichen Einsatz wären die deutschen Städte lange Zeit Schutthalden geblieben. Die schwere Arbeit wurde mit der besseren Kategorie zwei im fünfstufigen[5] Berechtigungssystem der Lebensmittelzuteilung belohnt. Viele Frauen waren dringend auf diese Leistungen angewiesen, denn sie trugen allein die Last im täglichen **Existenzkampf**. Die laut Karte zugeteilten Lebensmittel bestanden hauptsächlich aus Brot und Kartoffeln. Es gab kaum Fett und Eiweiß. Das wenige, was es laut Karte zu geben hatte, war in den Läden nur nach stundenlangem Anstehen und oft genug gar nicht zu erhalten. Als Folge fuhren die Frauen aufs Land zum Hamstern, zum Eintauschen der letzten Wertgegenstände in Lebensmittel. Wer nichts mehr zum Tauschen hatte ging zum Stehlen auf die Felder. Das Organisieren von Lebensmitteln lief unter dem Motto: „Erst das Fressen, dann die Moral". Nachträglich mit Lebensmitteln „bezahlte" Vergewaltigungen waren keine Seltenheit. Wer dabei auch noch schwanger wurde, musste teuer für eine

---

[5] Siehe Kapitel 3 (Beispieltabelle S. 96).

4.1 TRÜMMERFRAUEN, TRÜMMERKINDER

illegale Abreibung zahlen. Zahlreiche Frauen starben, sie erfroren mit ihren Kindern während der strengen Winter. Manche kamen bei Unfällen während der Arbeit auf den Trümmerbergen ums Leben. Einige fielen vor Erschöpfung und Unterernährung um und starben. Niemand hatte die Kraft, auch nur Mitleid zu empfinden. Vor Beginn des Winters ordneten die Alliierten die **Winterfestmachung** der Häuser an. Wer bereit und fähig war, Wohnraum wiederherzurichten, hatte eine reelle Chance auf die Zuteilung einer halbzerbombten Wohnung. Etliche Frauen schlossen sich zu Notgemeinschaften zusammen. Während die eine als Trümmerfrau für zusätzliche Lebensmittelzuteilungen sorgte, kümmerte sich die andere um die Kinder, stand vor halbleeren Geschäften an oder organisierte auf andere Weise zusätzliche Essensrationen.

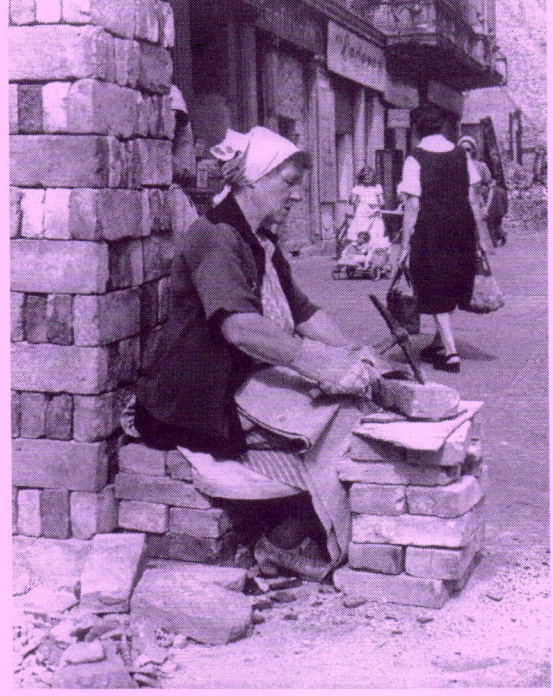

Abb. 4.1: Eine Trümmerfrau in Berlin beim Aufbereiten von Ziegeln.

Es gab so viele **Halbwaisen**, deren Väter nicht aus dem Krieg zurückgekommen waren, dass sie keine besondere Aufmerksamkeit erfuhren. Für die allein erziehenden Mütter waren ihre halbverwaisten Kinder ein doppeltes Problem. Einerseits mussten sie allein für die Ernährung ihrer Kinder sorgen, andererseits waren die Kinder oft unfolgsam. Die Väter waren im Krieg gefallen oder befanden sich in Kriegsgefangenschaft. Mit ihnen fehlte eine Respektsperson. Die Mütter waren damit beschäftigt, das Überleben der Familien zu sichern. Dadurch ergab sich eine Vernachlässigung der Kinder. Jugendliche, die kräftig genug waren, wurden soweit wie möglich in die Organisation des Überlebens eingespannt. Ein normales Familienleben war in den ersten Jahren nach dem Krieg kaum möglich.

Halbwaisen

ZEITZEUGEN ZEITZEUGEN ZEITZEUGEN ZEITZEUGEN ZEITZEUGEN

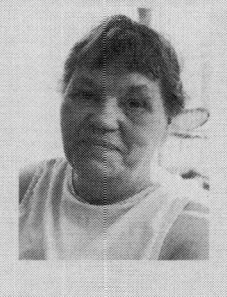

Trümmerspielplatz
Wir Kinder haben in den Trümmern der zerbombten Häuser nach Brauchbarem gesucht. Einmal haben wir eine zerbombte Margarinefabrik geplündert. Wir Kinder haben bis zu den Knöcheln in der ausgelaufenen Margarine gestanden und zwischen dem Fett immer noch ganze Päckchen mit Margarine gefunden. Vor der Fabrik standen dann die Erwachsenen und haben uns Kindern die erbeutete Margarine aus den Händen gerissen. Die Trümmerhaufen der Stadt waren unser einziger Spielplatz, ein lebensgefährlicher Spielplatz.
Sigrid D'Amico

„Abenteuerspielplatz"   Der Bewegungsfreiraum in den zertrümmerten Wohnungen war stark eingeschränkt. Zum Spielen wurden die Ruinen ausgebombter Gebäude genutzt, was vergnüglich aber auch sehr gefährlich gewesen ist. Die ganze Stadt war ein einziger **„Abenteuerspielplatz"**. Kleidung und Schuhe mussten geschont werden, der Mangel an Bekleidung und Wäsche traf die im Wachstum befindlichen Jugendlichen besonders hart.

Der Not gehorchen

CARE Pakete   Die Kinder gingen vor allem um der nahrhaften **CARE Pakete** willen gerne zu Schule. Diese Pakete wurden von mitleidigen Seelen aus den USA geschickt und enthielten sogar Süßigkeiten. Ohne diese Sonderrationen wären manche Kinder verhungert. Der Unterricht selbst war zum Problem geworden. Viele **Lehrkräfte** sind durch den Krieg weggefallen oder durften als Naziverdächtige nicht arbeiten. Daher übernahmen Menschen den Unterricht, die zwar selbst über eine gute Schulbildung, aber über keine Ausbildung zum Lehramt verfügten. So brachten dann hungrige, unausgebildete Lehrer hungrigen unkonzentrierten Schüler das Lesen und Rechnen bei. Die Berufswahl der Jugendlichen wurde nach dem Krieg zunächst von der Notwendigkeit des Wiederaufbaus bestimmt. Somit war die freie **Berufswahl** erheblich eingeschränkt. Der Not gehorchend, mussten viele junge Leute einen Handwerksberuf erlernen oder einen Beruf in der Baubranche ergreifen. Metallberufe waren in der ersten Nachkriegszeit nicht gefragt. Ebenso schwierig war es, einen Beruf im Bankwesen oder in der Verwaltung anzustreben. Für die zahlreichen arbeitslosen Jugendlichen gab es organisierte Arbeitseinsätze. Sie wurden zu Räumarbeiten und Instandhaltungen eingesetzt. In Näh- und Bastelstuben arbeiteten Mädchen und Jungen für die Aktion „Rettet die Kinder". Sie stellten Spielzeuge und Kinderbekleidung her. Doch auch für die Kinder und Jugendlichen mit Arbeits- oder Lehrplätzen war der Hunger ein ständiger Begleiter. Selbst die zusätzliche Ernährung sicherte nicht die notwendigen Kalorien. Bekleidung und Schuhwerk waren oft nicht ausreichend.

Berufswahl

Die schmerzlich vermissten Männer kamen nach und nach zurück, sofern sie nicht gefallen waren. Kaum zurück, traten die ersten Probleme auf. Die Frauen hatten sich an ein hartes, aber selbständiges Leben gewöhnt. Die Männer sahen sich mit mageren, schwieligen, aber selbstbewussten Frauen konfrontiert, die nicht unbedingt gewillt waren, ihr fügsames Leben von vor dem Krieg wieder aufzunehmen. Die Männer dagegen waren von Krieg und Gefangenschaft gezeichnet und hätten selbst Hilfe und Unterstützung benötigt. So kam es nach der Heimkehr der Soldaten zu mehr **Scheidungen** als davor und danach. Nachdem die Männer wieder einsatzbereit waren, wurden die Frauen nach und nach aus den Berufen im Baugewerbe gedrängt. Etliche sind von Hunger und harter Arbeit geschwächt auch gerne zu Hause geblieben.

Scheidungen

Der aus dem amerikanischen Exil zurückgekehrte Schriftsteller Carl Zuckmayer schrieb über seine Ankunft in Berlin: „Es war der kälteste Herbst und Winter der Nachkriegszeit, es war der Tiefstand des Mangels, der sich jetzt, nachdem er zum Dauerzustand geworden ist, mit voller Härte fühlbar machte. Jeden Morgen in diesem Winter sah man in Berlin vor den von den Amerikanern eingerichteten Nothydranten lange Schlangen von Frauen mit Wassereimern stehen. Die Frauen trugen dicke, wollene Männerhosen, vielfach an den Knöcheln mit Lappen umwickelt. Fast an jedem Abend gab es Stromsperre, und man saß bei einem blakenden Stearinstummel. Alte Leute und Kinder starben, wenn sie krank wurden."

Fragen zum Text:

1. Inwiefern kann man das Deutschland der Nachkriegszeit als „Frauengesellschaft" bezeichnen?
2. Mit welchen Schwierigkeiten hatten die Frauen zu kämpfen?
3. Wer waren die „Trümmerfrauen"?
4. Wie lebten die Kinder in der Nachkriegszeit?
5. Wie sah Deutschland nach dem Krieg aus?

Gesprächsanregungen:

Die meisten Frauen sind auch heute noch stolz auf die Arbeit, die sie damals geleistet hatten. So sind Fragen über die Nachkriegszeit im Allgemeinen willkommen. Allerdings sollte man etwas Zeit mitbringen, denn über Trümmerbeseitigung und Hunger gibt es viel zu erzählen. Was zu den „Trümmerkindern" geschrieben wurde, betrifft die Jahrgänge 1925 bis 1930. Viele von ihnen sind lange Zeit vaterlos gewesen oder haben den Vater im Krieg verloren. Ihre Schulbildung war häufig unterbrochen. Lassen Sie sich von der Schulzeit nach dem Krieg erzählen. Viele hatten auch gänzlich andere Berufswünsche und konnten sie aber nicht realisieren. Auch davon kann man sich erzählen lassen.

Weitere mögliche Fragen:
Wo haben Sie nach dem Krieg gelebt?
War Ihr Haus auch zerbombt?
Ist Ihr Mann/Vater wiedergekommen?
Wenn ja, wie war das?

4.2 Schwarzmarkt und Zigarettenwährung

Man „organisierte"

Schwarzmarkt und Schieber hatten Hochkonjunktur. Mit der richtigen Währung konnte man alles erhalten, was es legal nicht zu kaufen gab, und richtige Währung hieß: „**Lucky Strike**". Eine Amizigarette war bis zu 20 Reichsmark wert. Diese Preise hielten einige, aber nicht alle vom Rauchen ab. Starke Raucher hatten es schwer, sie sammelten die aufgerauchten Kippen der Soldaten, um daraus neue Zigaretten zu drehen. Aus sieben Kippen ließ sich eine neue drehen. Die **Zigarettenwährung** hatte die Reichsmark im privaten Bereich ersetzt. Auch Schokolade galt als gute Tauschwährung. Die Besatzungsmächte versuchten den Schwarzhandel durch Razzien zu unterbinden. Wer sich erwischen lies, dem wurden die mühsam ergatterten Lebensmittel wieder abgenommen. Der Respekt vor der Uniform war immer noch groß genug, um solche Beschlagnahmungen reibungslos ablaufen zu lassen. Andererseits waren die Kräfte ungleich verteilt. Wenn sich ein ganzes Volk am Schwarzhandel beteiligt, können die Polizisten und Ordnungshüter nur noch in der Minderheit sein. Mehr als 40 % der Großstädter hatten auf dem schwarzen Markt ihr Glück gesucht. Im Übrigen hat man nicht „schwarz gehandelt", sondern „organisiert". Die Produzenten waren bemüht, möglichst wenig Waren zu den regulären Preisen zu verkaufen und hielten Produkte zurück. Dadurch verschärfte sich die Mangelwirtschaft weiterhin. Kinder wurden in die Aktivitäten des Schwarzmarktes einbezogen. Sie standen „Schmiere" um rechtzeitig vor der Polizei zu warnen. Man steckte ihnen während überraschender Razzien das „erwirtschaftete" Geld zu; Kinder wurden nicht kontrolliert. Jugendliche, die den Vater ersetzen und die Familien ernähren sollten, beteiligten sich an den

Schwarzmarkt

Lucky Strike

Zigarettenwährung

Jugendkriminalität

Schwarzmarktgeschäften. Vor allem die männlichen Jugendlichen versuchten sich an den „Geschäften" der großen Leute. Um zu überleben, haben manche „geklaut, wie die Raben". Hierbei ist zwischen „Notkriminalität" und Verwahrlosung zu unterscheiden. **Jugendkriminalität** wurde zu einer Massenerscheinung, sie beschränkte sich nicht auf unterprivilegierte Familien. Auch Sprösslinge von intakten Familien kamen mit dem Gesetz in Konflikt. Die Jugendkriminalität sank mit der Verbesserung der wirtschaftlichen Lage umgehend. Die Mädchen und junge Frauen beteiligten sich nur wenig an den Schwarzmarktgeschäften. Dagegen stiegen private Verbindungen mit Soldaten der Besatzungsmacht. Solche Beziehungen konnten ganze Familien ernähren. Die Soldaten wechselten häufig den Standort, entsprechend häufig mussten sich die Mädchen einen neuen „Gönner" suchen.

Eine weitere Möglichkeit, an Kalorien zu kommen, waren **Hamsterfahrten** aufs Land. Millionen reisten zur Schwarzmarktzeit kreuz und quer durch Deutschland. Die überfüllten Züge wurden bis zur „Aussichtsplattform" auf

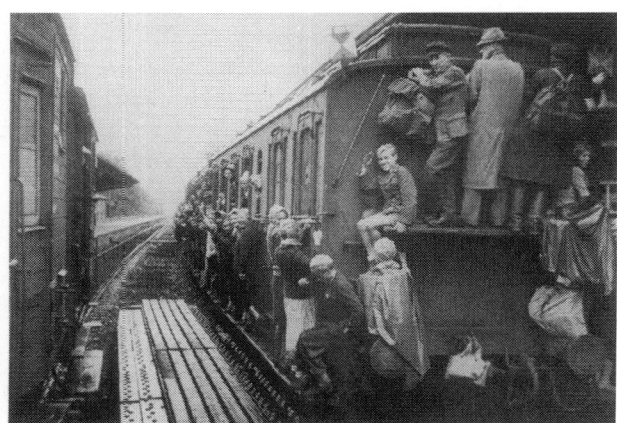

Abb. 4.2:
Ein Hamstererzug aufs Land,
Berlin 1946.

dem Dach genutzt. Bei Regenwetter ein feuchtes Vergnügen. So reiste man mit dem „Kalorienexpress" zwischen Hamburg und Köln nach München an Bayerns Fleischtöpfe. Der „Vitaminzug" fuhr von Dortmund nach Freiburg ins Badische zur Kirschernte und der „Kartoffelexpress" fuhr auf der Strecke Ruhrgebiet–Münsterland–Oldenburg. Gewinner der Hamsterfahrten waren die Bauern. Die ländlichen Gebiete waren kaum zerstört, auf den Feldern und in den Bauerngärten lief das Leben wie gewohnt weiter. Die Städter hungerten und waren gezwungen, ihre Besitztümer gegen Lebensmittel einzutauschen. So wanderte manches wertvolle Porzellan in die bäuerlichen Stuben.

ZEITZEUGEN ZEITZEUGEN ZEITZEUGEN ZEITZEUGEN ZEITZEUGEN

Hamstern

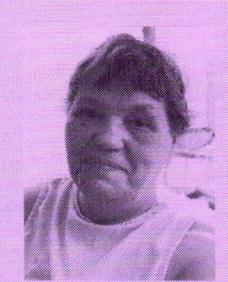

Wir sind von Berlin aus in Richtung Magdeburg/Stendal gefahren. Meine Großmutter hatte einen Sack aus Fallschirmseide genäht. Es waren alte Züge, die nach Magdeburg fuhren. Sie waren so übervoll, dass man oft nur noch auf dem Trittbrett mitfahren konnte. Von Magdeburg aus sind wir auf die kleinen Dörfer gegangen zum Hamstern. Man hatte von zu Hause mitgenommen, was man noch hatte und entbehren konnte. Viele Bauern haben uns dennoch vom Hof gejagt. Die konnten damals ihre Kuhställe mit Persern pflastern, so reich wurden sie durch die Tauschgeschäfte. Man hatte kaum etwas von ihnen bekommen. So sind wir eben nachts auf die Felder und haben Kartoffeln und Möhren aus den Mieten[6] gestohlen. In Magdeburg konnte man dann mit anderen Hamsterern tauschen. Man bekam zum Beispiel Heringe aus dem Norden. Zwei Heringe gegen drei Eier oder ähnliche Geschäfte. Bei der Fahrt auf den Trittbrettern sind viele Menschen verunglückt.

Sigrid D'Amico

Fragen zum Text:

1. Warum interessierten sich überzeugte Nichtraucher plötzlich für Zigaretten?
2. Welches Problem hatte die Obrigkeit beim Unterbinden des Schwarzhandels?
3. Was verstand man unter „Hamstern"?

Gesprächsanregungen:

Themen wie Schwarzhandel und Hamsterfahrt haben für viele eine recht vergnügliche Seite. Schließlich hatte man die Obrigkeit umgangen und gezeigt, dass man sich zu helfen wusste. Ein Thema zum Schmunzeln und miteinander Lachen.

---

[6] Ein in die Erde eingegrabener Holzverschlag, in dem Kartoffeln und Möhren aufbewahrt wurden.

4.3 Rosinenbomber und Berliner Blockade

Kurz vor Mitternacht am 23. Juni 1948 gingen im westlichen Teil Berlins die Lichter aus. Die Stromversorgung aus der Sowjetzone war abgestellt worden. Begründet wurde der Stromausfall mit Kohleknappheit oder technischem Defekt des Kraftwerkes, das sich in der Sowjetzone befand. Bereits im Vorfeld der Blockade wurde die Versorgung Berlins massiv gestört. Immer wieder wurden Transporte aufgehalten oder zurückgeschickt, da es angeblich technische Störungen gab, die Transportfahrzeuge nicht ausreichend straßensicher waren oder immer neue Formulare, Stempel und Frachtbriefe fehlten. Die Stadt lag inmitten der sowjetischen Besatzungszone **(SBZ)**, alle Transporte mussten also durch die SBZ hindurchgeleitet werden. Durch die massive Zerstörung während des Krieges war Berlin außerdem von Lieferungen aus der SBZ abhängig.

(SBZ)

Totale Sperre

In der Nacht vom 23. auf den 24. Juni sperrten die Sowjets den kompletten Verkehr. Sämtliche Lieferungen aus der sowjetischen Zone an Westberlin wurden unterbrochen. Darunter auch Kohle, Strom und wichtige Grundnahrungsmittel. Immer wieder mit der Begründung von technischen Störungen. Die eigentliche Ursache der „technischen Störungen" lag in dem Streit der Siegermächte um Berlin. Die ehemalige Hauptstadt war nach Kriegsende unter den Siegermächten England, USA, Frankreich und UdSSR aufgeteilt worden. Schon bald nach Kriegsende kamen aber die alten Konflikte zwischen den verschiedenen Systemen wieder zum Ausdruck, ein Kampf zwischen Sozialismus und freier Marktwirtschaft. Durch die Blockade versuchten die Sowjets, ganz Berlin unter ihre Herrschaft zu bringen. Die West-

Streit der Siegermächte

mächte USA, Frankreich und England sahen ihren Einfluss auf die weitere Entwicklung Deutschlands gefährdet und wollten daher auf keinen Fall auf ihren Anteil Berlins verzichten. Der Streit um das neue Deutschland gipfelte zunächst in der **Währungsreform** vom 21. Juni 1948. In den westlichen Teilen Deutschlands löste die D-Mark die alte Reichsmark ab. Diese wurde als Zahlungsmittel in der SBZ umgehend verboten, stattdessen führten die Sowjets die Ostmark in ihrer Zone ein. Die Ostmark war zunächst nichts weiter als die alten Reichsmarkscheine, die man teils überklebt, teils überstempelt hatte, was ihr den wenig schmeichelhaften Namen **„Tapetenmark"** eingebracht hatte. Diese Währungsreform wurde letztendlich von den Sowjets als Grund für die Blockade benannt. Sie nannten ihre Maßnahme eine „Notwehr gegen die aggressive Währungsreform der Westmächte". So wollte man Berlin abschnüren, aushungern und damit die Westmächte zum Abzug zwingen. Am 29. Juni 1948 bezeichnete die Stadtversammlung die Blockade als „ein großes Verbrechen gegen die Menschlichkeit".

Die Lebensmittelvorräte reichten aus, um die zwei Millionen Einwohner 36 Tage lang zu versorgen. Kohle war für 45 Tage vorhanden. Frischmilch für Säuglinge und Kleinstkinder gab es bereits seit Ende Juni nicht mehr. Schwere Entbehrungen für die Bürger standen bevor. Um Westberlin zu retten, beschloss der amerikanische General Clay am 25. Juni eine Luftbrücke zur Versorgung Westberlins einzurichten.

Versorgung der Westberliner durch die Luft

Die Amerikaner hatten errechnet, dass täglich 4500 bis 6000 Tonnen Güter transportiert werden müssten, wenn die 920 000 Berliner Familien nicht verhungern oder erfrieren sollten. Darauf war die amerikanische Luftwaffe nicht eingerichtet. Sie begannen Ende Juni mit 30 alten Maschinen die berühmte **Luftbrücke** nach Berlin. Der Tagesdurchschnitt von 4500 Tonnen wurde erst nach einem halben Jahr erreicht und im Frühjahr 1949 auf 8000 Tonnen gesteigert. Im

4. NACHKRIEGSZEIT

Rosinenbomber

Durchschnitt landeten alle zwei bis drei Minuten ein amerikanisches oder britisches Flugzeug und brachten insgesamt in rund 200 000 Flügen etwa 1,5 Millionen Tonnen Waren in die abgesperrte Stadt. Darunter 950 000 Tonnen Kohlen und 438 000 Tonnen Lebensmittel. Zu dem Namen **„Rosinenbomber"** kamen die Flugzeuge unter anderem wegen des „Candy-Piloten" Gail Halverson. Er fing damit an, Schokolade und andere Süßigkeiten an kleine Fallschirme aus Taschentüchern zu binden. Diese warf er für die Berliner Kinder vor der Landung ab. Die zunächst heimliche Aktion wurde schnell bekannt und zog ihre Kreise. Bald sammelten die Air-Force-Flieger und ganz Amerika Süßigkeiten und Kaugummis, um sie den Berliner Kindern aus dem Flugzeug abzuwerfen.

Im Verhältnis zur Versorgung in der Westzone mussten die Berliner Bürger dennoch auf vieles verzichten. Für Säuglinge und Kleinkinder gab es keine Frischmilch, sondern Milchpulver. Trockenkartoffeln mussten als Ersatz für frische Kartoffeln dienen. Es gab Trockenobst, Trockengemüse und Trockenei. Die Stromversorgung und die Gasversorgung wurden um jeweils 30 % gedrosselt. Der gesamte Straßenbahnverkehr und die U-Bahn wurden um 18 Uhr eingestellt. Für Haushalte und Kleinbetriebe gab es vier Stunden Strom

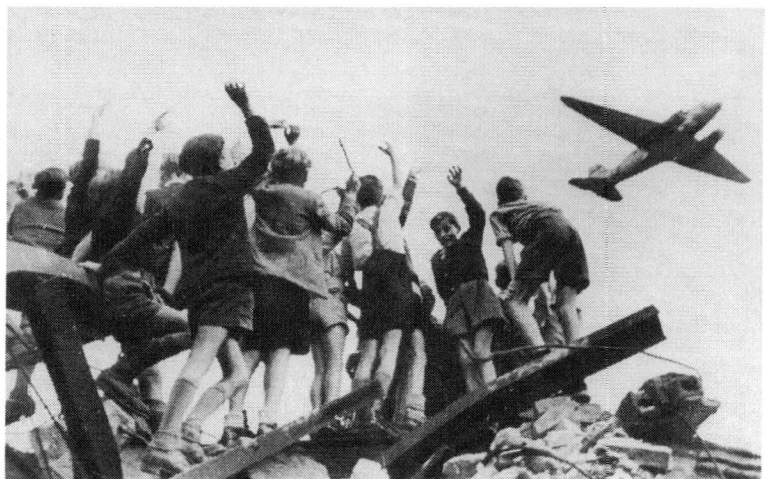

Abb. 4.3:
Rosinenbomber
über Berlin.

am Tag, manchmal zu den unmöglichsten Uhrzeiten. Die vom Krieg ohnehin geschädigte Industrieproduktion sank um 50 %. Zu den körperlichen Entbehrungen kam für die Bevölkerung eine kaum zu ertragende psychische Belastung. Man hatte Angst, doch noch der Sowjetunion überlassen zu werden. Diese Angst wurde von der sowjetischen Propaganda unterstützt, die in gezielten Zeitungsartikeln immer wieder vom baldigen Abzug der Westmächte sprachen. Aber auch Clay[7] und Reuter[8] hegten Zweifel, ob die Westmächte durchhalten würden. In Washington gab es Stimmen, die das Aufgeben der Stadt empfahlen. Reuter sagte: „Wenn wir nur 14 Tage, wenn wir nur vier Wochen aushalten könnten ... wird das die geschichtliche Entwicklung beeinflussen ... selbst wenn wir nichts anderes erreichen, als der Welt zu zeigen, dass es Menschen gibt, die für die Freiheit eintreten, dann werden wir Gewaltiges erreicht haben." In einer Rede vom 9. September 1948 wandte sich Reuter an die westliche Welt: „Ihr Völker der Welt, ihr Völker Amerikas, in England, in Frankreich, in Italien! Schaut auf diese Stadt und erkennt, dass ihr diese Stadt und dieses Volk nicht preisgeben dürft ..."[9]

Durch das unermüdliche Engagement der westlichen Welt und der Standhaftigkeit der Berliner Bürger wurde die Blockade schließlich am 12. Mai 1949 überwunden. Die enormen Kosten von 150 000 Dollar täglich wurden zum größten Teil von den Amerikanern getragen. Deutschland beteiligte sich durch das **„Notopfer Berlin"**, eine Sondersteuer im westlichen Teil Deutschlands. Aufgebracht wurde sie durch einen Zuschlag von zwei Pfennig auf alle innerdeutschen Postsachen, und durch den Abzug von 1 % auf alle Lohn- und Gehaltszahlungen. Nach der gemeinsam durchge-

„Notopfer Berlin"

---

[7] Lucius Dubignion Clay, amerikanischer General, war von 1947 bis 1949 Militärgouverneur der amerikanischen Besatzungszone.
[8] Ernst Reuter war der erste nach dem Krieg gewählte Oberbürgermeister Berlins. Er durfte sein Amt zunächst nicht ausüben, da er von den Sowjets nicht im Amt bestätigt wurde.
[9] Zitiert nach Peter Borowski, Deutschland 1945–1969.

standenen Belastung der elf Monate dauernden Blockade, war eine tiefe Verbundenheit zwischen Westdeutschen und Westberlinern einerseits und den Besatzern andererseits entstanden. Feinde waren zu Freunden geworden. Für die Sowjetunion bedeutete das Ende der Blockade eine politische Niederlage und zuletzt den Beginn des Kalten Krieges.

Fragen zum Text:

1. Von wann bis wann dauerte die Berliner Blockade?
2. Was waren die Hintergründe der Blockade?
3. Was ist unter dem Begriff „Luftbrücke" zu verstehen?
4. Was bedeutet die Abkürzung „SBZ"?
5. Was waren die Auswirkungen der Blockade?

Gesprächsanregungen:

1. Haben Sie in Berlin gelebt in dieser Zeit?
2. In welchem Teil der Stadt haben sie gelebt?
3. Wie haben Sie die Blockade überstanden?
4. Kannten Sie jemanden in der Stadt?
5. Wie war das mit dem „Notopfer Berlin"?

4.4 Flucht und Vertreibung

Flüchtlingstrecks von Ost nach West

Während des Krieges und direkt nach dem Krieg kam es zu den wohl größten **Wanderbewegungen** in der neueren europäischen Geschichte. Rund 25 Millionen Menschen verloren ihre Heimat: Flüchtlinge, Evakuierte, Ausgebombte. Etwa die Hälfte der Menschen östlich der Oder und Neiße ergriffen vor der anrückenden „Roten Armee" die Flucht. Die Menschen flüchteten aus Ostpreußen, aus Pommern und aus Schlesien. Ebenso flüchteten sie aus den Gebieten in Polen und der Tschechoslowakei, die zuvor von den Deutschen besetzt und besiedelt worden waren. Die Entscheidung zur Flucht lag beim Einzelnen; eine übergeordnete Organisation gab es nicht.

    Millionen Menschen flüchteten. Sie bewegten sich in **Fluchtwellen** von Ost nach West. Die ersten flohen, um sich vor dem Krieg zu retten und um den immer näher kommenden Gefechten aus dem Weg zu gehen. Sie flohen vor dem drohenden Mord an Zivilisten, vor Gefangennahme und Plünderungen. Die Frauen flohen mit ihren Töchtern vor Vergewaltigungen. Die erschöpften russischen Soldaten wurden zum Schrecken der weiblichen Zivilbevölkerung. Aus Angst begannen Frauen und Mädchen, sich auf der Flucht zu verkleiden, um als alte, bucklige Weiblein der Aufmerksamkeit der Soldaten zu entgehen. Auf die Flüchtenden wurde geschossen. Tiefflieger und Bombenhagel bedrohten sie. Panzer sind schneller als Flüchtlingstrecks, das war die bittere Erfahrung, die viele zu machen hatten. Der Winter erschwerte die Reise zusätzlich. Kinder, Kranke und alte Menschen starben unterwegs, ohne dass ihnen Hilfe zuteil wurde. Die Leichen legte man, häufig in Tücher gewickelt, in den Straßengräben. So wurde der Tod zum Begleiter der Flüchtlinge. Die Straßen waren gesäumt von zerfetzten Pfer-

Marginalien: Wanderbewegungen; Fluchtwellen

dekadavern und Leichen. Die Menschen auf der Flucht konnten wochenlang weder ruhig Essen noch Schlafen. Die Menschen flohen von einem Ort zum nächsten. In Breslau verließen 100 000 Menschen im Januar 1941 ihren Wohnort zu Fuß. Viele erfroren unterwegs. Die große Mehrheit der Deutschen in den Ostprovinzen entschloss sich im Herbst 1944 zum Aufbruch. Die Straßen waren teilweise vereist, zum Hunger kam der Frost. Die Straßen waren wegen der Glätte und Schneeverwehungen kaum befahrbar. Die Flüchtlinge hatten oft nicht mehr Zeit als ein, zwei Stunden, um das Nötigste zu packen. Jedes Familienmitglied, das tragen konnte, trug soviel es eben ging. Kleinere Kinder wurden auf Handkarren und in Kinderwagen gepackt. Etliche legten im Laufe ihrer Flucht Fußmärsche von tausend Kilometern und mehr zurück. Stillenden Müttern blieb bald die Milch aus, Kleinkinder, Säuglinge und alte Menschen starben an Hunger und Entkräftung. Die Flüchtlinge kamen zum Teil nur noch mit dem Nötigsten bekleidet an der deutschen Grenze an.

Zeitdruck

Angst vor Gewalttaten

Östlich der Oder und Neiße hatte die Hälfte der dort angesiedelten Bevölkerung das Kriegsende erlebt; die andere Hälfte war umgekommen oder geflohen. Das Eintreffen der Polen oder der Tschechen in den zurückeroberten Gebieten war oft mit Gewaltakten gegen die deutsche Bevölkerung begleitet. Man begann umgehend mit der „Säuberung". Keine Deutschen sollten hier wohnen bleiben. Viele Menschen in den alten Gebieten Deutschlands, Ostpreußen, Schlesien und Pommern, konnten es am Ende des Krieges nicht begreifen, dass ihre Heimat künftig nicht mehr zu Deutschland, sondern zu Polen gehören sollte. Sie fühlten sich anfangs wie in einer sowjetisch besetzten Zone Deutschlands, ähnlich wie in Mecklenburg, Sachsen oder Brandenburg. Zwischen Polen und den Alliierten bestand jedoch von Anfang an Einigkeit, dass die Deutschen aus den von Polen annektierten Gegenden „entfernt" werden sollten. Eine entsprechende Klausel im Potsdamer Abkommen legte fest, dass die deutsche

Bevölkerung die betroffenen Gebiete zu verlassen habe. Bei dem **Potsdamer Abkommen** handelte es sich um eine Übereinkunft zwischen den Alliierten vom 2. August 1945. Darin ist die Ausweisung der Deutschen aus den ehemaligen deutschen Ostgebieten, die nun unter sowjetischer bzw. polnischer Verwaltung standen, geregelt. Auch aus dem übrigen Polen, aus der Tschechoslowakei und aus Ungarn sollten die Deutschen in „ordnungsgemäßer und humaner Weise" ausgewiesen werden. Das Potsdamer Abkommen hatte eine humane Ausreise zugesichert, seine Bestimmungen wurden jedoch nicht eingehalten. Es war vorgesehen 6,65 Millionen Menschen auszuweisen. Gegen Ende 1946 waren aber schon 9,2 Millionen Menschen vertrieben worden. 3,6 Millionen davon in die SBZ. Ende 1952 lebten über acht Millionen Vertriebene im Westen Deutschlands und 3,8 Millionen Vertriebene in der DDR. Aus den deutschen Ostgebieten sind etwa eine Million Deutsche nach Russland verschleppt worden. Etwa zwei Millionen Menschen kamen bei der Flucht ums Leben.

Potsdamer Abkommen

Wilde Vertreibungen

In der Nähe von Oder und Neiße kam es zu überfallartigen Vertreibungen. Menschen wurden aus ihren Betten geholt und mussten umgehend abreisen. Soldaten begleiteten die Vertriebenen zur nächsten Grenze. Man wollte sichergehen, dass die Menschen das Land auch wirklich verlassen. Wer unterwegs nicht weiterkonnte, wurde von den Bewachern erschossen. Hinter der Grenze wurden die Massen dann ihrem Schicksal überlassen. Im Juni/Juli 1945 hatten die wilden Vertreibungen ihren Höhepunkt erreicht. Dann wurden nach und nach die entsprechenden Gesetze geschaffen und die Vertreibungen auf eine rechtliche Grundlage gestellt. Zunächst war man bemüht, die Deutschen zu einer „freiwilligen Ausreise" zu bewegen. Zu dem Zweck wurden Gesetze erlassen, die teilweise den antijüdischen Gesetzen des Dritten Reichs nachgebildet waren: Deutsche mussten Armbinden mit Kennzeichnungen tragen, ihre Schulen und Hoch-

Ausgrenzung

"freiwillige Ausreise"

schulen wurden geschlossen. Sie wurden aus der Gesellschaft ausgegrenzt. Manche wurden in Lager gesteckt. Es kam zu zahlreichen Plünderungen. Terror, Sadismus und Mordaktionen einzelner Täter oder ganzer Gruppen blieben ungeahndet. Ein Menschenleben hatte in der ersten Zeit nach dem Krieg kaum noch einen Wert. Teile der Gesellschaft waren außer Kontrolle geraten. Zu der schwierigen Ernährungslage und den katastrophalen hygienischen Verhältnissen kam für die deutsche Bevölkerung östlich der Oder und Neiße die Drohung, von dem Rest der Sozialfürsorge ausgeschlossen zu werden. Damit wäre ihnen der karge Rest staatlicher Unterstützung wie Witwen- oder Waisenrente entzogen gewesen. Man drohte sie von medizinischer Versorgung auszuschließen; Eigentum, Häuser und Wohnraum konnte ihnen jederzeit ohne Entschädigung entzogen werden. Wer sich unter den bestehenden Bedingungen zum Gehen entschloss, musste häufig ein Papier unterschreiben, das die Freiwilligkeit der Ausreise bestätigte. Die Deutschen, die in der Zeit zwischen Duldung und Vertreibung in ihren Städten blieben, waren faktisch entrechtet.

offizielle Ausweisung

Wer trotz aller Schikanen blieb und nicht den „wilden Vertreibungen" zum Opfer fiel, wurde ab 1946 offiziell ausgewiesen. Die Ausreise fand auf geschlossenen oder auch mit offenen Eisenbahnwaggons statt. Es waren die gleichen Viehwaggons, mit denen zuvor die Juden in die Vernichtungslager verschickt wurden. Viele Vertriebene wurden mehrfach verschickt, wieder umgeleitet, zurückgeschickt und an Grenzen blockiert. Während der unfreiwilligen Reise starben die Schwächeren vor Hunger und Erschöpfung, andere nahmen sich vor Verzweiflung das Leben.

Zwangsarbeiter

Viele Menschen wurden als Zwangsarbeiter in Lager eingewiesen. Die befreiten Gefangenenlager des Naziregimes wurden wieder in Betrieb genommen oder man errichtete neue Lager. Dort wurden nun die Deutschen eingeliefert, entlaust und zur Zwangsarbeit eingesetzt. Frauen litten unter Demütigung und zu schwerer Arbeit. Es entstanden **bleibende** Schäden, unter denen manche der Betroffenen heute noch leiden. Die Menschen in den Lagern verelendeten ohne Hoffnung auf Besserung der Verhältnisse. Epidemien brachen aus, vor allem Typhus, Fleckfieber und Tuberkulose. Der Befall durch Krätze und Läuse wurde normal. Krankheit, Hunger und Gewalt führte zu zahlreichen Todesfällen. Bei allen schlechten Verhältnissen im Lager, mangelnder Hygiene, unzureichender Ernährung, Misshandlungen bis zum Mord, wurden jedoch niemals Massenvernichtungsanlagen eingesetzt wie in Auschwitz. Wer das Lagerleben trotz Hunger, Krankheit und schwerer Arbeit überlebte, wurde wie fast alle Deutschen ausgewiesen.

1945 gingen alle Transporte von Flüchtlingen ausschließlich in die sowjetisch besetzte Zone Deutschlands (SBZ). Ab 1946 nahmen sie den direkten Weg in die britische Zone. Diese nahm ab Juli 1947 bereits offiziell keine Flüchtlinge mehr auf. Die SBZ verweigerte die Aufnahme ab November 1947. Insgesamt hatten bis dahin 1,8 Millionen Menschen aus Polen die spätere DDR erreicht. Etwa 3 Millionen Menschen aus den ehemaligen deutschen Ostgebieten haben durch Umsiedlung und Vertreibung ihre Heimat verloren. Schätzungsweise 180 000 Menschen blieben im heutigen Polen, hauptsächlich Landarbeiter in Pommern und Bergarbeiter in Niederschlesien. Sie waren für die polnische Wirtschaft unentbehrlich und durften bleiben.

bleibende Schäden

ZEITZEUGEN ZEITZEUGEN ZEITZEUGEN ZEITZEUGEN ZEITZEUGEN

Flucht

Die Angst vor den Russen

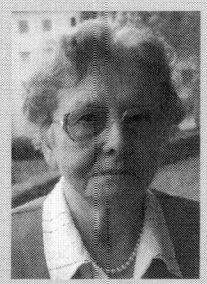

„Sondermeldung", so dröhnt es dauernd aus dem kleinen Volksempfänger. „Ostpreußen darf nicht verloren gehen. Es besteht keine Veranlassung die Bevölkerung zu evakuieren." Unser Gauleiter muss es ja wissen ... seit Tagen schießt die russische Armee auf unser Nachbardorf. Nachts rollen deutsche Panzer vor unserem Haus; die Angst wächst mit jeder Stunde. Sind das etwa schon die Russen? Dieses Mal noch nicht. Wir packen eilig ein paar Sachen zusammen und hoffen mit einem der Verwundetentransporte aus der Gefahrenzone herauszukommen. Es wäre wohl die letzte Möglichkeit, den heranrückenden russischen Truppen zu entkommen. Nur das Nötigste kann mitgenommen werden. Und meine Tochter, sie ist vier Monate alt.

Aufbruch im Chaos

Am Bahnhof Tiefensee solle ein Lazarettzug stehen, der außer den Verwundeten noch Flüchtlinge mit ins Reich nehmen würde. Eine ganze Nacht sitzen wir in dem kalten Zug. Zum Entsetzen der Flüchtlinge und der Verwundeten rührt sich nichts. Die russischen Truppen haben bereits alle Fluchtwege abgeschnitten. Keine Möglichkeit mehr, ins Reich zu kommen. Was nun? Es herrscht Chaos in diesen kalten Februartagen. Was bleibt uns übrig? Wir gehen zu Fuß wieder nach Hause. Es ist der 5. Februar 1945. Die Schießerei nimmt ständig zu; an Schlafen ist nicht zu denken. Noch kommen die Russen nicht. Eine Gnadenfrist. Am 9. Februar kommt der Dorfbüttel. Panik! „Alle Dorfbewohner müssen binnen 15 Minuten die Häuser verlassen haben. Der Russe greift an!" Ein LKW steht vor unserem Haus. Meine Mutter dreht durch. Ich ziehe sechs Garnituren Unterwäsche an, zwei Pullover, ein Kostüm und einen Mantel. Dazu ein Kopftuch und den blauen Velourshut. Den Kinderwagen voller Lebensmittel und Wäsche für meine kleine Tochter. Verpflegung für drei Tage sollen wir mitnehmen, so heißt es, dann könnten wir wieder nach Hause ...

Mit dem LKW kommen wir in die Garnisonsstadt Zinten. Russische Artillerie beschießt uns. Es gibt viele Tote, der Krieg hat uns eingeholt. Man zieht den Kopf ein und ist froh, noch einmal davongekommen zu sein. So geht es viele Kilometer weiter. Entgegen dem Versprechen der Offiziere, uns ins Reich zu bringen, ist in Heiligenbeil unsere Fahrt beendet. Was wissen wir Frauen und Kinder schon vom Durcheinander des Krieges! Nun geht es nicht mehr weiter. Mein Vater wird zum Volkssturm verpflichtet. Ich stehe da; ein vier Monate altes Kind, meine Mutter an Ruhr erkrankt. Zum Glück können wir bei Bekannten übernachten. Am nächsten Tag melde ich mich bei der Kommandantur. Ich will etwas über den Verbleib meines Vaters erfahren. Ich setze Himmel und Hölle in Bewegung, um ihn für uns frei zu bekommen. Es gelingt! Weiter geht es. Der Fußmarsch beginnt. Die erste Nacht verbringen wir in einer Scheune bei Ludwigsort. Die zehn Kinder eines Pfarrers singen das Lied „Breit' aus die Flügel beide ..." Wir weinen alle.

ZEITZEUGEN ZEITZEUGEN ZEITZEUGEN ZEITZEUGEN ZEITZEUGEN

Fußmarsch übers Eis

Am nächsten Tag beginnt der Marsch über das zugefrorene Haff[10].

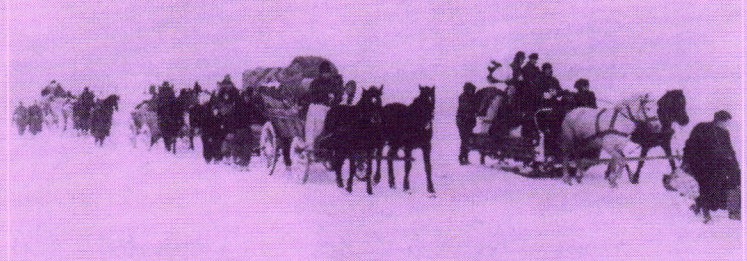

Abb. 4.4: Flucht übers Haff. Flüchtlingstreck aus Ostpreußen bei Pillau 1944.

Alle zehn Kinder des Pfarrers tragen einen Nachttopf am Rucksack. Vor uns unzählige Trecks. Sie müssen ihr ganzes Mobiliar ausladen, um Flüchtlinge mitzunehmen. Frauen und Kinder werden bevorzugt. Ich gehöre auch zu den Bevorzugten. Aber was würde aus meinen Eltern werden? Würden wir uns wieder finden? Und wo? Ich verzichte auf die Bevorzugung und bleibe bei meinen Eltern. Das Eis des Haffs ist brüchig. Zehn Zentimeter Wasser stehen auf der Eisschicht. Nach wenigen Kilometern weichen die Pappräder meines Kinderwagens auf. Ich verliere ein Rad nach dem anderen. Unter den vielen weggeworfenen Sachen finden wir einige ungleiche Räder. Die Trecks dürfen nicht halten, weil das Eis so brüchig ist. Wo doch angehalten wird, versinken Menschen und Pferde im eisigen Wasser. Es ist trostlos. Wir marschieren etwa 25 Kilometer. Immer nur Wasser und Eis, Eis und Wasser. Irgendwann muss das doch ein Ende nehmen, irgendwo eine Scheune auftauchen. Es wird Nacht. Wir erreichen eine Nehrung[11]. Nur Bäume, Bäume und kein Haus, keine Hütte. Der Treck hatte den falschen Weg eingeschlagen und wir waren ihm gefolgt. Mein Kind schreit, die Windeln sind gefroren. Es fängt an zu regnen. Mein Vater sammelt Reisig und versucht, ein Feuer anzumachen. Nach vielen Versuchen gelingt es; ich kann das Bettchen des Kinderwagens etwas trocknen. Das Kind hat inzwischen Hunger und schreit. Ich klopfe an ungefähr zwanzig Wagen und bitte um Einlass. Ich möchte so gerne mein Kind stillen. Niemand lässt uns herein. Mein Kind schreit, ich weine. Ich versuche es im Freien, es geht nicht. Die viele Wäsche übereinander ... Mein Schluchzen erweicht eine Frau und ich darf mit dem Kind hinein. Wir bleiben bis zum Morgengrauen.

Unter Beschuss

Russische Flieger entdecken uns. Sie beschießen uns mit ihren Bordwaffen. Wir sind wehrlos, können nur weiterfliehen. Es geht weiter über das brüchige Eis. Bis Pillau, Neutief. Wie

---

[10] sehr flacher Strandsee, ins Meer ragende Landzunge
[11] Strand des Haffs

ein Moloch wälzt sich der Flüchtlingsstrom. Endlich ist Pillau in Sicht. Dort versammeln sich die Massen der Flüchtlinge, die das Haff nicht verschlungen hat. In Pillau steht das Hotel „Zum goldenen Anker". 5000 Menschen wollen dort unterkommen. Wir erwischen einen Stehplatz unter der Treppe. Alle warten auf ein Schiff, das uns in Sicherheit bringen soll. Aber wo ist dieses Schiff, wo ist die Sicherheit? Drei Tage lang stehen wir uns wörtlich auf den Füßen, so eng ist es. Es gibt kaum etwas zu essen. Zum Glück haben wir eine Kanne Schweineschmalz dabei und einen geräucherten Schinken, unsere Notverpflegung. Zum Trinken tauen wir etwas Schnee auf. Nach drei Tagen taucht ein Handelsschiff auf. Es hatte Kohlen geladen und war für uns Flüchtlinge eigentlich nicht vorgesehen. Dennoch, die Matrosen hatten Erbarmen. Sie laden uns ein. Mein Vater darf uns nicht begleiten. Er steht am Hafen und weint. Er muss nun doch zum Volkssturm. Ein junger Soldat, vielleicht achtzehn Jahre alt, schreit ihn an. „Sie wollen sich wohl drücken." Ob wir uns wieder sehen? Ich weiß es nicht.

Schiffsaufenthalt

Tausend Menschen drängen sich in einem Laderaum. Alles voller Kohlenstaub. Das Schiff heißt „Ida Blumenthal". Es hat außer uns noch Verwundete an Bord. Sie schreien vor Schmerzen. Neben mir stirbt ein Kind. Kein Leben hier, nur noch Sterben. Das Schiff steht die ganze Nacht im Hafen. Keiner weiß warum. Der Gestank – Verwesung und Kot – wird unerträglich. Es ist kalt. Wir frieren alle. Mein Kind hat Brechdurchfall. Was tun? Ich bitte um einen anderen Platz. Ein Matrose nimmt uns mit in den Kesselraum. Hier ist es heiß, sehr heiß. Wir stehen so eng zusammengepfercht, dass niemand umfallen kann. Endlich setzt sich das Schiff in Bewegung. Plötzlich kommen junge Männer an Deck. Siebzehn, achtzehn Jahre alt. Sie hatten sich im Kesselraum versteckt. Wie kamen sie an Bord?

Drei Tage sind wir nun schon unterwegs. Das Trinkwasser ist längst aufgebraucht. Es gibt nichts zu essen. Meine Beine zittern. Die Arme spüre ich nicht mehr. Drei Tage lang stehen, das Kind im Arm. Manchmal übermannt mich der Schlaf. Ich halte mein Kind im Arm fest, auch im Schlaf. Neben mir steht eine andere Mutter. Sie hat erst vor wenigen Tagen entbunden. Auch sie hält ihr Kind im Arm. Manche Matrosen haben ihre Koje zur Verfügung gestellt. Leider nicht an uns. An junge Mädchen, die sich ihnen anbieten. In diesen Zeiten regiert das Allzumenschliche, nicht die Moral. Am vierten Tag legen wir in Danzig-Neufahrwasser an. Über eine große Brücke werden wir in Güterwagen verladen. Enger als Vieh werden wir verpackt. Irgendwann erreichen wir Pommern. Schubweise werden wir auf die Städte und Dörfer verteilt. Ich werde mit meiner Mutter und dem Kind in Schlawe ausgeladen. Kein Panzer in der Nähe, kein Artilleriebeschuss, endlich ein wenig Ruhe. Wir bekommen ein Zimmer bei einer sehr netten Familie. Mutter und ich machen uns im Haushalt unserer Gastgeber nützlich. Wir können die Windeln waschen und die Kleine baden. Aber wir brauchen einen Arzt. Der Brechdurchfall des Kindes wird immer schlimmer. Ich bekomme Reisschleim und Apfelpektin für meine kleine Tochter. Die Ruhe währt allzu kurz. Am 6. März ist Großalarm: Der Russe hat uns umzingelt.

ZEITZEUGEN ZEITZEUGEN **ZEITZEUGEN** ZEITZEUGEN **ZEITZEUGEN**

Ohne Lok

Ich will mit einem Mühleauto[12] nach Pasewalk fahren. Es geht nicht. Wir sitzen im Kessel. Alles flüchtet. Aber wohin? Meine Wirtsleute sind mit einem Zug des Roten Kreuzes mitgefahren. Sie sind Einheimische, sie kennen sich aus. Wir aber sind Flüchtlinge, für uns gibt es keinen Platz. Ich habe keine Landkarte und keine Ahnung in welche Richtung ich gehen soll. Wo stehen die russischen Truppen? Niemand weiß es. Die Einheimischen haben ihre Möglichkeiten genutzt. Wir stehen da. Ich gehe zum Bahnhof, um mich nach Zügen umzusehen. Nach stundenlangem Warten kommt einer. Er nimmt uns mit. Wir sind dankbar. Es geht zum Gut Zitzewitz in Pommern. Der Zug bleibt stehen, wieder einmal. Wir laufen zum Gutshof. Ich will um etwas Milch betteln. Die Besitzer sind schon geflüchtet. Die Kühe brüllen. Ihre Euter sind so prall als wollten sie platzen. Die Tiere sind tagelang nicht gemolken worden. Ich versuche mich im Melken aber es gelingt nicht. Die Kuh schlägt aus, ich bin ihr zu ungeschickt. Eine andere Flüchtlingsfrau hat mehr Erfolg. Sie gibt mir etwas Milch ab für mein Kind. Im Zug hatte ich Agathe kennen gelernt. Agathe, eine junge Frau wie ich, mit Mutter und Kind. Ich teile die Milch mit ihr. Wir bereiten unseren Kindern auf dem Gut eine kleine Mahlzeit. Wir gehen zurück zum Zug; der Zug hält immer noch. Im Güterwagen ist es kalt. Agathe und ich halten auf dem Bahnsteig Ausschau nach etwas, was uns wärmen könnte. Wir entdecken einen eisernen Ofen. Einer der Männer baut uns ein Abzugsrohr nach außen damit der Rauch abziehen kann. Wir wollen darauf Milch für unsere Kinder wärmen. Aber die Menschen um uns herum sind rigoros. Sie braten Kartoffeln auf dem Ofen ohne sich um unsere Kinder, ohne sich um die Milch zu kümmern. Ein alter Parteibonze schiebt uns zur Seite, um sein organisiertes Schnitzel zu braten. Die Kinder, die Milch ... danach zieht der Parteibonze seine Uniform aus. Nun ist er in Zivil. So schnell geht das also, mit der Kleidung wird die Meinung abgelegt. Wir fangen an, uns über den langen Aufenthalt des Zuges zu wundern. Das Rätsel löste sich schnell. Die Eisenbahner hatten sich einen Zug besorgt und dazu die Lokomotive benötigt. Nun ist unsere Lok weg, ausgespannt. Unser Zug, voller Frauen und Kindern, ohne Lokomotive nun. Sie fahren an uns vorbei, sie lachen und winken uns zu. Wir können vor Verzweiflung nur schreien. Die letzte Möglichkeit hier weg zu kommen, fährt an uns vorbei, lachend und winkend.

Keine Zeit zum Ausruhen

Ich renne zum Gut zurück. Ich will die Soldaten bitten, uns ein Stück mit dem LKW mitzunehmen. Mein Weg führt mich in den Speisesaal. An einer riesengroßen Tafel sitzen die Soldaten. Zahlreiche Flaschen Wein sind geleert. Einige Soldaten liegen am Boden. Unsere Retter sind betrunken. Sie sehen mich nicht, schauen an mir vorbei. Ich weine, gehe zurück zum Zug ohne Lok. Nach Tagen im Zug geht das Schießen wieder los. Viele Tote. Mich packt das Grauen. Lieber sterben als die Russen ...

---

[12] Auto, mit dem Mehl transportiert wurde.

ZEITZEUGEN ZEITZEUGEN ZEITZEUGEN ZEITZEUGEN ZEITZEUGEN

Es geht sekundenschnell: Kinderwagen raus aus dem Waggon, die lamentierende Mutter dazu. Laufen so schnell der lädierte Kinderwagen es erlaubt. Zehn Kilometer, fünfzehn Kilometer, dann geht es nicht mehr. Wir sind erschöpft. Wehrmachtsfahrzeuge überholen uns. Sie rufen uns zu. Es war nur eine russische Panzerspitze; die Soldaten haben sie abgeschossen. Wir brauchen nicht mehr zu rennen. Wir fallen in den Graben vor Erschöpfung. Aber zum Ausruhen ist keine Zeit. Wir schleppen uns zu einer Laderampe. Acht bittende Augen schauen einen Soldaten an. Er nimmt uns ein Stück mit. Meine Mutter muss dringend. Die Ruhr ... Sie entleert sich in einen Kaffeeeimer. Krieg ist Krieg!

Betteln um Unterkunft

Dennoch, dem Soldaten verdanken wir vielleicht das Leben. Er nimmt uns 35 Kilometer weit mit. Gegen 23 Uhr kommen wir kurz vor Lauenburg in Pommern an. Alles ist so friedlich hier, fast unwirklich, nicht einmal vorschriftsmäßig verdunkelt[13]! Der Krieg hat keine Spuren hinterlassen, noch nicht. Wir teilen uns die Straßen ein, wir brauchen ein Quartier. Agathe bettelt auf der linken, ich bettele auf der rechten Straßenseite. „Flüchtlinge nehmen wir keine." Es war doch Krieg für alle! Wir hatten in Ostpreußen doch auch geteilt, mussten ungefragt abgeben! Ich probiere es mit Tränen. „Ich würde Sie ja gerne nehmen, aber die Gnädige Frau ist im Krankenhaus. Wenn sie erfährt, dass ich Flüchtlinge aufgenommen habe, bekomme ich Ärger", so die Haushälterin. Doch ihr Mitleid ist stärker. Sie nimmt uns alle auf, wir bekommen ein kleines Zimmer mit Matratzen, die wir vom Speicher holen. Am nächsten Tag verkauft ein Bäcker Brot. Wir stellen uns in der langen Schlange an und warten, warten. Der Himmel öffnet alle Schleusen; es regnet in Strömen. Nach Stunden ergattern wir zusammen zwei Brote. Wir rennen völlig durchnässt nach Hause, in das kleine Zimmer. Das kleine Zuhause ist schon wieder verloren. Die Gnädige Frau kommt vorzeitig aus dem Krankenhaus und wir gehen wieder auf die Suche. Agathe bettelt auf der linken Straßenseite, ich bettele auf der rechten Seite. Nichts, immer wieder nichts. Beim vierten Haus kommen wieder die Tränen. Wieder klingeln, wieder bitten. Ein verschlafener Herr öffnet die Tür. Er hört zu, sagt nichts, holt einen Kollegen. Einen freundlichen Herrn mit Goldbrille. Er sieht in mein verweintes Gesicht. Er kann helfen, er hat den Schlüssel zu leeren Wohnungen. Dort dürfen wir übernachten. Wir sind überglücklich und nehmen dankbar an. Nun können wir uns endlich wieder reinigen, die Kinder und Windeln waschen; wir dürfen wieder ein wenig Mensch sein. Der freundliche Herr bringt uns Nudeln und andere Lebensmittel.

Leuchtraketen

Abends klingelt unser Quartiergeber. Er möchte von uns Schnitzel gebraten haben. Wir gehen zu zweit. 25 Schnitzel will er gebraten haben. Ich weiß nicht, warum so viele, aber wir braten. Auf einem kleinen Gaskocher. Es dauert also. Gegen 23 Uhr erinnern uns

---

[13] Siehe Glossar unter „Verdunklung".

ZEITZEUGEN ZEITZEUGEN ZEITZEUGEN ZEITZEUGEN ZEITZEUGEN

Schüsse wieder an den Krieg. Wir hätten ihn fast vergessen. Der freundliche Herr hatte versprochen, uns am nächsten Morgen mitzunehmen nach Gotenhafen. Dort hoffen wir, einen Platz auf einem Schiff zu bekommen. Ich glaube, es ist höchste Zeit. Wir schauen aus dem Fenster. Die Nacht ist taghell erleuchtet. Leuchtraketen! Wieder Einschläge der russischen Artillerie. Die Männer schauen sich an. Wir müssen sofort weg von hier. Wir packen unsere wenige Habe zusammen – nasse Windeln, nasse Kleider, nasse Schuhe. Wir steigen in den LKW. Meine Freundin, unsere Mütter, unsere Kinder und ich. Es gibt kein Benzin mehr. Der LKW wird ins Schlepptau genommen. Die Straßen sind voller Autos, die sich gegenseitig behindern. Um 6 Uhr morgens erreichen wir den Marktplatz. 500 Meter in sieben Stunden! Der Russe hat uns schon wieder entdeckt. Die Bordwaffen der Flieger prasseln auf uns nieder. Ich beuge mich über mein Kind, nur mein Kind nicht treffen, bitte. Der Wagen ruckt, jemand ist uns gegen das Schleppseil gefahren. Wir sind abgehängt, bleiben stehen. Der uns ziehende LKW hat es nicht bemerkt. Um uns tote Pferde, tote Menschen. Ich bete. Mein Gebet wird erhört, der Fahrer bemerkt uns. Wir werden wieder angehängt. Meter um Meter geht die Fahrt weiter. Am Nachmittag sind wir in Rheda. Nichts geht mehr. Die Männer raten uns, zu Fuß weiter zu gehen. Das Gepäck bleibt auf dem Wagen. Die Schießerei deprimiert uns so sehr. Wir nehmen nur unsere Kinder auf den Arm und zwängen uns zwischen den stehenden Autos durch. Nur weg von hier. Man ruft uns nach: „In Gotenhafen auf dem Arbeitsamt!" Dort sollen wir uns also treffen, um unsere wenige Habe zurückzuerhalten. Meine Mutter hat die Ruhr. Ständig hat sie den blanken Hintern zwischen den am Boden kauernden Soldaten. Ich reiße sie mit. „Du musst laufen! Ich kann dich nicht hier lassen!" Mutter schreit mich an „Lass mich sterben. Ich kann nicht mehr!" Ich nehme sie unter den Arm, im anderen Arm das Kind. Über uns schießen russische Flieger mit ihren Bordwaffen, dazu das Getöse der Artillerie; es macht uns fast taub. Mit letzter Kraft erreichen wir eine Bahnhofshalle. Ich will meine kranke Mutter irgendwo hinsetzen, aber wo? Der Bahnhof ist von Polen belegt, die alles beanspruchen. Sie schimpfen, sie gestikulieren. Mich packt die Angst, richtige Angst.

Überlebenswille

Noch bin ich am Leben. Irgendwo ist noch ein Funke Leben und ich will, ja ich muss leben. Schon für mein Kind. Ich zittere am ganzen Leib vor Anstrengung. Gegenüber befindet sich ein Gasthaus. Voll gestopft mit Soldaten. Mir ist alles gleichgültig. Nur Ausruhen, Pause machen. Ich setze meine Mutter in eine Ecke. Ich finde einen Sanitäter. Er gibt mir etwas Opium für die kranke Mutter. Während ich meine kleine Tochter versorge, scheint sich Mutter sichtlich zu erholen. Die Medikamente wirken, der Durchfall lässt nach. Ein paar Stunden Ruhe würden ihr gut tun, aber sie sind uns nicht vergönnt. Gegen Mitternacht erhalten die Soldaten den Abmarschbefehl. Wir müssen mit, der Russe ist uns wieder auf den Fersen. Einige Kilometer nehmen uns die Soldaten mit, dann geht es wieder zu Fuß weiter. Es ist bitterkalt. Die Soldaten geben uns ein paar Wolldecken für die Kinder. Unterwegs wirft uns ein Soldat noch einen Bettbezug zu. Wir zerreißen ihn in zwölf Teile,

ZEITZEUGEN ZEITZEUGEN ZEITZEUGEN ZEITZEUGEN ZEITZEUGEN

sechs Windeln für jedes Kind. So erreichen wir Gotenhafen. Der Treffpunkt Arbeitsamt erweist sich als Niederlage. Es ist voll gestopft mit Flüchtlingen. Wir ergattern einen Stehplatz im Luftschutzkeller. So weit das Auge reicht nur Köpfe, Flüchtlingsköpfe. Ich glaube ersticken zu müssen. Gestank! Angst! Ich muss hinaus. Ich flehe einen entgegenkommenden Marineoffizier an. Er lässt sich erweichen. Ich schildere ihm unsere Lage. Er lässt mich an der Tür stehen, verspricht wiederzukommen. Ich warte und er kommt wieder; bringt uns warme Kleidung für die Babys mit ... und den Schlüssel seiner Wohnung. In der Wohnung stehen Brot und Käse auf dem Tisch. Wir dürfen essen, wir teilen uns die Babykleider und können unsere Kleinen warm anziehen. Acht Tage campieren wir auf dem blanken Boden dieser Wohnung. Die Frau des Offiziers war schon geflüchtet und hatte das Bettzeug mitgenommen. Agathe und ich machen uns jeden Tag auf den Weg, um Karten für das Schiff zu bekommen. Wir laufen sechs Kilometer nach Kielau, sechs Kilometer nach Grabau, auf alle Kommandanturen. Vergeblich! Nichts zu bekommen. Frauen mit Kindern würden bevorzugt, so hieß es doch? Wieder kommen wir erschöpft und verzweifelt in unserem Quartier an. Plötzlich ein Höllenlärm. Wir bleiben stehen, wie angewurzelt, wir schreien, wir heulen. Die Stalinorgel[14]! So stellt man sich den Weltuntergang vor. Wir denken an unsere Mütter, an unsere Kinder und rennen, was die Füße hergeben. Unser Weg führt am Arbeitsamt vorbei. Dort erblicken wir den freundlichen Herrn mit der Goldrandbrille. Er ruft uns zu: „Kinder, seid ihr noch da?" „Wir bekommen keine Schiffskarten", sage ich ihm. Er geht ans Telefon, führt ein kurzes Gespräch. „Beeilt euch! Um 13 Uhr geht ein Schiff M 29 vom Hafenbecken I. Meine Frau steht dort und gibt euch die Karten." Wir wissen nicht wie uns geschieht. Schnell in die Wohnung, es ist 11 Uhr. Unsere Mütter hatten mal wieder die Windeln eingeweicht. Wir drängen zur Eile. Unsere Mütter lamentieren: „Wir können doch nicht die nasse Wäsche ..." usw. Wir packen die nasse Wäsche auf die Gummiunterlage aus dem Kinderwagen.

Schiff in die Freiheit?

Die Zeit läuft uns davon. Eine halbe Stunde ist es bis zum Hafen und niemand kann uns sagen, wo das Hafenbecken I zu finden ist. Niemand weiß, wo die M 29 liegt. Alles Flüchtlinge wie wir. Zufällig erfahren wir, dass die M 29 wegen Beschuss ins Hafenbecken IV umgeleitet wurde. Noch mal eine halbe, eine dreiviertel Stunde Fußmarsch. Was ist das schon, wir sind bald in Sicherheit! Die Zeit läuft uns weg. Wir suchen verzweifelt das Schiff. Da kommt eine Draisine[15] in flottem Tempo angefahren. Ich springe auf. Das bin nicht ich, es sind übermenschliche Kräfte, die mir den Mut und die Schnelligkeit dazu verleihen. So kann ich den Liegeplatz des Schiffes ausmachen. Also schnell zurück, Mutter und Kind holen. Aber wo sind sie? Sie mussten ihren Platz wechseln. Flieger haben auf sie geschos-

---

[14] siehe Glossar
[15] leichtes, durch Menschenkraft betriebenes Schienenfahrzeug

ZEITZEUGEN ZEITZEUGEN ZEITZEUGEN ZEITZEUGEN ZEITZEUGEN

sen. Man hat den Eindruck, sie zielen unerbittlich auf jeden Flüchtenden, auf unbewaffnete Menschen. Es ist grausam. Dazu kommt die Angst, das Schiff nicht mehr zu bekommen. Ich finde sie endlich. Sie sind total verstört. Nun beginnt der Wettlauf mit der Uhr. Wir sehen das Schiff. Nur ein winziges Pünktchen. So weit weg. Wenn es ohne uns ablegt, sind wir den Russen ausgeliefert. Wir kommen an der M 30 vorbei. Trotz der Schiffskarten für die M 29 gehe ich zum Kapitän. Ich bitte ihn, uns mitzunehmen. Es ist unmöglich. Die M 30 ist schon weit überladen. Schnell weiter. Schnell dem Punkt entgegen. Schnell zum nächsten Schiff. Mein Kinderwagenverdeck fällt herunter. Ich bemerke es nicht. Die Kartons mit der nassen Wäsche lösen sich auf. Die Mutter atmet schwer. Marinesoldaten laufen an uns vorbei. Sie helfen uns nicht. Ich bin mit den Nerven am Ende. Wir rennen auf den Punkt zu. Hoffentlich bewegt er sich nicht. 13 Uhr ist längst vorbei! Ein Soldat drückt mich zur Seite. Er hebt das Verdeck des Kinderwagens auf. Er hilft. Ein Marinesoldat der M 29! Das Schiff ist noch nicht ausgelaufen, weil einige Soldaten noch an Land sind. Endlich erreichen wir die M 29. Ich breche zusammen. Es war viel zu viel.

Unterwegs werden unsere Mütter seekrank. Irgendwo gehen wir vor Anker. Das Schiff nimmt Verwundete

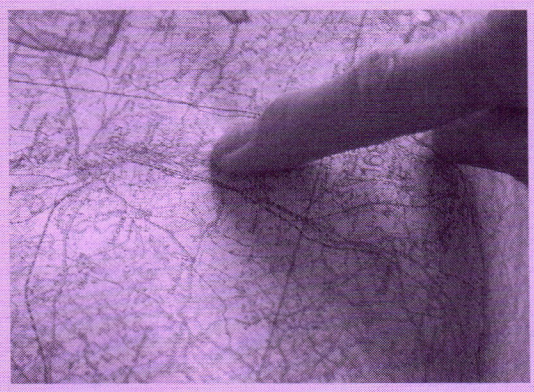

Abb. 4.5: Ausschnitt Ostpreußens

und Überlebende eines anderen Schiffes auf. Die M 30 war getroffen und gesunken! An Bord waren hauptsächlich Frauen, Jugendliche und Kinder gewesen.

Vier Tage lang sind wir unterwegs nach Kopenhagen. Als wir ankommen, wird wieder geschossen. Niemand gibt uns eine Erklärung. Wir hatten gehört, dass in Kopenhagen Frieden sei! Aber das Schießen hört nicht auf. Wir werden auch nicht ausgeladen. Die ganze Nacht verbringen wir auf dem Schiff. Wir haben Angst vor U-Booten. Erst bei Tagesanbruch verläd man uns in Züge. Die Fahrt geht in die Internierung nach Holstebro in Jütland. Die Schießerei hatten dänische Freiheitskämpfer verursacht. Jede Nacht haben sie etwas zu sprengen. Am Tage bauen sie auf, in der Nacht sprengen sie wieder. Der Krieg ziviler Freiheitskämpfer gegen alles Deutsche.

Hildegard Hartwig

Fragen zum Text:

1. Was trieb die Menschen dazu, ihre Heimat zu verlassen?
2. Wie erging es den Zurückbleibenden?
3. Wie wurde die „freiwillige Ausreise" gefördert?
4. Welcher Teil der deutschen Bevölkerung war von Flucht und Vertreibung besonders betroffen?

Gesprächsanregungen:

Die Bewohner der ehemaligen deutschen Ostprovinzen erkennt man manchmal noch an ihrem Dialekt. Ansonsten empfehlen wir einen Blick auf den Geburtsort. Einfache Fragen wie: „Wo kommen Sie eigentlich her?" können ebenfalls Auskunft geben. Die Frage „Wie sind Sie denn in unsere Gegend geraten?" könnte ermuntern, von Flucht und Vertreibung zu reden. Oft waren die Erlebnisse dramatisch. Manche alte Menschen werden die Gelegenheit, über das Erlebte zu erzählen, gerne annehmen.

4.5 Gefangen und verschleppt

4.5.1 Kriegsgefangene

Elf Millionen deutsche Soldaten gerieten in Kriegsgefangenschaft. Die meisten von ihnen wurden nach einem Jahr wieder entlassen. Die drei Millionen Soldaten in russischer **Kriegsgefangenschaft** hatten ein bedeutend härteres Los gezogen. Gleich zu Beginn hatten sie lange und mit Strapazen verbundene Märsche in die Gefangenenlager zu bewältigen. Die Marschierenden wurden kaum ernährt und erhielten zu wenig Wasser. Nicht alle Gefangenen überlebten den Gewaltmarsch, manche starben, bevor sie die Lager erreicht hatten. Vorüberziehende Kolonnen müder, abgerissener Soldaten erregten das Mitleid vieler Russen. Manche waren bemüht, den Gefangenen ihr Schicksal zu erleichtern. Sie gaben von ihrer eigenen knappen Ernährung ab oder stellten den Soldaten mit Wasser gefüllte Behälter hin. Andere beschimpften und prügelten den besiegten Feind und stießen das hingestellte Wasser wieder um. Häufig wurden die Soldaten unterwegs bestohlen, vor allem, wenn sie noch gute Kleidung und festes Schuhwerk besaßen. So kam mancher mit bloßen Füßen und kaum bekleidet im Lager an. Die **Gefangenenlager** selbst wiesen einige Unterschiede auf. Wer Glück hatte, kam in eines der wenigen „Musterlager". Diese Lager wurden im Allgemeinen der ausländischen Öffentlichkeit vorgeführt. In den Musterlagern waren die Gefangenen angemessen untergebracht, erhielten ausreichend Ernährung und mussten nur eine festgelegte Zeit arbeiten. Am meisten litten die Soldaten unter Heimweh und Langeweile. In anderen Lagern ging es weniger human zu. Verhöre, Prügel und Willkür waren an der Tagesordnung. Man war bemüht, die Deutschen politisch umzuziehen. Noch während des Krieges wurden Soldaten in russischer Gefangenschaft aufgefordert, Briefe und Karten an die Heimat zu schreiben.

Kriegsgefangenschaft

Gefangenenlager

4. NACHKRIEGSZEIT

Post als Mittel gegen Propaganda

Die Nazipropaganda hatte behauptet, Russen würden keine Gefangenen machen. Mit Flugblättern und den Briefen der gefangenen Kameraden sollte den Deutschen signalisiert werden, dass die gefangenen Soldaten in Sicherheit sind und sie eine menschenwürdige Behandlung erfahren. Man wollte den Soldaten an der Front die Angst vor russischer Gefangenschaft nehmen. Die deutsche Seite hatte dementsprechend wenig Interesse an Karten aus der russischen Gefangenschaft. Postsäcke wurden abgefangen und zum Teil ungeöffnet verbrannt. Nachdem die Russen das erfahren hatten, gingen sie dazu über, Flugblätter über Deutschland abzuwerfen. Sie enthielten, unter anderem, Grüße deutscher Kriegsgefangener an ihre Angehörigen und den Aufruf an die noch kämpfenden Kameraden, sich zu ergeben.

Besonders belastend erlebten Gefangene ihre ungewisse Zukunft. Die Heimkehr blieb lange Zeit ungewiss, wurde versprochen, an Bedingungen geknüpft und oft genug nicht eingehalten. Manche blieben viele Jahre lang in Russland, ohne zu wissen, ob sie je wieder deutschen Boden betreten würden. Während der Gefangenschaft musste harte Zwangsarbeit geleistet werden.

Krankheiten

Das Trinkwasser war trotz starker Chlorung verschmutzt, von Kleinstlebewesen und Bakterien verseucht. Auf diese Weise kam der Organismus mit einer ungewohnt hohen Keimzahl in Berührung. Die Essensrationen waren zu knapp, Eiweiß- und fettarm und bestanden nicht selten aus minderwertigen Lebensmitteln. Ständige Unterernährung schwächte die Gefangenen zunehmend. Lebensmittel aus den Heimatpaketen konnten nicht hygienisch aufbewahrt werden Die Arbeit hingegen war schwer und ungewohnt. Die **Zwangsarbeiter** mussten nicht selten ohne Sonntag und ohne ausreichende Ruhepausen arbeiten. Zusätzlich litten die Gefangenen unter dem ungewohnten russischen Klima. Die tiefen Temperaturen des sibirischen Winters waren genauso schwer zu ertragen wie die Hitze und das Temperatur-

ZEITZEUGEN ZEITZEUGEN ZEITZEUGEN ZEITZEUGEN ZEITZEUGEN

Folgen der Kriegsgefangenschaft
Der Onkel kam 1949 aus der russischen Gefangenschaft. Er war aufgeschwemmt und hatte viel Wasser in den Füssen. Er sah aus wie ein Ballon auf Beinen. Richtig gesund ist er nie wieder geworden und starb schon 1953.

Sigrid D'Amico

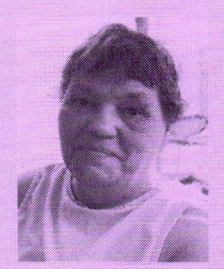

gefälle zwischen Tag und Nacht in manchen Gegenden. Viele Gefangene verfügten während der kalten russischen Winter weder über ausreichend warme Bekleidung noch über Unterkünfte, die sie vor der Witterung schützen konnten. **Epidemien** wie Ruhr, Typhus und Fleckfieber breiteten sich aus. Ein bis dahin unbekanntes Krankheitsbild war die so genannte **Dystrophie**. Die Erkrankten trockneten aus, magerten ab und verloren das Interesse an ihrer Umwelt. Viele Soldaten zerbrachen seelisch an der Gefangenschaft. Bei einigen litt der Lebenserhaltungstrieb enorm. Einer von drei Soldaten, eine Million Männer, sind während der russischen Kriegsgefangenschaft gestorben. **Heimkehrer** waren häufig schwer erkrankt. Überlastung und Mangelernährung hatten den Körper geschwächt und innere Organe geschädigt. Viele starben nach der Heimkehr an den Folgen der Gefangenschaft.

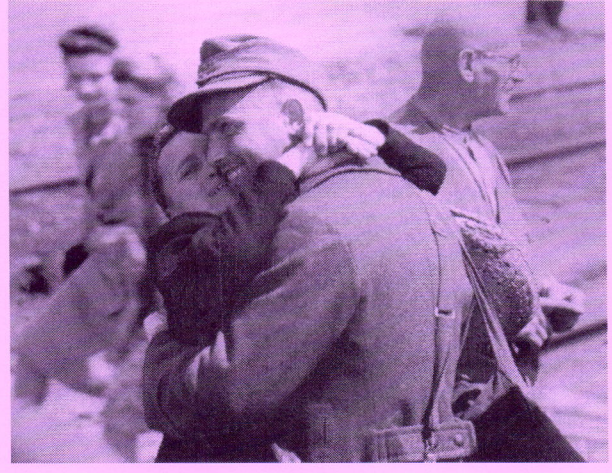

Abb. 4.6: Heimkehrer mit Ehefrau auf einem Bahnhof in Berlin.

Fragen zum Text:

1. Nach welcher Zeit kehrten die Gefangenen wieder nach Hause zurück?
2. Was waren die besonderen Härten während der russischen Gefangenschaft?
3. Unter welchen Nachwirkungen litten die Heimkehrer?

Gesprächsanregungen:

Die Heimkehrer haben die Kriegsgefangenschaft sehr unterschiedlich erlebt. Am härtesten hatte es sicher die Kriegsgefangenen in Russland getroffen. Einer von drei Soldaten ist in der russischen Gefangenschaft gestorben. Ein Bericht aus amerikanischer Gefangenschaft wird sich sehr viel milder anhören. Dabei ist zu bedenken, dass die russische Bevölkerung sehr unter den Folgen von Nazidiktatur und Krieg gelitten hatte. Von den russischen Soldaten in deutscher Kriegsgefangenschaft haben weniger als die Hälfte überlebt. Währenddessen waren kaum Amerikaner direkt betroffen. Erkundigen Sie sich bei den Senioren, ob und wo sie in Kriegsgefangenschaft waren, und lassen Sie sich davon erzählen.

❖ Exkurs: Erkrankungen

Von den überlebenden Heimkehrern haben viele noch im Beruf ihren Mann gestanden. Die meisten litten und leiden dennoch weiterhin an den Folgen der starken seelischen Erschütterungen der Erlebnisse. Alpträume plagen die Heimkehrer bis heute und beeinträchtigen damit die Lebensfreude. Viele litten jahrelang, manch einer bis heute unter den Symptomen wie Einschlaf- und Durchschlafstörungen, Ängste, depressive Störungen oder Aggressionen. Die bekannteste Heimkehrerkrankheit war die Dystrophie, bei der die inneren Organe häufig geschädigt waren. Die Betroffenen alterten frühzeitig. Sie werden in der Mehrzahl bereits verstorben sein.

4.5.2 Reparationsverschleppte

In der Konferenz von Jalta im Februar 1945 erhielt Russland die Zusage, im Falle eines Sieges über die Arbeitskräfte der Menschen seiner Zone verfügen zu können. Damit wurde die Rechtsgrundlage für die späteren Verschleppungen gelegt. Stalin betrachtete diese Maßnahmen als Ausgleich für die erlittenen Schäden. Die Zwangsarbeit sollte zu den Reparationsleistungen gehören, darum sprach man auch von **Reparationsverschleppten**.

Reparationsverschleppte

Betroffene

So wurden aus den von Russland eingenommenen Gebieten viele tausend Menschen zur Zwangsarbeit nach Russland verschleppt. Neben den Menschen aus der SBZ waren das die Bewohner der ehemaligen deutschen Ostgebiete und Menschen, die in den zuvor von Deutschland besetzten Gebieten Polens und der Tschechoslowakei lebten. Wer nicht verschleppt wurde, musste Zwangsarbeit leisten. Nach der Besetzung durch die Sowjetarmee waren zunächst alle Deutschen im Alter von 15 bis 65 Jahren zur Zwangsarbeit verpflichtet. Sie konnten zu allen erdenklichen Arbeiten herangezogen werden. Am härtesten wurde die Arbeitspflicht in den ehemaligen Ostgebieten durchgesetzt. Betroffen von Zwangsarbeit und Verschleppung waren zumeist ältere und kränkliche Menschen und Frauen, aber auch Soldaten, die aus irgendwelchen Gründen nicht in Gefangenschaft geraten waren.

Gewaltmärsche

Wie bei den Kriegsgefangenen stellten tagelange Märsche zu den Lagern für viele die erste **Belastungsprobe** dar. In den Sammellagern angekommen, erwarteten die Gefangenen lange Verhöre. Man suchte Gründe für die Verschleppung oder legte sie einfach fest. Wer die in den Lagern üblichen Krankheiten und den Hunger überlebte, wurde weiterge-

Belastungsprobe

ZEITZEUGEN ZEITZEUGEN ZEITZEUGEN ZEITZEUGEN ZEITZEUGEN

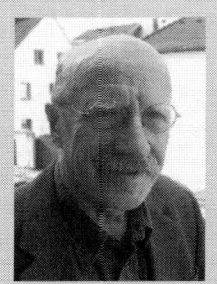

Vater

Bei einem Einsatz wurde mein Vater in Bayern von den Amerikanern gefangen genommen, aber nach vier Wochen schon wieder entlassen. Nach der Entlassung kam er zu uns in die sowjetische Besatzungszone. Eine Landarbeiterfamilie hatte sich wohl über unseren Vater beschwert. Deren Kinder hatten beobachtet, wie unser Vater kurz vor der Kapitulation seine Soldaten noch zum Morgenappell zusammengerufen hatte. Es fehlte ihm das politische Gespür, rechtzeitig abzuhauen. Am 14. August 1945 kam Militärpolizei zu uns. Vater sollte Kleidung und Verpflegung für drei Tage mitnehmen. Zusammen mit den Männern vom Volkssturm und dem Bürgermeister wurde er deportiert und in ein Speziallager gebracht. Dort ist er verhungert. Das Lager wurde 1947 aufgelöst, die Todesnachricht hatte uns erst 1948 erreicht.

Hartmut Teuffel

Deportation

reicht. Unter menschenunwürdigen Bedingungen trieb man Frauen und Mädchen in Viehwaggons zusammen. Bei eisiger Kälte ohne Heizung und ohne ausreichende Verpflegung lief der Transport ins Landesinnere der Sowjetunion. Die Türen der Züge wurden selten geöffnet, ihre Notdurft mussten die Menschen in leeren Dosen und Gläsern verrichten. Die Transporte dauerten Tage- manchmal wochenlang. In den überfüllten Zügen starben viele Menschen an den Strapazen der **Deportation**, sie wurden tagelang liegen gelassen. Die Überlebenden erwartete die Zwangsarbeit in Bergwerken, beim Verlegen von Eisenbahnschienen, im Steinbruch oder auch beim Häuserbau. Die Zwangsarbeiter, Männer wie Frauen, waren körperlich und seelisch meist völlig überfordert. Harte Strafen, die ständig steigende Anzahl der Toten, Hunger und Krankheiten schwächten die Betroffenen. Die Verschleppungen betrafen besonders die Menschen östlich von Oder und Neiße. Etwa 218 000 Menschen wurden verschleppt, von denen 100 000 bis 150 000 die Strapazen nicht überlebt hatten.

4.6 Männernöte

Wie ihre Väter 1914 in den Ersten Weltkrieg, so sind die Söhne 1939 in den Zweiten Weltkrieg gezogen. Die Soldaten des Ersten Weltkriegs wurden bei ihrer Heimkehr gefeiert. Als „im Felde unbesiegte" Soldaten erhielten sie Orden und Auszeichnungen. 1945 blieb der Dank des Vaterlandes aus. Statt Helden kehrten **verstörte Soldaten** in eine **zerstörte Heimat** zurück. Statt Orden ernteten die Söhne Vorwürfe, den Krieg zu lange geführt zu haben. Konnten die Väter noch die Soldatenehre retten, blieb den Söhnen nur das Gefühl, an der Front versagt zu haben. Die Heimkehrer waren oft krank an Körper und Seele. Sie hatten ihre Kameraden fallen, verhungern und erfrieren sehen. Erlebnisse von Krieg und Gefangenschaft hatten traumatische Folgen und Spuren hinterlassen, besonders für die in Russland gefangenen Soldaten. Körperliche Beeinträchtigungen wie Unterernährung, Ödeme und Kriegsverletzungen mussten erst heilen. Verstümmelungen wie abgeschossene Arme oder Beine sollten die ehemaligen Soldaten für den Rest ihres Lebens zeichnen. Psychische Beeinträchtigung machten sich noch Jahre nach der Rückkehr im Alltag bemerkbar: Konzentrationsschwäche, Müdigkeit, Schlaflosigkeit und Ängste.

> verstörte Soldaten
> zerstörte Heimat

Die jüngsten Soldaten kamen mit **abgebrochener Schulbildung** und ohne Ausbildung nach Hause. Mit unterbrochenem Bildungsweg waren sie schlecht auf das Leben nach dem Krieg vorbereitet. Wie alle jungen Menschen hatten sie ihre Träume, ihre Wünsche und ihre Vorstellungen, was sie einmal werden wollten. Aber in der Nachkriegszeit war kein Platz für Wünsche; die Nachkriegszeit war von den Notwendigkeiten des Wiederaufbaus geprägt. Die Vorstellungen des künftigen Berufs mussten entweder verschoben oder völlig aufgegeben werden. Viele hatten durch den Krieg die Fami-

> abgebrochene Schulbildung

lie verloren und mussten endgültig für sich selbst sorgen, ohne die Chance, die abgebrochene Schulbildung je nachzuholen. Die jungen Soldaten fühlten sich durch den Krieg um ihre Jugend betrogen.

Familienväter erfuhren häufig erst bei ihrer Heimkehr, dass Frau, Kinder und Familie im Bombenhagel umgekommen waren. Viele Wohnungen waren zerstört, mancher eigene Betrieb existierte nicht mehr. Die vor dem Krieg aufgebaute Existenz war ruiniert. War die Familie noch vorhanden, so hatte sich vieles während der langen Abwesenheit stark verändert. Die Frauen waren selbständig geworden und schienen ihre Männer nicht mehr zu brauchen. Die Kinder kannten ihre Väter kaum noch. Sie hatten sich an die alleinige Anwesenheit der Mütter gewöhnt. Die Männer waren nicht mehr in das Familienleben integriert. 1950 wurden die immer noch vermissten Männer im juristischen Sinne abgeschrieben. Ihre Frauen konnten sie für tot erklären oder sich in ihrer Abwesenheit scheiden lassen. Dadurch war es den Frauen möglich, einen neuen Partner zu heiraten. Die Scheidungsrate stieg in diesem Jahr auf 17 %. Die nach diesem Stichtag heimkehrenden Männer hatten ihre Familie oft endgültig verloren. Ihre Frauen hatten sich anderweitig gebunden und wollten nichts mehr von ihnen wissen. Die Kinder kannten ihre Väter oftmals nicht. Die Spätheimkehrer standen vor dem Nichts.

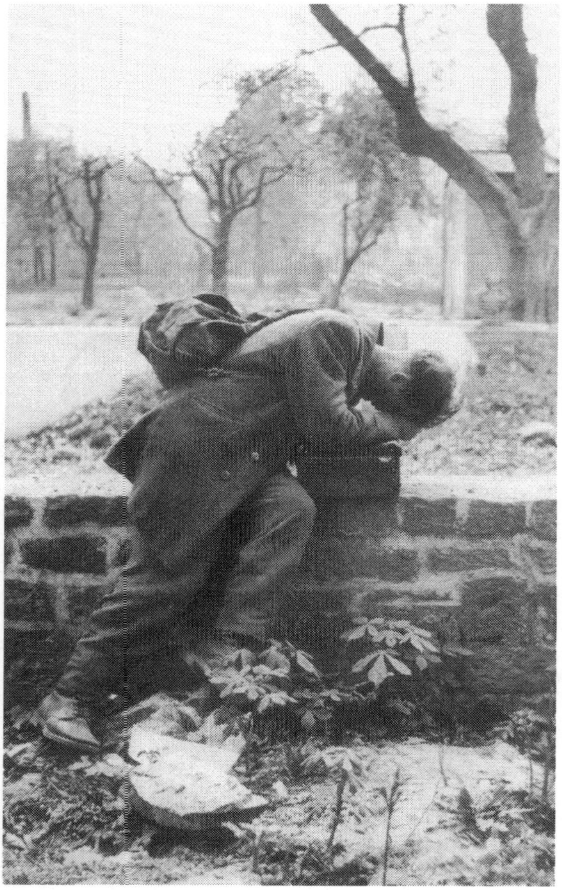

Ruin

Abb. 4.7:
Einsamer Heimkehrer in Frankfurt/Main, 1946.
Foto: Tony Vaccaro.

ZEITZEUGEN ZEITZEUGEN ZEITZEUGEN ZEITZEUGEN ZEITZEUGEN

Neubeginn nach der Kriegsgefangenschaft

Freilassung

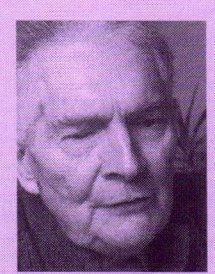

Nach meiner Freilassung aus der Kriegsgefangenschaft hatte ich keine Heimat mehr. Ich kam im April 1946 auf dem Bahnhof in Ahlen an und war ein Vogel, der kein Nest findet. Nach all den Jahren Krieg und Gefangenschaft hatte ich den Bezug zum wirklichen, privaten Leben verloren. Das ist wie nach einem Aufenthalt in einem Gefängnis. Ich stand nun mit meinen 24 Jahren in einer Stadt, in der ich noch nie war, und wusste nicht, wo ich hin sollte. Es wurde schon etwas schummrig. Jemand kam auf mich zu, der hatte eine Uniform an. Ich wusste nicht, war er ein Bahnbeamter, ein Postmensch oder ein Polizist? Ich ging also auf ihn zu und fragte ihn, ob nicht etwas zu machen sei. Er fragte mich: „Was haben sie in der Hand? Was haben sie als Rucksack?" Nichts! „Aber Hände haben sie doch in der Hosentasche?"

Neubeginn

Kein Mensch fragte, wer sie sind, kein Mensch fragte, was sie waren. Ich habe ihn also gefragt: „Gibt es hier eine Möglichkeit, irgendwo über Nacht zu bleiben?" Ich wurde von ihm zum Altenheim geschickt. Es seien dort viele Leute gestorben, dort sei bestimmt noch Platz. Dort bin ich dann hin. Es war schon etwas dunkel, als ich ankam. Ich habe mich bemerkbar gemacht. Man hat mich hereingebeten und mir gesagt: „Wir können ihnen hier aber nichts bieten, wir haben auch nichts." Zur damaligen Zeit hat kein Mensch etwas gehabt. In den Städten war es schlimm. Dann haben sie ein Stück Brot aufgeteilt und mir ein Stück gegeben. Oben gab es ein Nachtlager aus Matratzen, dort konnte ich schlafen. Am nächsten Morgen war ein Samstag. Damals wurde am Samstag gearbeitet. Ich ging durch diese fremde Stadt. Da habe ich zum ersten Mal gespürt, alle Leute, an denen ich vorbeilaufe, sehen auf mich und die Leute schauen mir aus den Fenstern nach. Das stimmte natürlich nicht! Aber ich ging vorbei und dachte, warum gucken die Leute alle? Es stimmte nicht, ich hatte mir das eingebildet. Weil ich mir das eingebildet habe, die Leute gucken auf dich, bin ich wieder nach Hause. Ich habe mich über mich selbst geärgert. Am Sonntag bin ich wieder ausgegangen; es war schon etwas besser. Ich habe mich mit den alten Leuten unterhalten, habe ihnen ein bisschen was erzählt. Am nächsten Tag bin ich aufs Arbeitsamt, bin ganz früh aufgestanden. Ich war viel zu früh, es war noch geschlossen. Endlich kam einer. Er hat mich mitgenommen. Er hatte mich gefragt: „Sagen Sie mal, was haben Sie eigentlich gelernt?" Ich habe mich dermaßen geärgert. ‚Was haben Sie eigentlich gelernt!?' Da habe ich ihm gesagt: „Ob ich was gelernt habe? Das Kriegsspiel, das habe ich gelernt! Ich bin von der Schulbank Soldat gewesen! Was soll ich gelernt haben?" „Da habe ich nichts." „Was", sage ich, „da haben Sie nichts! Ich denke, hier ist alles kaputt und so, und da haben Sie nichts?!" Es war eine Art Trotzreaktion, es war nicht überlegt. Dennoch kamen wir ins Gespräch.

Arbeit auf dem Bauernhof
Er fragte mich, wo ich herkomme. Ich sagte ihm, ich komme aus Ostpreußen. „Würden Sie auf dem Bauernhof arbeiten?" „Klar", habe ich gesagt. Er hatte Arbeit für mich auf einem Bauernhof, in zehn Kilometer Entfernung. Verkehrsmittel gab es keine, aber für einen Infanteristen sind zehn Kilometer nicht weit. Ich ging also los. Ich kam durch einen Wald, der kein Ende nehmen wollte. Nach dem Wald stand ich auf freiem Feld und sah in der Ferne einen Bauern mit einem Gespann beim Mistfahren. Ich ging zu ihm hin. Veteran aus dem Ersten Weltkrieg, er hatte einen sehr schweren Durchschuss. Ein Fuß war viel kürzer als der andere und so musste er humpeln. „Ach", hat er gesagt, „Sie können mit Pferden umgehen? Das passt mir gut, ich habe noch einen anderen vom Bauernhof, der kann melken. Sie machen dann die Pferde."

Geschlafen habe ich im Treppenhaus unter dem Sicherungskasten auf dem Fußboden. Ein Jahr lang! Eine Waschmöglichkeit gab es nicht. Ich hatte eine Waschschüssel im Pferdestall und da war so ein Hackklotz. Auf den habe ich meine Waschschüssel gestellt und mich dort gewaschen. Das Wasser habe ich dann auf den Misthaufen geschüttet. Einen Anzug und ein Hemd hatte ich, nur ein einziges. Die Sachen trug ich. Sonntag und Werktag. Während der Arbeit und nach der Arbeit. Am Sonntag habe ich die Pferdebürste genommen, habe den Schmutz und das Stroh von meinem Anzug gebürstet und bin in die Kirche gegangen. Sieben Soldaten waren im Dorf, darunter einige Kriegsgefangene aus dem Osten.

Hans Krützfeldt

Fragen zum Text:

1. Wie wurden die Soldaten nach dem Ersten Weltkrieg empfangen und was war 1945 anders?
2. Mit welchen Problemen hatten die sehr jungen Soldaten nach dem Krieg zu kämpfen?
3. Wie sah die Situation von Spätheimkehrern aus, wenn sie nach langer Abwesenheit wieder zu ihren Familien kamen?

Gesprächsanregungen:

Bevor man ein Urteil über die Menschen dieser Generation fällt, gilt es, über Geschehenes nachzudenken. Wer unvoreingenommen fragen kann, wird den ein oder anderen interessanten Aspekt deutscher Geschichte erfahren, der ihm sonst verschlossen bleibt. Zur Gesprächsanregung füge ich den unten angeführten Bericht eines Zeitzeugen bei. Er beleuchtet einen Aspekt sehr direkt, der heute gerne vergessen wird.

Gedenkstätten

In unserer Stadt gibt es einen Heldengedenkfriedhof. Die Leute achten ihn, denn es sind ihre Kinder, die damals eingezogen worden sind. Diesen Kindern, die mit 18 Jahren und jünger eingezogen wurden, denen muss man doch ihre Tätigkeit bei der HJ, oder wo auch immer es war, nach über fünfzig Jahren vergeben. Die nächste Generation muss doch sagen, das sind unsere Vorfahren, gut, sie waren bei der Jungschar dabei. Nazis! Aber sie können einen Achtzehnjährigen doch nicht nach 50 Jahren noch verdammen und sagen: „Der war auch in der HJ!"

Hans Krützfeldt

4.7 Die Umerziehung der Deutschen

4.7.1 Die Nürnberger Prozesse

Am 8. August 1945 unterzeichneten die vier Siegermächte ein „Abkommen über die Verfolgung und die Bestrafung der Hauptkriegsverbrecher der europäischen Achse". Jedes Land der Siegermächte ernannte jeweils ein Mitglied und einen Stellvertreter des zu bildenden **internationalen Militärgerichtshofes**. Am 20. November 1945 wurde in Nürnberg der Prozess eröffnet. Seine Aufgabe sollte es sein, über die Verbrechen gegen die Menschlichkeit und den Frieden zu urteilen.

internationaler Militärgerichtshof

Unter Anklage wurden gestellt:
- Verbrechen gegen den Frieden
- Kriegsverbrechen
- Verbrechen gegen die Menschlichkeit.

Die bekanntesten Gerichtsorte waren Dachau und Nürnberg. Mit den Nürnberger Prozessen wollten die Alliierten einen Präzedenzfall[16] schaffen. Zum ersten Mal wurde der Beginn eines Angriffskrieges angeklagt und die Verantwortlichen vor Gericht gestellt. Kläger waren die vier Siegermächte, wobei sie die unterschiedlichen Anklagepunkte untereinander verteilt hatten. Die Briten sollten sich mit der Anklage des Angriffskrieges befassen. Frankreich vertrat den Anklagepunkt „Kriegsverbrechen und Verbrechen gegen die Menschlichkeit" im Westen und den Russen war der gleiche Anklagepunkt für diese Geschehnisse im Osten zugeteilt. Amerika vertrat den Anklagepunkt der „nationalsozialistischen Verschwörung".

---

[16] Präzedenzfall: Ein Grundlagenurteil, auf dessen Basis spätere Urteile in ähnlichen Fällen ausgesprochen werden können.

Hauptkriegsverbrecher

Angeklagt waren zunächst die 24 Hauptkriegsverbrecher: Herrmann Göring, der zweite Mann im Staat. Er sollte Hitlers direkter Nachfolger sein. Göring hatte sämtliche Erlasse zum antisemitischen Programm unterzeichnet. Unter anderem wurde ihm die Plünderung jüdischer Kunstschätze zur Last gelegt. Göring amüsierte den Gerichtssaal mit seiner Eitelkeit, indem er ständig bemüht war, die allgemeine Aufmerksamkeit auf sich zu ziehen, und spielte den Zirkusdirektor. Er wurde zum Tod durch Erhängen verurteilt. Der Vollstreckung entging Göring, indem er sich vergiftete. Bis heute ist nicht bekannt, wie die Giftkapsel in seine Zelle gelangte.

Hess war der dritte Mann im Nazireich. Er täuschte zunächst aus taktischen Gründen einen völligen Gedächtnisschwund vor und wirkte auf die Beobachter geistig leicht verwirrt. Dennoch wurde er zu lebenslänglicher Haft verurteilt.

Ribbentrop, Außenminister des Nazireichs. Ley, der in seiner Zelle Selbstmord beging. Rosenberg, Nazihistoriker und Autor vieler Bücher, in welchen die nationalsozialistischen Ideen verherrlicht wurden. In seinen Büchern wollte er die Vormachtstellung der deutschen „Herrenrasse" begründen. Frank, der freigesprochen wurde. Kaltenbrunner, Chef des Reichssicherheitshauptamtes, der alles leugnete. Streicher, der das antisemitische Hetzblatt „Der Stürmer" produziert und verbreitet hatte. Keitel, ranghöchster Offizier der Wehrmacht. Funk, Schacht, Gustav Krupp, Roeder, Dönitz und Frick. Schirrach, der deutsche Jugendführer. Saukel, Generalbevollmächtigter der Arbeitseinsätze. Speer, Bormann, Papen, Jodl, Neurath, Seyß-Inquart und Fritsche.

Erhobene Anklagepunkte

Zum Anklagepunkt **„Verschwörung"** wurde Hitlers Machtergreifung, der anschließende Machtmissbrauch und die geheimen Pläne zur Eroberung vieler europäischer Länder so-

„Verschwörung"

wie Pläne für den Angriff auf Amerika den Hauptangeklagten vorgeworfen. Auch die Industriellen, die Hitler mit Geldmitteln und Rüstungsgütern unterstützt hatten, sollten angeklagt werden, darunter Krupp und Flick. Diese und andere Industrielle hätten von Hitlers Eroberungsplänen gewusst, so die Anklage. Unter **„Kriegsverbrechen und Verbrechen gegen die Menschlichkeit"** fielen sämtliche Verstöße gegen die Haager und die Genfer Konvention. Hierin ist unter anderem festgelegt, dass Kriegsgefangene und politische Geiseln nicht getötet werden dürfen. Diese Übereinkunft haben viele Länder, auch Deutschland, unterschrieben. Im Zweiten Weltkrieg wurden diese Regeln auf Befehl des Führers missachtet. Der Vorwurf des **Angriffskrieges** konnte ebenfalls leicht bewiesen werden. Zahlreiche Dokumente belegten die Angriffspläne der deutschen Wehrmacht. Polen wurde unter einem Vorwand angegriffen; Adolf Hitler, der „Führer", besetzte das Land zur Erweiterung der deutschen Gebiete. Die polnische Bevölkerung wurde als „Untermenschen" betitelt und sollte soweit vermindert werden, dass ausreichend Platz und Nahrungsreserven für das deutsche Volk zur Verfügung stände. Zahlreiche Polen wurden wie Sklaven nach Deutschland zur Zwangsarbeit gebracht. Die polnische Intelligenz, der Adel und die Geistlichkeit sollten baldmöglichst eliminiert, also getötet werden.

Die **Beweise** für die „Verbrechen gegen die Menschlichkeit" waren am leichtesten zu erbringen und fanden in der Öffentlichkeit das breiteste Interesse. Zahlreiche KZ-Überlebende hatten von Mord, Folter und Menschenversuchen sowie dem Hunger- und Kältetod ausgelieferten Gefangenen zu berichten. Es gab Todeslager, die gezielt zur Vernichtung der Juden entwickelt waren. Sechs Millionen europäische Juden wurden insgesamt ermordet. Ganze Dörfer wurden aus Rache für einzelne Partisanenkämpfe dem Erdboden gleichgemacht. Russische Kriegsgefangene wurden in Lager gepfercht, die lediglich durch Stacheldraht begrenzt waren und keinerlei Schutz vor der Witterung boten. Sie erhielten weder Nahrung noch medizinische Versorgung. Aus dem Ausland verschleppte Sklavenarbeiter sowie russische

4.7 DIE UMERZIEHUNG DER DEUTSCHEN

Kriegsgefangene mussten in der Rüstungsindustrie arbeiten und sollten für Deutschland in den Krieg ziehen. In den besiegten Ländern wurden Ausschreitungen der einheimischen Bevölkerung gegen deutsche Soldaten hart bestraft. Die Verfolgung von Straftaten der deutschen Soldaten gegen die Bevölkerung hatte jedoch laut Befehl ungeahndet zu bleiben. Damit waren Ausschreitungen der Soldaten Tür und Tor geöffnet und die besiegten Völker zu Freiwild erklärt. In Frankreich wirkte sich die Beschlagnahmung von Lebensmitteln verheerend aus; viele Franzosen mussten während der deutschen Besatzung seit Juni 1940 hungern. Eine Tatsache, die Göring mit der Bemerkung bedacht hatte: „Wenn gehungert wird, dann nicht in Deutschland." Zum Beweis für die Gräueltaten in den Konzentrationslagern (KZ) wurde der Zusammenschnitt mehrerer Filme gezeigt, die die Alliierten bei den Befreiungen der KZs aufgenommen hatten. Dieser Film schilderte den Zustand der Lager, zeigte Berge nackter Leichen und zum Skelett abgemagerte Überlebende, Gaskammern zur Massentötung und riesige Krematorien. Kaum jemand hatte bis dahin den grausamen Schilderungen Glauben schenken wollen. Einige der Angeklagten, Rippendropp, Frank und Funk waren tief erschüttert über das Leid und das Ausmaß der Vernichtung, das sie selbst mit zu verantworten hatten. Schacht und Döring waren verärgert über die Zumutung, sich diesen Film ansehen zu müssen. Roeder hatte „kaum etwas über die KZ gewusst". Frank, Funk und Fritsche weinten vor Scham. Saukel war erschüttert über das Gesehene. Göring dagegen war bemüht, die Vorführung ungerührt zu überstehen, meinte aber später, das Gezeigte hätte ihm „alles verdorben". Bei Göring war keinerlei Schuldbewusstsein zu erkennen. Vielmehr wurde er über die Zeugenaussagen wütend, beschimpfte die Zeugen als Schweine und Verräter.

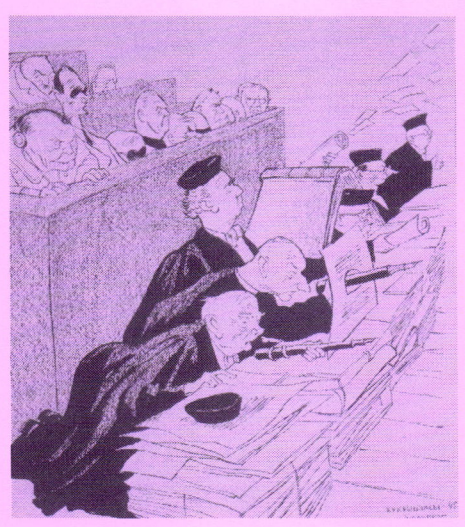

Abb. 4.8: Nürnberger Prozesse. Karikatur auf die Angeklagten und ihre Verteidiger. Zeichnung des sowjetischen Künstlerkollektivs „Kukryniksy", Nürnberg 1945.

Tod durch den Strang

Hauptkriegsverbrecher

Verurteilung

Zwölf der angeklagten **Hauptkriegsverbrecher** wurden zum Tode verurteilt, darunter Herrmann Göring, Joachim von Ribbentropp, Dr. Willhelm Frick, Alfred Rosenberg, Fritz Saukel, Hans Frank, Dr. Artur Seyß-Inquart, Alfred Jodl, Ernst Kaltenbrunner, Julius Streicher und Martin Bormann. Sämtliche Verurteilte sollten durch Erhängen hingerichtet werden. Die Gnadenerlasse, den „Tod durch den Strang" in einen „Tod durch Erschießen" zu verwandeln, wurde in allen Fällen abgelehnt. Am 16. Oktober 1946 wurden die Todesurteile in den frühen Morgenstunden vollstreckt.

Vollstreckung

Medienberichterstattung

Veröffentlichung

Zweimal täglich berichteten die Rundfunksender in Deutschland aus Nürnberg und die Zeitungen veröffentlichten Berichte und Kommentare. In Deutschland interessierten sich wenige für die Prozesse, während der Rest der Welt sie aufmerksam verfolgte. „Wir wollen die ewige Schuldfrage nicht mehr hören. Wir stellen einfach das Radio ab und fertig." Für viele war Hitler der allein Schuldige an den Geschehnissen. Die Ankläger dagegen waren bemüht, die Folgen der Nazidiktatur publik zu machen, um die damit verbundenen Grausamkeiten für die Zukunft zu verhindern. So lud man deutsche Journalisten in den Gerichtssaal ein. Nun traten mehrere Probleme auf: Die unabhängigen Journalisten aus der Zeit vor der Machtergreifung Hitlers waren längst aus dem Beruf gedrängt worden oder hatten sich, um der Verfolgung zu entgehen, ins Ausland abgesetzt. Die Journalisten aus der Nazizeit hatten die Alliierten größtenteils mit Berufsverbot belegt. Ein unabhängiger, freier Journalismus war also gerade erst wieder im Entstehen. Die Deutschen, von jahrelangem Propagandajournalismus misstrauisch geworden, waren wenig geneigt, den Berichten Glauben zu schenken. Die Menschen waren zu sehr mit dem Wiederaufbau und der erneuten Erschaffung von lebenswerten Umständen beschäftigt, um sich der Vergangenheit zu widmen. Einige hatten dennoch Angst vor der Rache der Juden, die den **Holocaust**, also die Tötung vieler Menschen, besonders der Juden, durch die Nationalsozialisten, überlebt hatten. Aber es waren gerade die Überlebenden des Holocaust, die sich dafür einsetzten, nicht das ganze deutsche Volk kollektiv schuldig zu sprechen.

Weitere Prozesse der Alliierten

Die Amerikaner führten zwischen 1946 und 1949 insgesamt zwölf Prozesse. Auch in der britischen, der französischen und der sowjetischen Besatzungszone fanden Prozesse statt. In der Westzone wurden 794 Todesurteile verhängt, 486 davon wurden vollstreckt.

Fragen zum Text:

1. Was wurde in den „Nürnberger Prozessen" verhandelt?
2. Wie reagierten die Deutschen auf die Nürnberger Prozesse?
3. Weshalb war den Alliierten die deutsche Öffentlichkeit wichtig?
4. Was war das Neuartige an den Nürnberger Prozessen, weshalb können sie als Präzedenzfall gelten?

Gesprächsanregungen:

Das vorliegende Kapitel „Die Nürnberger Prozesse" dient weniger der Gesprächsanregung. Es ist vielmehr der Vollständigkeit wegen angefügt. Nur wenige Menschen dieser Generation werden Gespräche über die Nürnberger Prozesse führen wollen. Politisch interessierte Senioren, die sich vielleicht im Widerstand gegen Hitler engagiert haben, werden eventuell für ein Gespräch offen sein.

4.7.2 Persilschein, Entnazifizierung und Umerziehung

Politisches „Großreinemachen"

Entnazifizierung

Die **Entnazifizierung** war eine Initiative der Sieger. Die Siegermächte Amerika, England, Russland und Frankreich stellten sich ein „politisches Großreinemachen" vor. Deutschland sollte von Nationalsozialismus und Militarismus befreit werden, um politische Katastrophen wie das Dritte Reich in Zukunft zu verhindern. Dazu sollten alle verantwortlichen Nazis erfasst und bestraft werden. Die Alliierten waren bestrebt, aktive Nazis aus den Schlüsselstellen in Politik, Verwaltung, Wirtschaft und Kultur zu entfernen. Ansonsten war ein vordringliches Anliegen der Siegermächte, die Verantwortlichen für Krieg und Verbrechen zu bestrafen. Über die Notwendigkeit einer Entnazifizierung waren die Alliierten sich einig, nur die Vorgehensweisen fielen recht unterschiedlich aus.

Sowjetunion

Stalins Vorschlag durch Erschießung von rund 50 000 deutschen Offizieren und Technikern das Kriegsverbrecherproblem ohne viel Aufhebens zu lösen, stieß bei Amerikanern und Briten zunächst auf positive Resonanz. Es waren wohl die allzu großen politischen Differenzen zwischen Ost und West, die ein derart **radikales Vorgehen** verhindert haben.

radikales Vorgehen

In der sowjetischen Zone war die Entnazifizierung Teil der Gesellschaftspolitik. Sie war mit einem umfassenden sozialistischen Aufbau verbunden und wurde am schnellsten und radikalsten durchgeführt. Die für das Dritte Reich verantwortliche Elite wurde ausgeschaltet. Justiz, Verwaltung und Bildungseinrichtungen personell von Nationalsozialisten gesäubert; die Verurteilten wurden in Lager interniert. Man verzichtete dabei auf Erfassung und Bestrafung der kleinen Parteimitglieder und beschränkte sich auf die Führungsschicht. Die Aufsicht über die Entnazifizierung lag beim sowjetischen Geheimdienst. Allerdings wurden einige hohe Wehrmachtsoffiziere zum Aufbau der Volksarmee, wie später die Armee der DDR heißen sollte, herangezogen.

England und Frankreich

Die britische und französische Besatzungsbehörde beschränkte sich auf eine Säuberung der obersten Behörde und konzentrierte sich auf eine schnelle **Auswechslung der Eliten**.

Auswechslung der Eliten

USA

Am gründlichsten gingen zunächst die Amerikaner vor. Der Nationalsozialismus sollte nach dem **Prinzip** der **individuellen Verantwortung** ausgerottet werden. Nationalsozialisten wurden nach der Besetzung umgehend aus öffentlichen Ämtern entlassen und interniert. Jeder Deutsche über 18 Jahre hatte einen Fragebogen auszufüllen. 131 Fragen nach Parteizugehörigkeit und Dienstverhältnissen waren zu beantworten. Unter anderem wurde danach geforscht, ob man als Kind bei den Mahlzeiten mit den Eltern ungefragt sprechen durfte, ob einer oder beide Großeltern Adelstitel innehatten und ob man Haus- oder Grundbesitz von politisch Verfolgten, Juden oder religiös verfolgten Personen erworben hatte. Ohne den ausgefüllten und abgegebenen Fragebogen gab es weder Beschäftigung noch Lebensmittelmarken.

Prinzip der individuellen Verantwortung

Entnazifizierung in der Umsetzung

Es ergab sich, dass insgesamt 27 % der Bevölkerung von dem **Entnazifizierungsgesetz** betroffen waren. Sie wurden in Hauptschuldige, Belastete, Minderbelastete, Mitläufer und Entlastete unterteilt. Die Hauptschuldigen waren zum Beispiel hohe Politiker wie Hermann Göring, aber auch andere, denen man eine direkte Schuld an den Menschenrechtsverletzungen der Nazizeit nachweisen konnte. Die

Entnazifizierungsgesetz

Geldbußen Arbeitslager und Todesstrafen	Sühnemaßnahmen reichten von **Geldbußen** bis zu zehn Jahren **Arbeitslager** und **Todesstrafen** für die Hauptschuldigen. Die Entnazifizierungspraxis wurde von den Deutschen kritisiert, weil aus arbeitstechnischen Gründen zunächst die kleinen Parteigenossen verurteilt und zum Teil hart bestraft wurden. Persönliche Rivalitäten, Ehekonflikte und Mietstreitigkeiten führten oft zur Belastung Unschuldiger oder zu einer ungerecht harten Verurteilung von Mitläufern. Außer den Internierten gab es 300000 Menschen, die ihre früheren Ämter verloren hatten, auf der Straße standen und nicht wussten, wie

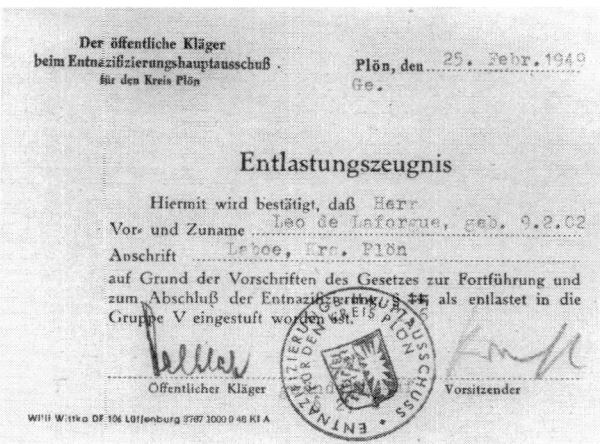

Abb. 4.9: „Persilschein". Entlastungszeugnis des Entnazifizierungsausschusses. Plön 1949.

es weitergehen sollte. Viele fürchteten im Zuge der Entnazifizierung den Verlust ihres Ansehens. Der Großteil der deutschen Bevölkerung hatte nichts gegen Demokratisierung, fand jedoch die angewendeten Methoden verabscheuungswert. Das Vorgehen der Amerikaner wurde als kränkend und beschämend empfunden. Der Gedanke, dass Sieger über Besiegte zu Gericht saßen, erzeugte Unbehagen. Man fürchtete Rachejustiz ohne Mitleid für die ehemals Großen des Dritten Reichs. All das führte zu einer massenhaften Solidarisierung mit den Betroffenen. Die Beschuldigten konnten durch Aussagen von Opfern oder ehemaligen Gegnern entlastet werden. So brachten einige zu ihrem Prozess schriftliche Aussagen mit, die ihnen Anständigkeit, passives Verhalten während der Nazizeit, regelmäßigen Kirchgang und Ähnliches bescheinigten. Mit einer ausreichenden Menge derartiger Empfehlungen war es möglich, jede braune Weste wieder blütenweiß zu waschen. Daher hatten diese Schreiben bald den Beinamen **„Persilscheine"**. Ein bekanntes Beispiel ist der ehemalige Nazi Schindler, der als Industrieller jüdische Gefangene in seiner Rüstungsfabrik arbeiten ließ.

„Persilscheine"

Nach dem Krieg stellten die ehemaligen Häftlinge seine Unschuld fest.[17]

Fachkräftemangel und Wandlung der politischen Stimmungslage

Aber es traten noch andere Probleme bei der Durchführung der Entnazifizierung zutage. Um das Chaos in den Städten zu beseitigen, brauchte man die vorhandenen Spezialisten, ob diese nun ehemalige Nazis waren oder nicht. Viele Städte waren vom Krieg stark zerstört. Für den Wiederaufbau waren die Kenntnisse der gut ausgebildeten Fachkräfte unentbehrlich. Wenn ein Spezialist z. B. für die Abwasserbeseitigung in einer bestimmten Großstadt benötigt wurde, spielte seine nationalsozialistische Vergangenheit für die Militärregierung keine Rolle, ihr war die Funktion der Kläranlage wichtiger.

Durchführungsprobleme

Für den größten Teil der Beschuldigten sorgte so die Zeit. Die politischen Unstimmigkeiten zwischen den Westmächten und der Sowjetunion überdeckten bald den Wunsch der Alliierten nach Entnazifizierung. Höhere Funktionäre blieben meist ungeschoren; als sie an die Reihe kamen, hatte sich die politische Stimmung gewandelt und die Verfahren wurden abgeschlossen. Unter den **Vorzeichen des Kalten Kriegs** wurde die Entnazifizierung zu Beginn der fünfziger Jahre beendet. Außer den verurteilten Personen kehrten Belastete, aber auch angeblich unentbehrliche Fachleute in ihre Ämter und Positionen zurück.

Vorzeichen des Kalten Kriegs

Betrachtet man die **Abschlussbilanz** der Entnazifizierungsverfahren, so wurden insgesamt 1654 als Hauptschuldige verurteilt, es gab 22 122 Belastete und 106 422 Minderbelastete. Wäre diese Bilanz richtig, dann wären weniger als einer von hundert Deutschen ein Anhänger der Nazis gewesen und das Dritte Reich hätte es niemals gegeben. Tatsäch-

Abschlussbilanz

---

[17] Siehe den Film „Schindlers Liste" oder das gleichnamige Buch, dessen Geschichte von den ehemaligen „Schindlerjuden" bestätigt wurde.

lich handelte es sich aber um eine Massenbewegung. 1933 war die nationalsozialistische Partei von etwa der Hälfte aller Deutschen gewählt worden. Es wäre sicherlich kaum möglich und nicht unbedingt angemessen gewesen, alle kleinen Mitläufer der Nazi-Partei zu bestrafen. Tatsache bleibt aber, dass etliche nachweisbar aktive Nazis nach dem Krieg wieder in hohe Positionen in Wirtschaft und Politik gelangt sind. Damit kann man die Entnazifizierung als gescheitert betrachten.

„Re-edukation"

Nach Meinung der Besatzungsoffiziere war es nicht ratsam, die deutsche Bevölkerung sich selbst zu überlassen. Die Erfahrungen des missglückten gesellschaftlichen Umbaus in der Weimarer Republik sprachen dagegen. Die Deutschen galten als undemokratisch und autoritätsgläubig. Man ging davon aus, dass die **autoritäre Tradition** das deutsche Volk unfähig gemacht hatte, das Verbrecherische des Nationalsozialismus zu durchschauen. Also, beschloss man einen umfassenden demokratischen Umbau der Gesellschaft und die Neu-Erziehung der Deutschen. So wurde die „Re-edukation" („Umerziehung") zum positiven Gegenstück der Entnazifizierung. Die Reaktion der Deutschen auf ihre geplante **„Zwangsdemokratisierung"** fiel unterschiedlich aus. Für einen Teil galt „Hunger, Mangel an Fett, Korruption – das ist Demokratie", andere hatten Hunger nach westlichen Ideen, auf moderne Literatur, Musik und eine andere Lebensweise.

Die Umerziehung sollte sich auf viele Lebensbereiche erstrecken. Zunächst sollte den Deutschen Demokratie auf lokaler Ebene vorgeführt und vorgelebt werden, um sie an demokratische Methoden zu gewöhnen und mit den Spielregeln vertraut zu machen. General Clay übertrug den Deutschen nach und nach immer mehr Regierungsverantwortung, um sie an die praktische Anwendung von Demokratie zu gewöhnen. Die Tätigkeit der neuen Regierung, zunächst auf lokaler Ebene, wurde streng überwacht.

Orientierungsangebote

Hauptzielgruppe der Re-edukation war die Jugend. Für die damals Fünfzehn- bis Dreißigjährigen war das Kriegsende vor allem als Zusammenbruch erlebt worden. Diese Generation war von der Naziideologie besonders betroffen. Sie sind in der Zeit des Dritten Reichs herangewachsen und hatten nichts anderes kennen gelernt. Die Aktivitäten in der HJ oder im BDM hatten in ihrer Erinnerung einen unpolitischen Charakter. Dass ihnen diese schönen Erinnerungen nun genommen werden sollten, empfanden viele als ungerecht. Alles, was sie bis dahin gelernt hatten, sollte nun nicht mehr gültig sein. Die Niederlage des Dritten Reichs stürzte sie in eine **Sinn- und Orientierungskrise.** Viele der jungen Menschen fühlten sich betrogen und litten unter den verlorenen Jahren. Ihnen sollte die demokratische Umerziehung besonders gewidmet sein, da sie gleichzeitig die künftigen Staatsträger sein würden. Diese jungen Deutschen sollten das Handwerk „Demokratie" frühzeitig erwerben, um die neue Staatsform sicher in die Zukunft zu tragen. Die Schulen wurden zunächst geschlossen, die meisten Lehrer entlassen und auf ihre Nazivergangenheit geprüft. Damit sollte die autoritäre Tradition an ihrer Basis gebrochen werden. Unmittelbare Folge davon war zunächst ein gewaltiges Chaos: Menschen mit hoher Schulbildung, aber ohne Lehrerausbildung, wurden als Lehrer eingestellt, um den entstandenen Lehrermangel auszugleichen. Alte Lehrer aus der Weimarer Republik wurden zurückgeholt. Diese Schulbeamten waren oft nicht Willens oder in der Lage, gewohnte Bahnen zu verlassen. Die Alliierten hatten die alten Schulbücher aus dem Verkehr gezogen, neue gab es noch nicht. So mussten die alten Schulbücher aus der Weimarer Republik ebenso wieder her wie die zu alten Lehrer. An den Universitäten knüpften die Lehrinhalte und -methoden wie auch die akademische Selbstverwaltung oft an die Traditionen von vor 1933 an. Um den Jugendlichen eine sinnvolle Freizeitgestaltung zu ermöglichen wurden bereits ab November 1945 erste Gruppen christlicher Jungen-, Pfadfinder- und Sportvereine zugelas-

Sinn- und Orientierungskrise

Bildungschaos

sen. Damit sich das Verhältnis zwischen Gruppenleiter der verschiedenen Jugendgruppen und den Jugendlichen demokratisch gestalten konnte, richteten die Militärregierungen 1948/49 Ausbildungszentren für Gruppenleiter ein.

Neue Rolle der Medien

Presse und **Rundfunk** waren als wichtiges Mittel zur Umerziehung und Demokratisierung der gesamten Bevölkerung neu zu gestalten. Wegen der großen Papierknappheit erschienen die Zeitungen zunächst nur zwei- bis dreimal die Woche und beschränkten sich auf vier bis sechs Seiten. Deutsche konnten nur Zeitungen veröffentlichen, wenn sie eine Lizenz der Besatzungsmacht besaßen. Die Besatzungsmächte kontrollierten die Zeitungen durch **Vor-** und **Nachzensur**. Solange die Journalisten die Besatzungsmächte nicht kritisierten, waren sie in ihrer Berichterstattung und Kommentierung meistens frei. Unter dem Einfluss der Besatzer bildete sich zwischen Kriegsende und Währungsreform eine große Zahl kulturpolitischer Zeitungen. Sie setzten sich mit der nationalsozialistischen Vergangenheit auseinander, mit der gegenwärtigen Situation Deutschlands und der kulturellen Entwicklung des Auslands. Die erste Zeitung nach dem Einmarsch der Amerikaner erschien am 24. Januar 1945 in Aachen. Die erste Süddeutsche Zeitung wurde am 6. Oktober 1945 in München gedruckt ... mit den eingeschmolzenen Druckplatten von Hitlers Buch „Mein Kampf".

Auch Rundfunk- und Fernsehanstalten waren den Vorstellungen der Alliierten unterworfen. Zuerst entstanden Sender der Militärregierung. Dadurch entwickelten sich für jede der Besatzungszonen eigene Rundfunkanstalten.

Zum **Umerziehungsprogramm** gehörten auch Dokumentarfilme, welche die Alliierten in allen großen Kinos aufführten. Die Filme zeigten die Verbrechen und Grausamkeiten in den Konzentrationslagern. Der Dokumentarfilm: „Die Todesmühlen" war ein Zusammenschnitt von deutschem Filmmaterial und amerikanischen Aufnahmen bei der Befreiung. Sie zeigten Leichenberge, Krematorien, Gaskammern und Hinrichtungen. Die Bilder waren derart brutal, dass viele Kinobesucher den Film nicht zu Ende schauen konnten. Die Deutschen, die in der Nähe der Konzentrationslager wohnten, wurden zur Besichtigung der vorgefundenen Leichenberge aufgefordert. Diese **Demonstration der Naziverbrechen** hatte allerdings nicht immer die gewünschte Wirkung. Die Menschen waren durch die drastischen Methoden der Nazipropaganda bisweilen abgestumpft, teilweise erinnerten sie sich lediglich an die Gräueltaten der Gegenseite. Die „Reue auf Kommando" funktionierte selten. Wenn in Westdeutschland von „Kriegsopfern" die Rede war, so dachten die Deutschen zuerst an ihre eigenen Opfer.

Insgesamt gesehen waren die Umerziehungsmaßnahmen für die Deutschen mehr oder weniger erfolgreich. Den größeren Einfluss hatte die eher zufällige Einwirkung der Besatzer. „Jazz", „Lucky Strike", „Corned beef" und „Kaugummi" wurden zu den Schlüsselwörtern der Nachkriegszeit.

Demonstration der Naziverbrechen

Fragen zum Text:
1. Was versteht man unter „Entnazifizierung"?
2. Wie stand die deutsche Bevölkerung zur Entnazifizierung?
3. Welche Maßnahmen trafen die Amerikaner, Engländer, Franzosen und Sowjets?
4. Welche Probleme tauchten auf?
5. Was wurde als „Persilschein" bezeichnet?

Gesprächsanregungen:
Beim Ansprechen des Themas „Entnazifizierung" muss mit innerem Widerstand der alten Menschen gerechnet werden. Hier kann die Gesprächsinitiative den Senioren selbst überlassen werden. Fragen dazu sollten sehr behutsam gestellt werden, z.B. „Was hatte es mit dem ‚Persilschein' auf sich?"

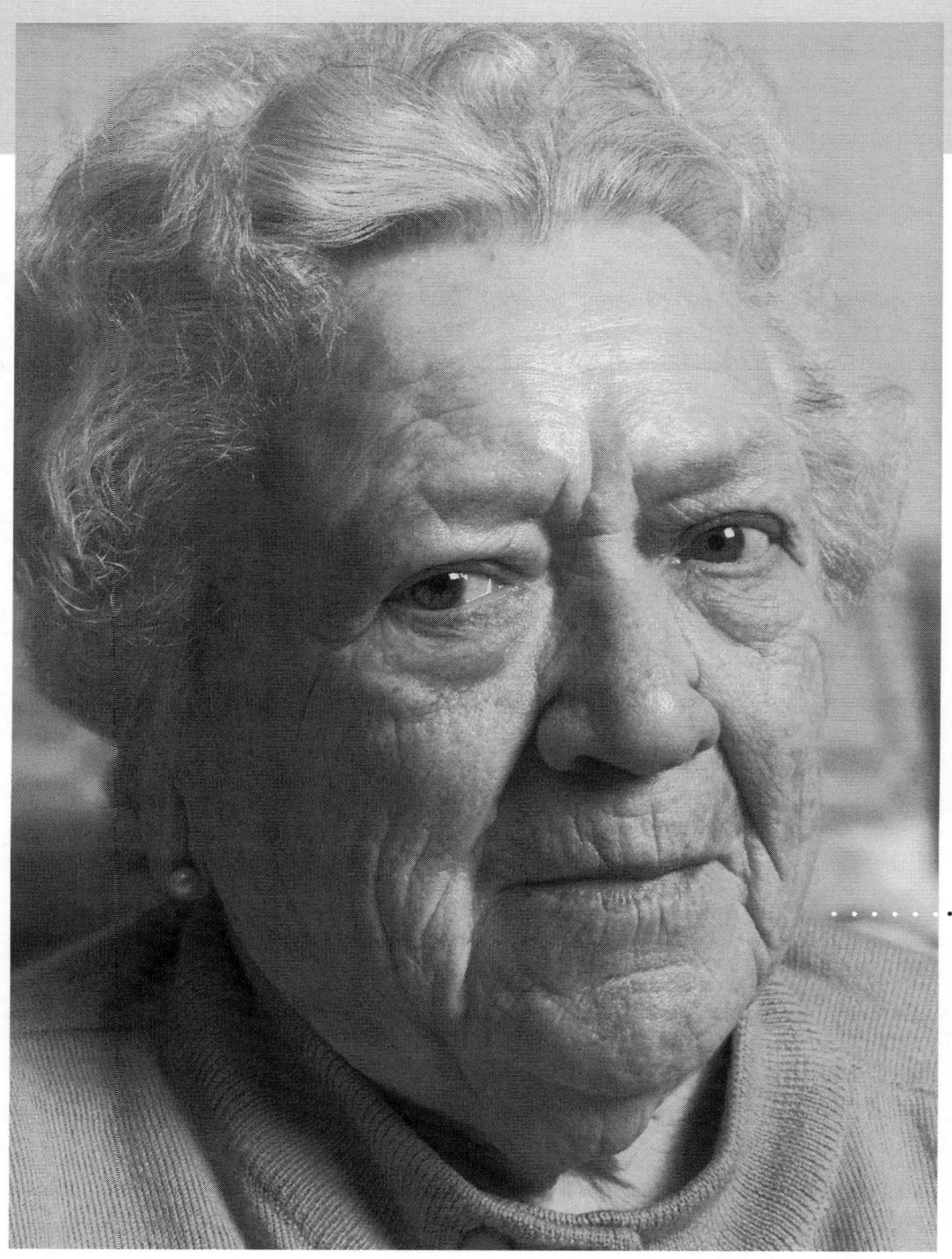

5 Deutschland im Wiederaufbau

„Ein nicht gehaltenes Versprechen."

....

Im Alter von 6 Jahren hat Berta Kramer die Mutter verloren. Der Vater zog sie zunächst allein groß, heiratete aber später erneut. Von der Stiefmutter hat sie keine Liebe erhalten und wurde frühzeitig als Dienstmädchen in eine andere Familie geschickt. Damit hatte ihr Vater das Versprechen, sie dürfe ihren Wunschberuf erlernen, nicht gehalten. Die eigene Familie und ihre Kinder haben ihr über vieles hinweggeholfen.

BERTA KRAMER
Jahrgang 1915, geboren in Bayern, lebt zu Hause.

5.1 Die Männer der ersten Stunde

5.1.1 Konrad Adenauer

Am 5. Januar 1876 wurde Konrad Adenauer als drittes von fünf Kindern in Köln geboren. Die wirtschaftlichen Verhältnisse bei Familie Adenauer waren recht bescheiden. Aber Konrad junior war willensstark, ehrgeizig und pflichtbewusst. Später sagte er über seine Kindheit: „Als ich ein kleiner Junge war, bekam ich immer den Rat zu hören: ‚Was du tust, das tue ganz'. Dieser Rat hat mich durch mein ganzes Leben begleitet." Die Worte seines Vaters nahm sich der junge Adenauer zu Herzen. Das Studium der Rechtswissenschaft und Volkswirtschaft absolvierte er in Rekordzeit. Seinen verbissenen Lerneifer kommentierte ein Mitstudent: „Sein Fleiß und seine Pflichttreue konnten einem auf die Nerven gehen".

Politischer Werdegang

Als die Partei „**Zentrum**" 1906 einen neuen Beigeordneten für den Stadtrat suchte, griff Adenauer zu. Er nutzte seine Verbindungen und Beziehungen, erwarb bereits vor der Wahl das Vertrauen vieler Stadtabgeordneter und gewann 35 von 37 Stimmen. Es war das erste, aber keineswegs das letzte Mal, dass sich Adenauer selbst für ein Amt empfahl. 1909 wurde er mit 33 Jahren Stellvertreter des Oberbürgermeisters in Köln. Während der Zeit des Ersten Weltkriegs bewies er Weitblick und Geschick. Er schloss mit den Landwirten der Umgebung langfristige Lieferverträge ab und milderte dadurch die Not des Krieges für die Kölner Bevölkerung. 1917 wurde er Oberbürgermeister von Köln.

Als die Nazis politisch erfolgreich wurden, hatte Adenauer keinen Zweifel daran gelassen, dass er nie mit ihnen zusammenarbeiten würde. Nach Hitlers Machtübername im

Januar 1933 war Adenauer nicht bereit, den zu einer Wahlkampfrede am 19. Februar 1933 angereisten Adolf Hitler zu empfangen und ließ Hakenkreuzfahnen von der Deutzer Brücke entfernen. Am 5. März 1933 besetzte Hitlers „Sturmabteilung" (SA) sein Haus. Adenauer wurde von dem zuständigen Gauleiter wegen „Landesverrat und Verschwendung öffentlicher Gelder" abgesetzt. Er verließ Köln und versteckte sich für ein Jahr im Kloster Maria Laach in der Eifel. Politisch konnte er sich vorerst nicht mehr betätigen; er zog sich ins Private zurück und züchtete Rosen. Nach dem Putschversuch vom 20. Juli 1944 stand Adenauer im Verdacht, von dem geplanten Attentat auf Hitler gewusst zu haben. Die Nazis verhafteten ihn, er floh in den Westerwald, wurde dort erneut festgenommen und inhaftiert. Im September 1944 kam er bereits wieder frei und blieb bis zum Kriegsende unbehelligt.

Entlassung

Nach ihrem Einmarsch setzten die Amerikaner Konrad Adenauer 1945 wieder in sein Amt als **Kölner Oberbürgermeister** ein. Als erste Amtshandlung ordnete Adenauer den Rücktransport der von Köln stammenden KZ-Häftlinge an. Sie kamen aus den Konzentrationslagern in Theresienstadt, Buchenwald und Dachau. Nachdem die Engländer das nördliche Rheinland übernahmen, setzte die britische Militärverwaltung ihn wieder ab. Die Briten entließen ihn mit der offiziellen Begründung, er habe sich nicht energisch genug dem Wiederaufbau der Stadt gewidmet. Vermutlich hatte den britischen Behörden aber seine Kritik an ihrer Politik missfallen. Unter anderem hatte Adenauer ihren Anordnungen, die Bäume der städtischen Grünanlagen abzuholzen, nicht Folge geleistet. Diese Entlassung erwies sich auf längere Sicht als vorteilhaft für Adenauer, denn sie entlastete ihn von dem Verdacht, ein Werkzeug der Besatzungsmächte gewesen zu sein. So begann für Konrad Adenauer eine zweite politische Karriere in einem Alter, in dem sich andere in den Ruhestand begeben.

Kölner Oberbürgermeister

Vorsitzender der CDU

Am 1. März 1946 wurde er zum Vorsitzenden der CDU in der britischen Zone gewählt, nur wenige Wochen nach seinem siebzigsten Geburtstag. Im Herbst 1946 wurde Adenauer Fraktionsvorsitzender der CDU im ersten Landtag von Nordrhein-Westfalen. Wenige Tage später hielt er eine Rede, die genau das Gegenteil von dem beinhaltete, was er später in die Tat umsetzte: „Die aktiven Nationalsozialisten und die aktiven Militaristen, die für den Krieg und seine Verlängerung Verantwortlichen ... müssen aus ihren Stellen entfernt werden. Sie müssen ... von deutschen Gerichten bestraft werden. Ihr Vermögen muss ganz oder teilweise beschlagnahmt werden." Die tatsächliche Politik der Besatzungsmächte und ihre Probleme untereinander ließen die konsequente Umsetzung dieser gut gemeinten Pläne nicht zu. Amerikas Politik wandte sich bald gegen den Kommunismus. Gleichzeitig wurden in der sowjetischen Besatzungszone (SBZ) die Regierung und die öffentlichen Organe wie Schulen und Zeitungen gleichgeschaltet. Mit der antikommunistischen Realpolitik Washingtons und der Gleichschaltpraxis der sowjetischen Besatzungsmacht änderten sich auch Adenauers Ansichten. Der **deutsche Wiederaufbau** und die **Anbindung an den Westen** wurden ihm weit wichtiger als die aktive Entnazifizierung[18].

Adenauer war ein politischer Redner, der seine Zuhörer mitzureißen verstand. Darüber hinaus zeichnete ihn Willensstärke, Ehrgeiz und ein sprichwörtlich preußisches Pflichtbewusstsein aus. Als gegen Mitternacht des 14. August 1949 das Ergebnis der ersten Wahl zum Deutschen Bundestag feststand und verschiedene Rundfunkstationen ein telefonisches Interview mit dem Oberhaupt der nunmehr stärksten Partei erbaten, lag Konrad Adenauer bereits in tiefstem Schlaf.

---

[18] Siehe Kapitel „Persilschein, Entnazifizierung und Umerziehung".

Erster Bundeskanzler der Bundesrepublik Deutschland

Auf seinem politischen Lebensweg stand ihm jedoch auch das Glück zur Seite. Seine Wahl zum ersten Bundeskanzler erfolgte mit nur einer Stimme Mehrheit, und das war seine eigene. Am 15. September 1949 legte er vor Bundestagspräsident Erich Köhler den Eid auf das Grundgesetz ab. Nur fünf Tage später präsentierte er der Öffentlichkeit sein Kabinett, das aus einer Koalition von CDU/CSU, FDP und DP (Deutsche Partei) bestand.

In der Folgezeit trieb Adenauer die Anlehnung an den Westen und die verstärkte Zusammenarbeit mit den **Alliierten** Amerika, Frankreich und England, voran, was ihm massive Kritik aus den Reihen der SPD einbrachte. Die oft harsche Kritik der Opposition hat Adenauer in seinen Verhandlungen mit den **Hohen Kommissaren** meist gestärkt, konnte er doch unter Hinweis auf die Unnachgiebigkeit seiner politischen Gegner den alliierten Westmächten immer wieder Zugeständnisse abringen. Zwei Monate nach seiner Amtseinführung hatte Adenauer relativ viel bei den Alliierten erreicht. Dafür warf Schumacher, Vorsitzender der SPD, ihm in einer hitzigen Auseinandersetzung des Bundestages vor **„Kanzler der Alliierten"** zu sein.

Ab 1950 setzte sich Adenauer bereits für eine deutsche Wiederbewaffnung ein. Er sah in der deutschen Wiederbewaffnung eine Möglichkeit, Souveränität für die Bundesrepublik und ihre Gleichberechtigung mit den anderen westlichen Staaten zu erreichen. In einem geheimen Brief vom 30. August 1950 an den amerikanischen Hohen Kommissar in Bonn, John McCloy, forderte er zunächst die Alliierten auf, ihre Besatzungstruppen in Deutschland zu verstärken. Gleichzeitig bot er einen deutschen Verteidigungsbeitrag an. Grund dafür war die Volkspolizei in der DDR in einer Stärke von 60 000 Mann, die Adenauer als Bedrohung empfand. In einem zweiten Brief forderte er als Gegenleistung für die angebotene Beteiligung die Beendigung des Kriegszustands.

Randnotizen: Alliierte · Hohe Kommissare · Vorwurf „Kanzler der Alliierten"

5. DEUTSCHLAND IM WIEDERAUFBAU

deutsche Wiederbewaffnung

Frankreich war zunächst gegen eine **deutsche Wiederbewaffnung**, was angesichts der deutsch-französischen Kriege verständlich war. Frankreichs Weigerung wurde mit dem Bonmot[19] umschrieben: „Frankreich wünsche in Deutschland eine Armee, die stärker als die sowjetische aber schwächer als die französische Armee sei." Seit dem Sommer 1950 regte sich auch in Deutschland selbst Widerstand gegen eine deutsche Wiederbewaffnung. Die Bevölkerung litt noch zu sehr an den Folgen des Krieges. Dennoch ergriff Adenauer am 5. Oktober 1950 die Initiative zur deutschen Wiederaufrüstung. Er organisierte ein Treffen ehemaliger Offiziere der deutschen Wehrmacht in der Eifel.

Beendigung des Krieges

Ein erstes Ergebnis von Adenauers Westorientierung war die Aufhebung des Besatzungsstatuts am 6. März 1951. Die alliierte Hohe Kommission verzichtete von da an auf die Überwachung der Bundes- und Ländergesetze. In außenpolitischen und wirtschaftlichen Bereichen erhielt die Bundesrepublik ihre Handlungsfähigkeit zurück. Das Amt des Außenministers übernahm Adenauer bis zum 6. Juni 1955 selbst. Parallelverhandlungen zwischen den Westmächten und der Bundesregierung führten zur Erklärung vom 9. Juli 1951, die den Kriegszustand zwischen den Unterzeichnenden beendet hatte. Am 26. Mai 1952 wurde in Bonn der Deutschlandvertrag unterzeichnet, welcher die alliierten Sonderrechte auf ein Minimum reduzierte. Einige Sonderrechte jedoch wie das Recht auf Truppenstationierung auf deutschem Boden und das Besatzungsstatut von Westberlin wurden erst 1990 aufgehoben. Adenauer übernahm noch 1952 als erster deutscher Vertreter nach der Kapitulation wieder den Vorsitz einer internationalen Konferenz. Am 5. Mai 1955 schließlich unterzeichneten die drei Hohen Kommissare die Proklamation über die **Aufhebung des Besatzungsregimes** in der Bundesrepublik. Damit war Deutschland wieder weitgehend souverän. Bei einem Moskaubesuch im September 1955 vereinbarte Adenauer die Aufnahme diplomatischer Beziehungen mit der Sowjetunion. Im Gegenzug sicherte die

Aufhebung des Besatzungsregimes

---

[19] „Bonmot" ist die französische Bezeichnung für einen kleinen Scherz.

sowjetische Seite die Heimkehr der 9626 Kriegsgefangenen und der 20 000 Privatinternierten zu, die sich bis dahin noch in russischer Gefangenschaft befanden. Allerdings festigte dieser Besuch auch die deutsche Teilung.

Mit seiner konsequenten **Politik der Westintegration** machte Adenauer aus dem besetzten Deutschland einen gleichberechtigten Staat unter den Westmächten. Die ehemaligen Feinde wurden so zu Freunden und zu Verbündeten gegen die Sowjetunion. Für die bundesdeutsche Öffentlichkeit waren vor allem die Staatsbesuche gekrönter Häupter sichtbarster Ausdruck für das Ansehen, das sie wieder im Ausland genoss. Im Wahlkampf trat Adenauer weniger als Vorsitzender einer großen Partei in Erscheinung, er präsentierte sich vielmehr als Kanzler eines ganzen Volkes. Viele Menschen empfanden ihn als einen „**Vater der Nation**", der ein Herz für die kleinen Leute hatte. Adenauer war im Volk aus vielerlei Gründen beliebt, wobei er auch das Vertrauen der ärmeren Bevölkerungsgruppen genoss. Mit ein Grund für seine Beliebtheit war die Tatsache, dass Adenauer sich einfach und für alle verständlich ausdrücken konnte. Kurt Schumacher sagte über ihn: „Goethes Wortschatz wies 290 000 Wörter auf, Herr Adenauer verfügt nur über 500". Darauf erwiderte ein anderer: „Und selbst wenn er 200 Worte mehr kennen würde, so würde er sie nicht benutzen".

Politik der Westintegration

„Vater der Nation"

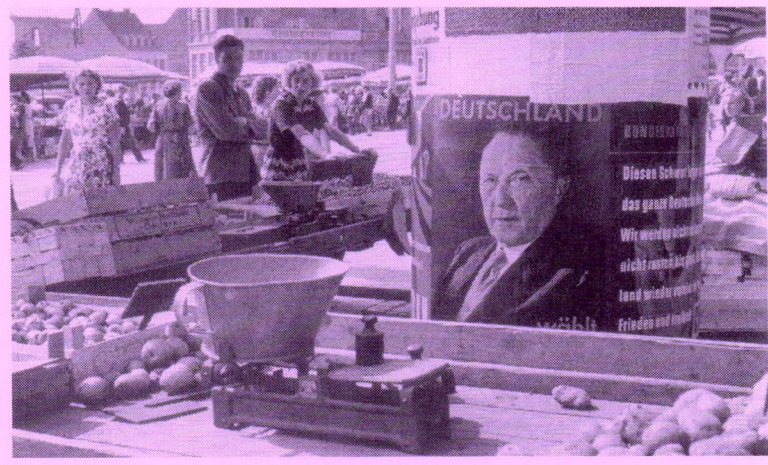

Abb. 5.1: Wahlplakat Adenauers auf dem Wochenmarkt. Foto: Erich Lessing.

Kritik an Adenauer

Dennoch fand Adenauers Politik längst nicht in allen Bevölkerungskreisen Zustimmung. Immer wieder kam es zu Demonstrationen gegen die Sozialpolitik der CDU, von der sich insbesondere die Kriegsopfer vernachlässigt fühlten. Diese Kritik wurde vor allem von den Gewerkschaften getragen, die gegen die zu einseitige Anlehnung der Bundesrepublik an den Westen waren. Nach dem triumphalen Wahlsieg 1957 begann die Autorität Adenauers als Regierungschef allerdings zu zerfallen. Immer lauter und dringlicher wurde über die Absetzung des über achtzigjährigen Bundeskanzlers diskutiert. Eindeutiger Favorit für die Nachfolge Adenauers war Ludwig Erhard. Adenauer selbst hielt ihn für ungeeignet und tat alles, um dessen Nominierung zu verhindern. Dabei untergrub er sein eigenes Ansehen in der Partei und in der Öffentlichkeit. Dennoch markierte Adenauers Abschied von der Macht das Ende einer Ära, die zu Recht seinen Namen trägt. In den vierzehn Jahren seiner Kanzlerschaft hatte er die Innenpolitik der Bundesrepublik in hohem Maße geprägt und ihre Stellung als verlässlicher Partner im internationalen System erstaunlich schnell gesichert. Pragmatisch und nüchtern hatte er die Integration der Bundesrepublik in das westliche Wirtschafts- und Verteidigungssystem betrieben und dabei der **Sicherheit**, der **Freiheit** und dem **Wohlstand** Westdeutschlands **Vorrang vor der Wiedervereinigung** mit Ostdeutschland eingeräumt. Auch seine Verständigungspolitik mit Frankreich und der Ausbau der Westeuropäischen Gemeinschaft (EG) dokumentieren, dass er für die Bundesrepublik eher europäische als nationale Ziele verfolgte.

Sicherheit
Freiheit
Wohlstand

Vorrang vor der Wiedervereinigung

Adenauers Politik brachte Deutschland das so genannte Wirtschaftswunder mit hohem Lebensstandard und einer stabilen Demokratie. Sie kostete allerdings vorläufig und für lange Jahre die Einheit Deutschlands. Zehn Jahre nach der bedingungslosen Kapitulation waren auf deutschem Boden zwei souveräne Staaten entstanden, die Bundesrepublik Deutschland und die Deutsche Demokratische Republik.

Konrad Adenauer verließ im Oktober 1963 im Alter von 87 Jahren die politische Bühne Deutschlands. Er starb am 19. April 1967.

5.1.2 Theodor Heuss

Theodor Heuss wurde am 31. Januar 1884 in Brackenheim bei Heilbronn geboren. Von 1902 bis 1905 studierte er in München Kunstgeschichte und Staatswissenschaften. In der damaligen Zeit war das ein völlig neues und Aufsehen erregendes Fach. Nach nur sechs Semestern schloss er sein Studium ab und erhielt sofort eine feste Anstellung als Redakteur bei der Wochenzeitschrift „Die Hilfe". Wenige Jahre später konnte er bereits als Chefredakteur zu einer größeren Zeitung wechseln. Als **Journalist** warb Theodor Heuss für Demokratisierung und sozialpolitische Ideen. 1908 heiratete er die Straßburger Professorentochter Elly Knapp. Zwei Jahre später wurde ihr einziges Kind, Ernst Ludwig geboren. Als 1914 der Krieg ausbrach, wurde er wegen einer Armverletzung vom Militärdienst freigestellt und begnügte sich damit, das Kriegsgeschehen als Journalist zu kommentieren.

Journalist

Politischer Werdegang

Theodor Heuss versuchte sich auch frühzeitig in der aktiven Politik. 1924 wurde er erstmals für die DDP (Deutsche Demokratische Partei) in den Reichstag gewählt. In zahlreichen Wahlveranstaltungen warb Heuss für eine liberale und demokratische Politik. Nach dem großen Wahlerfolg der NSDAP 1930 veröffentlichte er in einer Nürnberger Lokalzeitung: „Man darf die Bewegung nicht unterstützen, die sich der Suggestion (*Beeinflussung*) und des Terrors zu bedienen versteht." Außerdem setzte sich Theodor Heuss mit den Schriften dieser Partei kritisch auseinander. Das Ergebnis seiner Studien veröffentlichte er in seinem Buch „Hitlers Weg", das als die „erste objektive und intelligente Analyse des Nationalsozialismus" bezeichnet wurde. In seinem Werk untersucht er die Mängel im Parteiprogramm der NSDAP und kritisiert den antidemokratischen und rassistischen Geist der NS-Ideologie. Das Buch wurde 1932 noch achtmal nachgedruckt und in drei weitere Sprachen, schwedisch, italienisch und holländisch, übersetzt. Nach dem Krieg be-

Im Reichstag für die DDP

trachtete er sein eigenes Werk kritisch; er hatte die Dynamik der NSDAP unterschätzt. Seine letzte freie Rede, eine Abrechnung mit dem Nationalsozialismus, hielt Heuss im Mai 1932 vor dem Deutschen Reichstag. Im März 1933 stimmte er dem **Ermächtigungsgesetz** zu, ein Fehler, den Heuss später bereute. Dennoch wurde seine politische Karriere mit der Gleichschaltung der Parteien vorerst beendet. Dieses Scheitern gehörte zu den einschneidenden Erfahrungen in seinem Leben. Später sagte er dazu: „Es ist keine Schande hinzufallen, aber es ist eine Schande liegen zu bleiben." Zwei seiner Bücher, darunter auch „Hitlers Weg", fielen 1933 der öffentlichen **Bücherverbrennung** durch die Nazis zum Opfer. Als Biograf und Journalist konnte er sich jedoch eine Nischenexistenz während der Zeit des Dritten Reiches erhalten; seine Familie konnte er damit aber kaum ernähren. Als Journalist wurde er 1941 bei der Frankfurter Zeitung eingestellt, durfte aber nur unter falschem Namen schreiben. Heuss wählte das Pseudonym „Thomas Brackheim", denn Veröffentlichungen von „Theodor Heuss" waren im Dritten Reich unerwünscht. Am 31. August 1943 wurde die Zeitung eingestellt und der Journalist Heuss verlor wieder seine Arbeit. Ihm blieb noch das Schreiben von Biografien. Unter anderem hat er eine Biografie des Industriellen Robert Bosch, dem Gründer der Bosch-Werke, verfasst.

Am Ende des Zweiten Weltkriegs war Theodor Heuss 61 Jahre alt. Noch während des Krieges hatten die Amerikaner den Namen „Heuss" in eine so genannte **weiße Liste** aufgenommen. Auf dieser Liste waren etwa 200 qualifizierte Personen verzeichnet, die wegen ihrer ablehnenden Haltung dem Nationalsozialismus gegenüber als zuverlässige Demokraten galten. Schon im Frühjahr 1945 wurde ihm von den Amerikanern die Lizenz für eine Heidelberger Zeitung angeboten. Im Sommer des gleichen Jahres suchten ihn immer wieder verschiedene amerikanische Offiziere auf, die ihn wegen der bevorstehenden Kabinettbildung um Rat fragten. Heuss schlug verschiedene Männer vor, nur nicht sich selbst. Vielleicht wurde er gerade darum aufgefordert, ein Amt zu übernehmen. Als die Offiziere im Sommer bei ihm vorfuhren, um ihm das Kultusministerium anzubieten, war Heuss gerade beim Teppichklopfen; seine Frau war zu dem Zeitpunkt schon schwer herzkrank. Auf das Angebot erwiderte Heuss in seinem schwäbischen Dialekt: „Ja, wenn ihr mir ein Dienstmädle besorget". Ende September 1945 zog er nach Stuttgart um und wurde der erste Kultusminister in Württemberg-Baden.

Am 1. September 1948 trafen sich die 65 Abgeordneten des Parlamentarischen Rates, um eine neue Verfassung zu formulieren. Einer davon war Theodor Heuss. Der Vorschlag, dass Deutschland nun **„Bundesrepublik Deutschland"** heißen solle, stammte ebenso von ihm wie der Wortlaut der Präambel und viele Artikel unseres Grundgesetzes.

„Bundesrepublik Deutschland"

Erster Bundespräsident der Bundesrepublik Deutschland

Am 12. September 1949 wurde Theodor Heuss zum ersten Bundespräsidenten der neuen Bundesrepublik gewählt. Journalisten mutmaßten vor seiner Wahl, Frau Heuss sei vielleicht nicht als First Lady geeignet, da sie angeblich einen schwäbischen Dialekt sprach. Theodor Heuss musste daraufhin die verlegenen Journalisten belehren: Frau Knapp-Heuss sprach ein tadelloses Deutsch, eher sei er selber nicht zum Bundespräsidenten geeignet – wegen seines schwäbischen Dialekts, in den er auch bei öffentlichen Reden immer wieder verfiel. Das erste Glückwunschtelegramm erhielt Heuss übrigens von der Milchfrau, bei der er in der ersten Nachkriegszeit die kleine Ration Magermilch abgeholt hatte. Er beantwortete das Telegramm umgehend. Bei seinem ersten Staatsbesuch in Heidelberg ließ er den verblüfften Chauffeur einen Umweg fahren und besuchte die Milchfrau mit voller Polizeieskorte in ihrem Milchhäuschen. Derartige Überraschungsabstecher sollten eine Angewohnheit des Bundespräsidenten Heuss bleiben, ebenso wie sein Drang, das strenge Staatsprotokoll immer wieder zu umgehen.

Seine Frau, Elly Knapp-Heuss, gründete 1950 das **Müttergenesungswerk** als Zusammenschluss der Müttererho-

Müttergenesungswerk

lungsheime. Sie antwortete damit auf ein drängendes Problem der Zeit: Die Mütter waren mit der Sorge um das tägliche Leben, Kindererziehung und Wiederaufbau überfordert. Für die erschöpften und kranken Mütter wurde damit eine Erholungsmöglichkeit geschaffen. Seitdem ist die Frau des jeweiligen Bundespräsidenten traditionell die Schirmherrin. Nach dem Tod von Elly Knapp-Heuss im Juli 1952 übernahm Theodor Heuss die Schirmherrschaft für das Müttergenesungswerk.

zweite Amtszeit 1954 wurde Theodor Heuss ohne Gegenkandidat in seine **zweite Amtszeit** gewählt. Er prägte das Amt durch seine überparteiliche Art. Die Öffentlichkeit interessierte sich im März 1955 besonders für den Staatsbesuch des iranischen Schahs mit seiner Frau Soraya. Auf Staatsbesuche in anderen Ländern bereitete sich Theodor Heuss stets sorgfältig vor. Er erkundigte sich über das Land und seine Kultur und wählte ein persönliches Geschenk für seine Gastgeber. Die offiziellen Staatsbesuche hielten Heuss nicht davon ab, trotz der Anwesenheit zahlreicher Reporter und Diplomaten immer wieder zum Zeichenstift zu greifen, um Gebäude und Landschaften zu skizzieren. In Griechenland und in Italien besuchte er Massengräber von Opfern der SS und legte Kränze nieder. Mit solchen Gesten errang er die Achtung seiner Gastgeber. Im Ausland entstand das Bewusstsein, „dies seien andere Deutsche". Das Ansehen der Deutschen und das Vertrauen in die Nachkriegsrepublik begannen durch Theodor Heuss wieder zu steigen.

Zur Frage der deutschen Wiederbewaffnung hatte Heuss ein schwieriges Verhältnis. Einerseits empfand er es als eine Verpflichtung, die junge Demokratie zu schützen. Auf der anderen Seite hatten deutsche Soldaten wenige Jahre zuvor den Zweiten Weltkrieg entfesselt. So hielt er eine Wiederbewaffnung in der ersten Hälfte der fünfziger Jahre für verfrüht. Die allgemeine Wehrpflicht wurde erst 1956 eingeführt. Bis Theodor Heuss ein Manöver der Bundeswehr besuchte, vergingen noch einmal zwei Jahre. Nach seinem Besuch verabschiedete er sich von den Soldaten mit dem berühmt gewordenen Ausspruch: „Nun siegt mal schön!"

5.1 DIE MÄNNER DER ERSTEN STUNDE

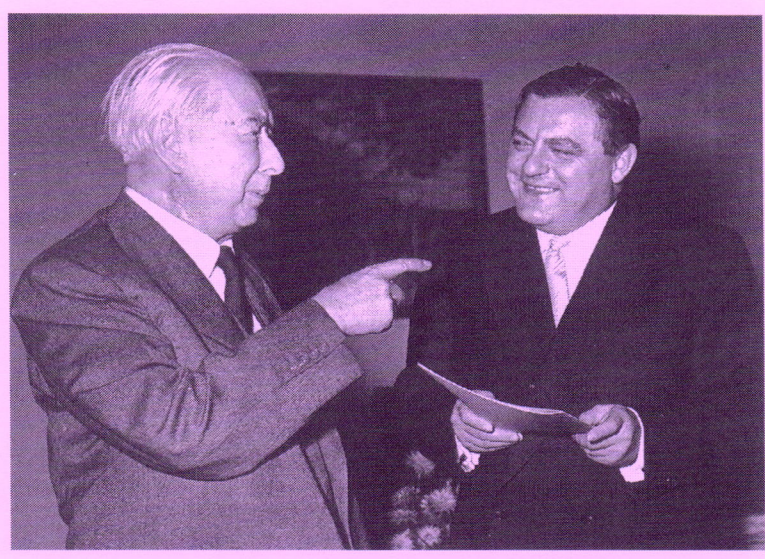

Abb. 5.2:
Theodor Heuss mit
Franz Josef Strauß
1955.

Die Attribute des ersten Bundespräsidenten waren Zigarre, Spazierstock, sein Hut und eine Vorliebe für württembergische Weine. „Wein saufen ist Sünde, Wein trinken ist beten", kommentierte der Bundespräsident seine Liebe zum Wein. So wurde er von vielen Deutschen geliebt und als einer aus dem Volk empfunden. Sein Humor und seine Gemütlichkeit verleiteten dazu, einen Bundesvater in ihm zu sehen. Er wurde zu **„Papa Heuss"**.

„Papa Heuss"

1959 endet die zweite Amtszeit von Theodor Heuss als Bundespräsident. Obwohl es vom Grundgesetz nicht vorgesehen ist, wurde eine dritte Wiederwahl von allen Parteien vorgeschlagen. Das lehnte Heuss jedoch ab. Er wollte nicht die Grundsätze der Demokratie preisgeben, „nur weil gerade ein netter Mann am Platze sei". Eine derartige Änderung sei „ein Armutszeugnis für die deutsche Demokratie". Im gleichen Jahr wurde Heuss mit dem Friedenspreis des deutschen Buchhandels geehrt. Theodor Heuss zog nach Stuttgart zurück und starb dort am 12. Dezember 1963.

Seit 1964 wird einmal im Jahr der **Theodor-Heuss-Preis** für beispielhafte demokratische Gesinnung verliehen.

Theodor-Heuss-Preis

Fragen zum Text:

1. Wer war Konrad Adenauer?
2. Was versteht man unter der „Ära Adenauer"?
3. Was waren Adenauers wichtigsten politischen Erfolge?
4. Auf welche Weise hob Theodor Heuss das Ansehen der Deutschen im Ausland?
5. Welche Institution hinterließen uns Theodor Heuss und seine Frau?

Gesprächsanregungen:

Adenauer war als Politiker sehr beliebt und liefert somit dankbaren Gesprächsstoff. Besonders die Anekdoten um Adenauer und Heuss werden immer wieder gerne erzählt. Es lohnt sich also, die älteren Menschen darauf anzusprechen. Erkundigen Sie sich bei den Senioren nach Theodor Heuss. Vergessen Sie dabei nicht, seine Zigarre zu erwähnen, denn Heuss war ein unverbesserlicher Dauerraucher von Zigarren.

5.2 Wirtschaftswunder und Währungsreform in Westdeutschland

Das NS-Regime hatte vor dem Zweiten Weltkrieg große Geldmengen von den USA geliehen. Mit dem Geld wurde unter anderem der Aufbau der Rüstungsindustrie bezahlt. Auf diese Weise hatte Amerika indirekt den Krieg finanziert. Deutschland hatte gehofft, die Auslandsschulden nach einem gewonnenen Krieg umgehend zurückzahlen zu können. Weil der Krieg nun aber verloren war, sah die Situation anders aus. Deutschland hatte hohe **Schulden**. Um die Schulden zu begleichen, war wieder einmal vermehrt Geld gedruckt worden. Der Geldumlauf hatte sich am Ende des Krieges gegenüber 1938 verfünffacht. Von den Alliierten noch in der Besatzungszeit zusätzlich gedruckte Geldscheine vermehrten den Geldumlauf erneut und machten das Geld praktisch wertlos. Für die unbegehrte Reichsmark war in den Geschäften kaum etwas zu kaufen. Viele Industrieanlagen waren zerbombt und durch **Demontagen** der Alliierten weitgehend ruiniert. Geldmittel zum Wiederaufbau waren kaum noch vorhanden. Das Volk hungerte, und fror. Aus diesem Elend heraus wären die Deutschen bereit gewesen, jedem zu folgen, der mehr Kalorien versprach, auch in eine kommunistische Wirtschaftsordnung.

Schulden

Demontagen

Marshallplan und soziale Marktwirtschaft

Amerika hatte keinerlei Interesse an einer Hinwendung Deutschlands zum Kommunismus und reagierte entsprechend mit der Umsetzung eines Hilfsprogramms. Der **Marshallplan** war das wirtschaftliche Wiederaufbauprogramm für das zerstörte Europa. Er wurde nach dem damaligen US-Außenminister George Marshall benannt, auf dessen Initiative er zurückgeht. Bis zum Jahre 1952 garantierte der Marshallplan finanzielle Wiederaufbauhilfe. Einer der Gründe

Marshallplan

für die großzügige Hilfe von Seiten der USA war die offensive Politik aus dem Osten. Amerika befürchtete einen allzu großen Einfluss der Sowjetunion und des Kommunismus in Deutschland. Die finanzielle Hilfe war mit einer Informationskampagne für die beteiligte Bevölkerung verbunden. Ein Teil dieser Kampagne waren die **„Amerikahäuser"**, die in Berlin und anderen großen Städten eröffnet wurden. Dort konnte sich die deutsche Bevölkerung kostenlos über die amerikanische Demokratie erkundigen. Westdeutschland erhielt im Rahmen der Maßnahme bis 1952 etwa 1,4 Milliarden US-Dollar. Europaweit hatten die USA mehrere Milliarden Dollar ausgegeben. Auch der UdSSR und Ostdeutschland war die Finanzhilfe angeboten worden. Diese konnten das Angebot aus ideologischen Gründen jedoch nicht annehmen. Schließlich war die Umsetzung des Marshallplanes mit einer Wende zum Kapitalismus verbunden.

„Amerikahäuser"

Der Marshallplan war der erste Baustein des wirtschaftlichen Aufbaus. Der zweite Baustein war die Einführung der **sozialen Marktwirtschaft**. Sie ist ein Mischsystem aus Anteilen der freien und Anteilen der gelenkten Marktwirtschaft. Die Freiheit auf dem Markt wird mit sozialem Ausgleich verbunden. **Ludwig Erhard** hatte noch während des Krieges eine Planung über die deutsche Wirtschaft nach dem Krieg aufgestellt. Durch seine Denkschrift über geeignete Maßnahmen für die deutsche Wirtschaft nach dem Zusammenbruch waren die Amerikaner früh auf den Mann mit der dicken Zigarre aufmerksam geworden. 1948 wurde er zum Direktor des Zweizonen-Wirtschaftsamtes berufen. Erhard konnte seine Ideen umsetzen und führte in Deutschland die soziale Marktwirtschaft ein. Er vertrat die Meinung, Wohlstand sei nur erreichbar, wenn zuerst die Interessen der Unternehmer gestärkt würden. Also wurden selbständige Unternehmer durch zahlreiche Steuervorteile begünstigt und investierten entsprechend. Auf diese Weise trägt der Staat in der sozialen Marktwirtschaft zum wirtschaftlichen Aufschwung bei und greift aktiv in das Marktgeschehen ein. Auch wenn in der sozialen Marktwirtschaft echter Wohlstand nur für wenige erreichbar ist, so besserten sich doch allgemein die Lebens-

soziale Marktwirtschaft

Ludwig Erhard

5.2 Wirtschaftswunder und Währungsreform

umstände der Menschen. Viele konnten sich in bescheidenem Rahmen „etwas leisten". Die Deutschen hatten über Jahre nicht genügend zu essen gehabt und waren zufrieden, ihre Grundbedürfnisse endlich ausreichend stillen zu können. Die kriegsbedingte Zerstörung vieler Haushalte und ein starker Nachholbedarf sicherten den Absatz auf Jahre hinaus.

Neue Währung

Im deutschen Wiederaufbau war die **Währungsreform** ein weiterer wichtiger Faktor. Schon im September 1946 einigten sich die vier Siegermächte darauf, eine neue gemeinsame Währung in Deutschland einzuführen. Die ersten Streitigkeiten gab es schon über den Ort der Druckerei. So wurde die gesamte Währungsreform im Alleingang von den westlichen Siegermächten vorbereitet. Die USA begannen in einer streng geheimen Aktion, in Amerika gedruckte Geldscheine an deutsche Banken auszuliefern.

Währungsreform

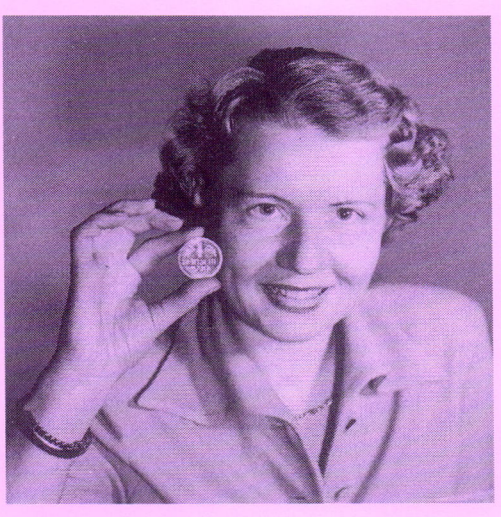

Am 18. Juni 1948 erfuhren die Bewohner der westlichen Besatzungszonen überraschend von dem bevorstehenden Geldumtausch. Vor dem Stichtag stiegen die Schwarzmarktpreise explosionsartig an. Jeder versuchte, seine restlichen Reichsmark (RM) noch in Waren umzusetzen, bevor sie ihren Wert verlor. Sogar die Briefmarken in den Postämtern waren ausverkauft. Am 20. Juni 1948 wurde die Reichsmark endgültig abgeschafft und durch die **Deutsche Mark** (DM) ersetzt. Jeder Bewohner der Westzonen konnte sofort 40 Reichsmark in 40 Deutsche Mark umtauschen. Vier Wochen später erhielt jeder noch einmal 20 DM. Das sollte das Startkapital für die neue Wirtschaftsordnung sein. Viele besaßen nicht einmal die 40 RM zum umtauschen. Daraus machten skrupellose Geschäftemacher weite-

Abb. 5.3: Einführung der D-Mark in den westlichen Besatzungszonen.

Deutsche Mark

Gewinner und Verlierer

ren Gewinn. Sie borgten das „Kopfgeld" zum Umtausch und nahmen den Mittellosen die Hälfte oder mehr nach dem Umtausch wieder ab. Auf diese Weise wurde das Startkapital schon zu Beginn ungleich verteilt. Unternehmer erhielten zusätzlich 60 DM pro Arbeitnehmer. Schulden und Sparguthaben wurden nur zum Teil in die neue Währung umgetauscht, 100 RM wurden jeweils in 6,50 DM getauscht. So lief die Währungsreform praktisch auf eine entschädigungslose Enteignung der Sparer hinaus. Während die Kleinsparer ihr Geld zum größten Teil verloren, behielten Waren, Produktionsmittel und Grundbesitz ihren Wert. Auf diese Weise begünstigte die Währungsreform Schuldner und Besitzer von Sachwerten und Aktien. Dennoch war für die meisten Westdeutschen die Währungsreform von 1948 die große Zäsur der Nachkriegsgeschichte. Die Schulden des Dritten Reiches galten mit der Währungsreform als erloschen. Schon am 21. Juni verkündete Erhard, dass bestimmte Konsumgüter bald von der Zwangsbewirtschaftung mit festgelegten Preisen befreit werden sollten. Damit kam er in Konflikt mit den amerikanischen Besatzern. Der amerikanische Militär-Gouverneur warf ihm vor, er habe eigenmächtig Vorschriften der Alliierten verändert. Darauf entgegnete Erhard: „Ich habe sie nicht verändert, ich habe sie abgeschafft!" Eine unmittelbare Folge der Währungsreform war, dass bisher zurückgehaltene Waren plötzlich wieder auf dem Markt erschienen. In den Schaufenstern lag alles, wonach man am Tag vorher vergeblich angestanden oder gefragt hatte. Gerissene Händler hatten ihre Waren gehortet, um sie nun für hartes Geld zu verkaufen.

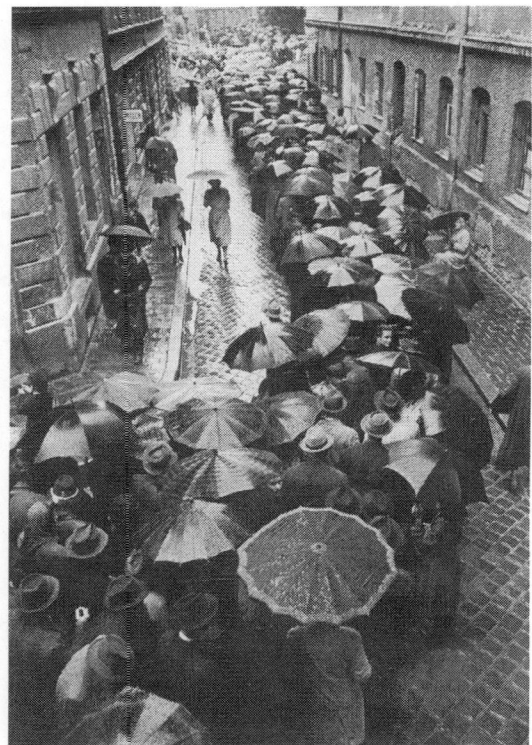

Abb. 5.4: Warteschlange vor den Umtauschstellen 1948.

5.2 WIRTSCHAFTSWUNDER UND WÄHRUNGSREFORM

Gleich nach der Ausgabe der Deutschen Mark verbesserte sich umgehend die Versorgungslage mit Lebensmitteln, Kleidung und Gebrauchsgegenständen. Die vorher festgelegten Preise wurden nach und nach freigegeben und stiegen entsprechend der hohen Nachfrage stark an. Direkt nach der Währungsreform verdoppelte sich die Zahl der Arbeitslosen. Die Lebenshaltungskosten stiegen um 17 %, während für Löhne und Gehälter ein Stopp galt. Der Marshallplan hatte nicht schnell genug gegriffen und die neue Wirtschaftsform musste sich erst festigen. Das Vertrauen in die neue Währung war zunächst erschüttert. Gegen die Preistreiberei riefen die Gewerkschaften am 12. November 1948 zum Generalstreik auf; in der Folge beruhigte sich die Preisentwicklung. 1950 begann der weltweit zu beobachtende wirtschaftliche Aufschwung auch in Deutschland.

Verbesserung der Versorgungslage

Das Wirtschaftswunder der fünfziger Jahre

Das deutsche Wirtschaftswunder wurde durch viele Faktoren begünstigt. Die Industrie musste neu aufgebaut werden, wurde dabei modernisiert und auf den neuesten technischen Stand gebracht. Amerikanisches Geld ermöglichte den Unternehmern den Kauf neuer Maschinen, um die demontierten Anlagen zu ersetzten. Die Arbeitnehmer waren in ihren Lohnforderungen durch die Notzeit nach dem Krieg bescheiden, sodass günstig produziert werden konnte. Im Durchschnitt arbeitete jeder klaglos zwischen 47 und 49 Stunden die Woche. Die Menschen waren froh, Arbeit und Lohn zu haben. „Ärmel hochkrempeln und zupacken" war die Devise der fünfziger Jahre. Zusätzlich gab es ein großes Angebot an gut ausgebildeten Arbeitskräften. Die nach Deutschland geströmten Flüchtlingsmassen bildeten eine Reserve an Fachkräften, die sich problemlos dorthin versetzen ließen, wo sie gebraucht wurden. Durch den langen Krieg herrschte eine weltweite Nachfrage nach Gütern aller Arten und die Menschen waren konsumfreudig. Auch die staatliche Exportförderung trug zum Wachstum der Industrie bei. Ein nicht zu unterschätzender Faktor im deutschen Wirtschaftswunder

Günstige Ausgangsbedingungen

war der Krieg in Korea 1950. Während die halbe Welt sich auf die Rüstungsproduktion konzentrierte, konnte Deutschland seine Konsumgüter verkaufen. Die Nachfrage des Auslandes nach deutschen Konsumgütern und Kohle schnellte in die Höhe. Deutschland entwickelte sich zum Exportland und erwirtschaftete enorme Überschüsse. Aus der Koreakrise entwickelte sich schnell eine Hochkonjunktur, die sich auf die westdeutsche Wirtschaft wie ein riesiges Arbeitsbeschaffungsprogramm auswirkte. Die Industrieproduktion stieg sprunghaft. In der Schwerindustrie entstanden neue Arbeitsplätze, die Arbeitslosigkeit ging zurück. In der zweiten Jahreshälfte von 1950 konnten die Gewerkschaften Lohnerhöhungen von 19 % durchsetzen. Danach stiegen die Löhne schneller als die Preise, die Kaufkraft der Bundesbürger nahm zu. 1965 hatten sich die **Reallöhne** gegenüber 1950 verdoppelt. Bereits Mitte der fünfziger Jahre reichten die Kapazitäten an deutschen Arbeitnehmern nicht mehr aus. Um den Arbeitskräftemangel auszugleichen, wurden ausländische Arbeiter angeworben. 1955 schloss Deutschland einen Vertrag mit Italien, um dort Arbeitnehmer für Deutschland zu gewinnen. So kamen Italiener ins Land, die nun nicht mehr Fremdarbeiter sondern Gastarbeiter genannt wurden. Anfang der sechziger Jahre gab es trotz der Gastarbeiter kaum Arbeitslosigkeit. In Deutschland war die **Vollbeschäftigung** erreicht.

Auch die Abtrennung der Ostgebiete spielte im wirtschaftlichen Aufschwung eine Rolle, die allerdings ungern betrachtet wird. Auch wenn sie den Heimatverlust für viele Menschen bedeutete, so befreite dieser Verlust Deutschland von einer Landwirtschaft, die nur durch staatliche Subventionen am Leben erhalten wurde. Das eingesparte Geld konnte anderen Wirtschaftsbereichen zugeführt werden.

Das „Wirtschaftswunder" wirkte sich auch auf viele Bereiche des privaten Lebens aus. Die Einführung der „harten" Deutschen Mark brachte den Kunden eine neue Situation. Zum ersten Mal seit langer Zeit war der Kunde nicht der Bettelnde, der auf magere Zuteilung Wartende. Der Kunde wurde zum „König", zum Umworbenen, der für sein Geld kaufen

5.2 WIRTSCHAFTSWUNDER UND WÄHRUNGSREFORM

konnte, was er wollte. Nun warben die Verkäufer um seine Gunst. Dennoch blieb die deutsche Bevölkerung sparsam. Unter der Woche gab es Margarine, nur am Wochenende aß man „gute" Butter und trank echten Bohnenkaffee, der oft ein zweites Mal aufgebrüht wurde. Man achtete darauf, das Licht beim Verlassen des Zimmers zu löschen und drehte überzählige Birnen in den Lampen locker, um Strom zu sparen. In manchen Häusern war es verboten, Radio zu hören, da es angeblich „die Lichtleitung ruinierte". Unter der Woche Schokolade zu essen war verpönt und galt schon als „Prasserei". In den Haushalten wurde gespart, um langlebige Gebrauchsgüter anschaffen zu können. 1953 besaßen nur drei von hundert Haushalten einen Kühlschrank und 26 % verfügten über einen Staubsauger. Auch die Anschaffung eines eigenen Autos oder der Bausparvertrag fürs Eigenheim verlockte die Menschen zum Sparen. Die Rentenreform 1957 erhöhte die Altersrenten kräftig und beseitigte die weit verbreitete Altersarmut. So waren auch die Senioren in der Lage, mehr zu konsumieren. Mit wachsendem Wohlstand breitete sich eine regelrechte „Fresswelle" aus. Nachdem die Bevölkerung mit Grundnahrungsmitteln gut versorgt war wurde der Bedarf an Feinkostartikel befriedigt – mit Hähnchen, Bockwurst und Sahnekuchen setzte das Volk wieder Fett an.

Sparen für Gebrauchsgüter

Der **Wohnungsbau** meldete Rekordzahlen. Durch die massive Zerstörung im Zweiten Weltkrieg und dem hohen Zustrom an Vertriebenen herrschte Anfang der fünfziger Jahre akute Wohnungsnot. Statistisch gesehen hatte jede dritte Familie keinen eigenen Haushalt und musste in beengten Verhältnissen zur Untermiete wohnen. Als Folge wurden zwischen 1950 und 1960 fünf Millionen Wohnungen neu errichtet. 60 % davon waren vom Staat geförderte Sozialwohnungen, die bei der Bevölkerung sehr begehrt waren. Diese Wohnungen durften bestimmte Standards nicht überschreiten und waren anfangs sehr klein. Für eine vierköpfige Familie waren nur 50 qm vorgesehen. Die Zwangsgemeinschaft mit fremden Menschen und die unerträgliche Enge ließen das „eigene Häuschen" zum größten Wunsch vieler Familien werden.

Wohnungsbau

Prestigeobjekt Auto

Ein sichtbares Kennzeichen für den wachsenden Wohlstand war die schnell zunehmende Anzahl der Autos auf den Straßen der Bundesrepublik. 1953/54 steigerten die VW-Werke ihre Produktion um 36 %. 1520 Neuwagen verließen täglich das Werk. Auch Opel hatte bereits 1946 mit der Produktion begonnen und konnte den „Opel Blitz" als Markenzeichen einführen. Der „Opel Kapitän" wurde zum Wagen des Unternehmers. 1955 besaßen nur 350 000 Arbeitnehmer ein eigenes Auto. In der Regel waren das leitende Angestellte, höhere Beamte oder Direktoren. Fünf Jahre später fuhren etwa 20-mal so viele Autos auf Deutschlands Straßen. Das Auto wurde zum „Prestigeobjekt des kleinen Mannes" und zum Symbol des Aufstiegs. Man arbeitete sich vom kleinen „Leukoplastbomber", wie der Lloyd P300 genannt wurde, über das „Goggomobil" zu immer größeren und schnelleren Autos hoch. Auch mit liebevollem Spott wurde nicht gespart: „Wer den Tod nicht scheut, fährt Lloyd".

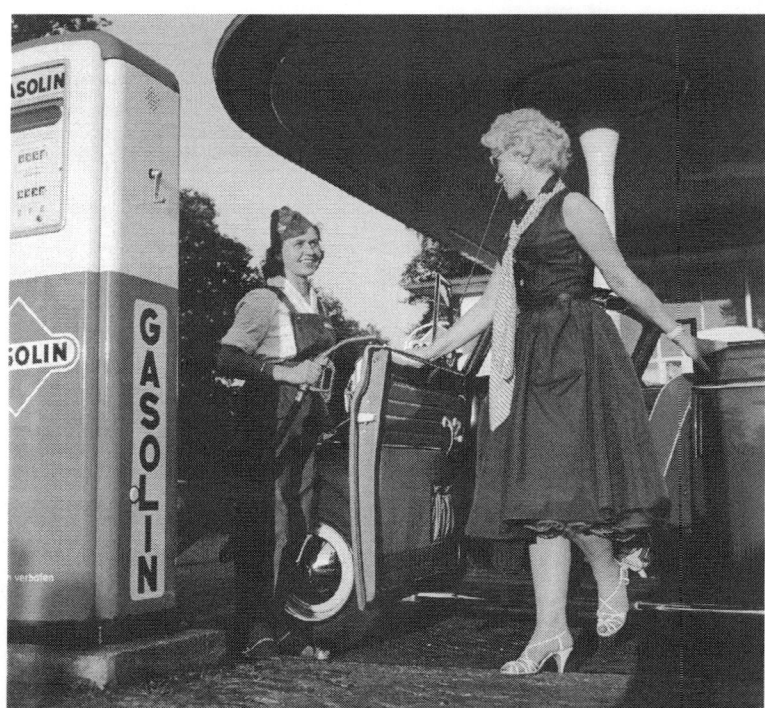

Abb. 5.5: Gasolin-Tankstelle in Bremen. Tankwartin bedient eine Kundin im VW-Käfer-Cabriolet.

Freizeitvergnügen

Die Freizeit verbrachten die Menschen der fünfziger Jahre vorwiegend zu Hause. Erlebnisse von Krieg, Heimatlosigkeit und die Abwesenheit der Männer lagen noch nicht lange zurück. So genoss man die eigenen vier Wände und das Zusammensein in der Familie. Abends saß die Familie beisammen und hörte Radio. Bis 1955 besaß annähernd jede Familie ein eigenes Radiogerät. Ab 1952 begann ein neues Medium, das Fernsehen, die deutschen Wohnzimmer zu erobern. So wie das Auto das Straßenbild veränderte, so gestaltete das Fernsehen das abendliche Freizeitverhalten der Familien um. Am 25. Dezember 1952 strahlte das **Erste Deutsche Fernsehen**, die „Arbeitsgemeinschaft der Rundfunkanstalten Deutschlands" (ARD) seine erste offizielle Sendung aus, die ganze 118 Minuten dauerte. Bis dahin waren erst 4500 Fernsehapparate produziert worden. Nur zwei Jahre später standen bereits mehr als 100 000 Fernseher in den Wohnzimmern und 1960 besaß ein Viertel der Familien ein eigenes Fernsehgerät. Die Karriere vieler Fernsehstars wie Peter Frankenfeld, Heidi Kabel und Inge Meysel nahmen ihren Anfang. Inge Meysel stieg im Laufe der Jahre zur „Mutter der Nation" auf. Durch „Die Familie Schölermann" war die erste Fernsehserie geschaffen. Mit dieser Vorzeigefamilie sollte und konnte sich jeder Deutsche mühelos identifizieren. Das Wunderkind der fünfziger Jahre, die junge Schlagersängerin Conny Froboess trällerte: „Pack' die Badehose ein, nimm dein kleines Schwesterlein ..." Ihr Markenzeichen, eine riesige Haarschleife, wurde bald von tausenden kleinen Mädchen imitiert. Entsprechend wurde die Schleife als „Cornelia-Propeller" bekannt. Auch das deutsche Theater entstieg mit großer Energie den Ruinen. Carl Zuckmayers „Des Teufels General" wurde mit 3238 Vorstellungen zum größten Erfolg des Nachkriegstheaters. Die beliebteste Freizeitbeschäftigung war jedoch das Kino und machte die fünfziger Jahre zum **„Kinojahrzehnt"**. 1956 erreichten die Kinobesuche einen Höchststand. Im Durchschnitt besuchte jeder Bundesbürger etwa

Erstes Deutsches Fernsehen

„Kinojahrzehnt"

15-mal im Jahr einen Kinosaal. Bei aller Liebe zur Kultur pflegte Deutschland eine ausgesprochene Biederkeit und Prüderie. Der Kinofilm von 1951 „Die Sünderin" mit Hildegard Knef verursachte eine Welle der Entrüstung, weil die Hauptdarstellerin für eine Sekunde nackt zu sehen war. Andererseits verzeichnete gerade dieser Film eine Rekordzahl an Besuchern. Während sich das deutsche Volk über „die Knef" empörte, eroberte Romy Schneider mit dem Film „Sissi" die Herzen.

Die Mode der fünfziger Jahre war hoch geschlossen, weite Röcke mit enger Taille reichten bis über das Knie. Der Petticoat, ein steifer Tüllunterrock, ließ die Röcke der Mädchen wippen und betonte Beine in neumodischen Nylonstrümpfen. Die Miederwarenindustrie lieferte das entsprechende „Darunter": Mieder, Korseletts, Büsten- und Hüfthalter der Firma „Triumph" eroberten den Markt.

Seit 1952 durften die Deutschen erstmals wieder an den Olympischen Spielen teilnehmen. Auf sportlicher Ebene hatte die deutsche Fußballnationalmannschaft am 4. Juli 1954 in Bern, bei dem WM-Endspiel gegen Ungarn einen ersten großen Erfolg errungen. Tausende saßen um die Radios, zu Hunderten drängten sich die Menschen um die wenigen Fernseher in den Kneipen als der Rundfunkkommentator Herbert Zimmermann ins Mikrofon schrie: „Aus! Aus! Das Spiel ist aus! Deutschland ist Fußball-Weltmeister 1954!" Im ganzen Land brach grenzenloser Jubel aus, fremde Menschen fielen sich auf den Straßen in die Arme, „man war wieder wer". Dieser legendäre Sieg ist als das **„Wunder von Bern"** in die deutsche Fußballgeschichte eingegangen.

„Wunder von Bern"

Durch die schrittweise Einführung der Fünftagewoche sank die Arbeitszeit. Die vermehrte Freizeit und das wachsende Einkommen ermöglichten es den Menschen zu verreisen. Auch wenn es bei den wenigsten für den Traumurlaub in Italien reichte, einen kurzen Urlaub im eigenen Land, den Ausflug mit dem Zelt zum nächsten See, konnten sich doch einige erlauben. Camping und Tourismus nahmen ihren Anfang.

5.2 WIRTSCHAFTSWUNDER UND WÄHRUNGSREFORM

1955 wurde die **Bundeswehr** aufgebaut, nachdem Deutschland im selben Jahr der NATO (North Atlantic Treaty Organization, Nordatlantikpakt) beigetreten war. Die Worte, die Franz Josef Strauß direkt nach dem Krieg ausgesprochen hatte: „Wer je wieder ein Gewehr zur Hand nimmt, dem soll die Hand abfallen", waren damit hinfällig geworden. Die Bevölkerung reagierte zunächst mit Protest. Die Debatten um die Wiederbewaffnung wurden in der Öffentlichkeit sehr emotional geführt und trafen auf eine hohe Anteilnahme. Vor allem die Diskussion um die Ausstattung der Bundeswehr mit taktischen Atomwaffen rief Widerstand hervor, der sich in der Bewegung **„Kampf dem Atomtod"** manifestierte. Diese Bewegung zerfiel nach der Verabschiedung des Gesetzes um die Form der Wiederbewaffnung, brachte aber doch die **„Ostermarschbewegung"** hervor. 1956 wurde die **allgemeine Wehrpflicht** eingeführt, die Bundeswehr blieb jedoch ohne Atomwaffen. Kriegsdienstverweigerer konnten Ersatzdienst leisten, was in vielen Familien zu Konflikten zwischen Vätern und Söhnen führte.

Bei allen Verbesserungen hat sich Ludwig Erhards Parole **„Wohlstand für alle"** so nicht bewahrheitet. Die soziale Marktwirtschaft hatte zwar die Härten des kapitalistischen Systems gemildert und vielen Menschen ein angenehmeres Leben ermöglicht, aber das Vermögen ist dennoch in den Händen weniger geblieben.

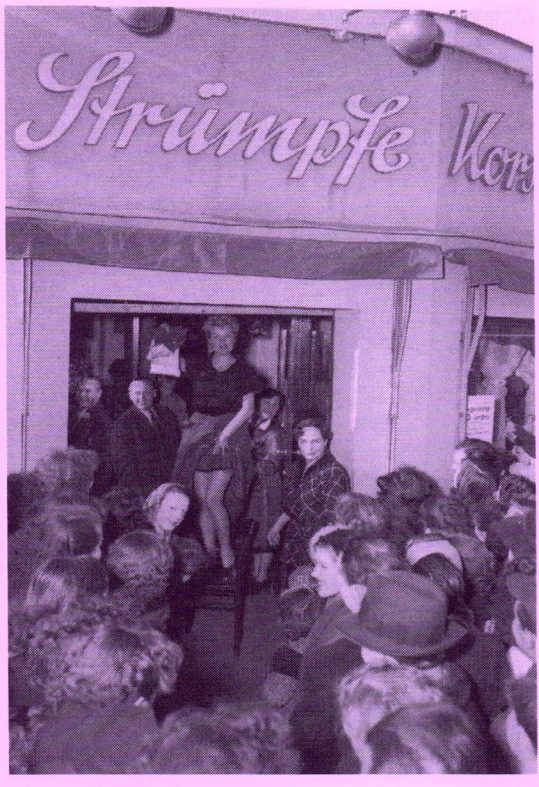

Abb. 5.6: Miederwaren-Verkaufsschau mit der Schauspielerin Etel Reschke.

„Wohlstand für alle"

Fragen zum Text:

1. Was veranlasste Amerika zur Erstellung des „Marshallplans"?
2. Welche Folgen hatte die Währungsreform?
3. Welche Faktoren förderten das deutsche Wirtschaftwunder?
4. Wie veränderte das Wirtschaftswunder den deutschen Alltag?
5. Welches „Wunder" geschah in Bern?
6. Was war ein „Leukoplastbomber"?

Gesprächsanregungen:

Auf 100 Frauen im heiratsfähigen Alter kamen 77 Männer. Dadurch ergaben sich verminderte Heiratschancen für die Frauen einer ganzen Generation. Sie werden die vielen allein stehenden Frauen unter den Pflegebedürftigen bemerken. Heute haben es diese Frauen besonders schwer, denn sie müssen im Allgemeinen mit einer sehr niedrigen Rente auskommen und sind häufig der Altersarmut zum Opfer gefallen.

1950 besuchten ein Zehntel, 1960 noch ein Fünftel der Jugendlichen die allgemein bildenden Schulen. Somit haben die meisten der heute Sechzig- bis Siebzigjährigen eine relativ kurze Schulzeit durchlaufen und sind damit sehr unterschiedlich umgegangen. Bei vielen hatte sich in späteren Jahren ein Nachholbedarf an Allgemeinbildung eingestellt. Manche erzählen nicht ohne Stolz von ihrem frühen Eintritt in das Berufsleben. Fragen Sie Ihre Senioren, in welchem Alter sie mit ihrer Ausbildung begonnen haben.

Die alten Filme und Medienstars sind immer ein dankbarer Gesprächsstoff. Warum sich nicht die Zeit nehmen, einen Film aus den fünfziger Jahren anzuschauen? Oder fragen Sie nach der Meinung zum Film „Sissi" oder zu „Die Sünderin".

5.3 Die Saarfranzosen

Nach dem Ersten Weltkrieg fiel das Saarland für 15 Jahre an Frankreich. So bestimmte es das Erste Saarstatut, welches 1920 in Kraft trat. Im Anschluss an diese Zeit sollte die Bevölkerung über ihre künftige Zugehörigkeit abstimmen. Die Saarländer hatten sich 1935 für Deutschland ausgesprochen, das Saarland kehrte in das damalige Deutsche Reich zurück.

Nach dem Zweiten Weltkrieg flammte der Streit um das Saarland erneut auf und belastete für lange Zeit die Aussöhnung der beiden Nationen. Frankreich war die einzige Besatzungsmacht, deren Staatsgebiet unmittelbar an ihre Besatzungszone grenzte. Zu seiner eigenen Sicherheit hatte Frankreich ursprünglich die Absicht, das gesamte linksrheinische Gebiet von Deutschland abzutrennen. Diese Pläne wurden 1945 von den Alliierten jedoch abgelehnt. Daher wollte Frankreich wenigstens seine lang gehegten Eingliederungspläne bezüglich des Saarlandes verwirklichen. Auf diese Weise konnte eine Sicherheitszone zum **„Erbfeind"** geschaffen werden und gleichzeitig bildeten die Kohlegruben des Saarlandes eine vorzügliche Ergänzung zu den Erzgruben in Lothringen. Mit der saarländischen Kohle sollte ein Teil der geforderten Reparationsleistungen beglichen werden. Im Juli 1945 kam das Saargebiet bereits unter französische Schutzherrschaft. In der Nacht vom 21. zum 22. Dezember 1946 hatten die Franzosen überraschend einen Zollgürtel um das Saarland gelegt und das Saarland damit von ihrer Besatzungszone abgetrennt. Die Zollgrenze wurde an die Grenze zwischen dem Saarland und der übrigen französischen Zone verlegt. Es wurde im August aus der französischen Besatzungszone und damit aus dem Kompetenzbereich des alliierten Kontrollrates ausgegliedert. Die USA und Großbritannien stimmten dem

„Erbfeind"

wirtschaftlichen, nicht aber dem politischen Anschluss an Frankreich zu. Mit dem 1. April 1947 war der Anschluss des Saarlandes an das französische Zoll- und Währungsgebiet abgeschlossen. Die französische Verwaltung rief eine politische Bewegung für den Anschluss des Saargebietes an Frankreich ins Leben.

1947 war das Saarland faktisch von Deutschland abgetrennt und dem französischen Wirtschaftssystem einverleibt worden. Im November 1947 verabschiedete das Saarland eine eigene Verfassung. In der Verfassung wurde die Unabhängigkeit von Deutschland und die außenpolitische sowie die wirtschaftliche Anlehnung an Frankreich erklärt. Das Saarland erhielt eine pro-französische Regierung in Saarbrücken, die hauptsächlich aus Emigranten und ehemaligen Verfolgten des NS-Reiches bestand. Zum Regierungschef wurde Johannes Hoffmann ernannt. Diese Regierung sorgte dafür, dass im Saarland gründlicher entnazifiziert wurde als sonst irgendwo. Im Juli 1948 wurde eine eigene saarländische Staatsangehörigkeit, die **„Sarrois"** geschaffen, der aber die internationale Anerkennung verwehrt blieb. Die Saarländer erhielten neue Pässe, die „Carte d'identitée Sarrois". Eine eigene Währung, der Saar-Franken, wurde eingeführt, die Grenzen von Grenzpolizei bewacht. Frankreich hatte versucht, einen politisch souveränen aber wirtschaftlich von Frankreich abhängigen Staat zu schaffen.

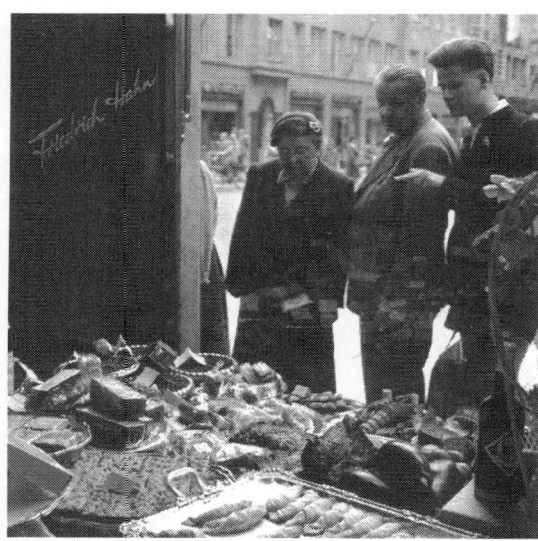

Abb.: 5.7: Feinkostladen in Saarbrücken 1947.

Am 3. März 1950 unterzeichneten die französische Regierung und die Saarregierung zwölf Konventionen, die den wirtschaftlichen Anschluss des Saargebietes an Frankreich festigen sollten. Unter anderem verpachtete die Saarregierung ihre Kohlegruben für 50 Jahre an Frankreich. Der Vertreter Frankreichs in Saarbrücken erhielt ein Einspruchs-

ZEITZEUGEN ZEITZEUGEN ZEITZEUGEN ZEITZEUGEN ZEITZEUGEN

Wir Saarländer
waren schon immer mehr oder weniger Franzosen. Wem es gut ging bei den Franzosen, der war mit dem Anschluss an Frankreich einverstanden. Als das Saarland wieder zu Deutschland gehörte, ging es uns allen schlechter. Wir bekamen die französischen Waren nicht mehr, die waren aber besser als die deutschen Produkte.
Katharina Paul

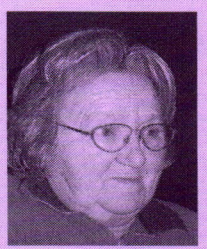

recht gegen Verordnungen und Gesetze, die Zoll- und Währungsangelegenheiten betrafen. Politisch sollte das Land unabhängig bleiben und als **„europäisches Territorium"** gelten. Das Saarland ging einen eigenen Weg, der sich für viele an eigenen Mannschaften im internationalen Sport zeigte.

Nachdem die Saarländer anfangs dem neuen Status zugestimmt hatten, wuchs in der Bevölkerung im Laufe der fünfziger Jahre der Unmut. Politische Gegner sprachen sich gegen die enge Bindung an Frankreich aus. Daraufhin wurde die Meinungsfreiheit eingeschränkt.

Auf einer Zwei-Mächte-Konferenz zwischen Frankreich und Deutschland 1954 unterzeichneten Adenauer und der französische Ministerpräsident Pierre Mendès-France das Zweite Saarstatut. Danach sollte die Währungs- und Zollunion des Saarlandes mit Frankreich fortbestehen. Die politische Autonomie des Saarlandes sollte erhalten bleiben. Landes- und Verteidigungspolitik aber einem der Westeuropäischen Union (WEU) verantwortlichen europäischen Kommissar anvertraut und alle demokratischen Freiheiten wiederhergestellt werden. Die Saarbevölkerung durfte drei Monate nach Inkrafttreten des Saarstatuts darüber abstimmen. Nach einem dreimonatigen Wahlkampf lehnte die Saarbevölkerung in der Volksabstimmung vom 23. Oktober 1955 mit einer Mehrheit von 67 % der Wahlbeteiligten das Saarstatut ab. Nach diesem Votum erklärte sich die französische Regierung bereit, das Saarland mit der Bundesrepublik zu vereinigen. 1957 kam das Saarland als zehntes Bundesland

„europäisches Territorium"

(ohne Berlin) zur Bundesrepublik Deutschland, obwohl es wirtschaftlich von Frankreich abhängig blieb. Erst im Juli 1959 wurde auch hier die D-Mark eingeführt. Damit war die **„kleine Wiedervereinigung"** abgeschlossen und der Streit um das Saarland beigelegt. Der deutsch-französischen Freundschaft mit der Bildung zahlreicher Partnerstädte stand nichts mehr im Wege.

„kleine Wiedervereinigung"

Fragen zum Text:

1. Aus welchen Gründen war Frankreich am Saarland interessiert?
2. Welche Staatsbürgerschaft hatten die Saarländer?
3. Worüber wurde in der Volksabstimmung von 1955 abgestimmt?

Gesprächsanregungen:

Gesprächsanregungen gelten in diesem Kapitel hauptsächlich für Saarländer. Der Rest Deutschlands hatte so viel mit sich selbst zu tun, dass die Probleme des kleinen Saarlandes nicht weiter ins Gewicht fielen. Im Saarland ist die Frage, „Was hielten Sie als Saarländer von der französischen Politik?", immer interessant. Es ist immerhin zu bedenken, dass die Abstimmung für den Anschluss an Deutschland knapp ausfiel. Viele Saarländer fühlen sich heute noch als „Saarfranzosen".

Durch die Lösung der „Saarfrage" wurde die Völkerverständigung möglich. In Elsass-Lothringen fanden Treffen von deutschen und französischen Jugendlichen zur „Versöhnung über den Gräbern" statt. Nicht alle Eltern dieser fortschrittlichen jungen Menschen waren über die Verständigung mit dem alten „Erbfeind" glücklich. Erkundigen Sie sich bei Ihren Senioren über die deutsch-französische Freundschaft und die daraus entstandenen Städte- und Gemeindepartnerschaften.

5.4 Heimatverlust

Zusammenleben unter schwersten Bedingungen

In der neuen Heimat angekommen wurden die Flüchtlinge der ehemaligen deutschen Ostgebiete nicht selten mit **DDT** begrüßt. Ein Pulver, das ihnen über Körper und Köpfe geschüttet wurde. DDT ist ein heute verbotenes Insektenvernichtungsmittel. Man wollte nicht unnötig Läuse, Flöhe und Krätze importieren. Die Ankömmlinge wurden zunächst in Grenzlager untergebracht. Durch den massiven Flüchtlingsstrom fanden sich dort bald viel zu viele Leute auf viel zu engem Raum. In der britischen Besatzungszone kamen bis zu 6000 Flüchtlinge pro Tag an. Die Organisation der Unterbringung und Versorgung funktionierte anfangs kaum. Es fehlte an Unterkünften, an Lebensmitteln und an Brennmaterial. Durch die Enge, die schlechte Hygiene und durch die allgemeine Erschöpfung der Menschen drohten Krankheiten und Seuchen auszubrechen. Eine ausreichende medizinische Versorgung konnte kaum gesichert werden. Viele Flüchtlinge lebten jahrelang in **Durchgangslagern**, da nicht genügend private Unterkünfte gefunden werden konnten. Manche Menschen verbrachten Jahre in ehemaligen Bunkern, Turn- und Fabrikhallen, aber auch in ehemaligen Kriegsgefangenen- und Zwangsarbeiterlagern, die nur notdürftig bewohnbar gemacht werden konnten. 900 000 Flüchtlinge lebten 1950 noch in Notunterkünften. Die privat untergebrachten Flüchtlinge und Vertriebenen wurden überwiegend in den weniger zerstörten ländlichen Gegenden eingewiesen. Die betroffenen Dörfer waren bald überfüllt und die Bewohner nicht eben begeistert über das plötzliche Bevölkerungswachstum. Der Massenansturm an Flüchtlingen löste nicht selten einen Schock aus. Die Dorfbewohner waren es bereits gewohnt, Ausgebombte aus den zerstörten Städten aufzunehmen, aber die Neuankömmlinge

Durchgangslager

waren ihnen sehr fremd. Sie sprachen anders, sie kleideten sich anders und sie kochten anders als die Dorfbewohner es selbst gewohnt waren. Die unterschiedlichen Dialekte erschwerten die Verständigung zusätzlich. Über die Hälfte der Einheimischen empfanden die Flüchtlinge als Störenfriede. Man mochte die Wohnung nicht mit den „Fremden" teilen. Viele befürchteten Unfrieden zwischen Einheimischen und Zugereisten. In der Nachkriegszeit war die Gesellschaft daher sehr konfliktbeladen. Die meisten Vertriebenen hofften zunächst auf eine Rückkehr in ihre alten Gebiete. Die Flüchtlinge klagten über mangelnde Gastfreundschaft und Fürsorge. Sie fühlten sich als Eindringlinge, die man an den **Rand der Gesellschaft** drängte. In den vierziger Jahren mochte sich kaum einer der Vertriebenen vorstellen, in den neuen Gebieten zu verbleiben. Durch ihre ärmliche Bekleidung und den fremdartigen Dialekt waren sie allzu leicht als Fremde zu erkennen und mussten allerlei Beschimpfungen hinnehmen.

Rand der Gesellschaft

Berufliche Neuorientierung

Ein weiteres Problem war die berufliche Eingliederung der Neuankömmlinge. Viele Schlesier sind zum Beispiel in den dörflichen Gemeinden Bayerns untergekommen. In ihrer alten Heimat hatten sie in der Industrie gearbeitet und waren häufig weder Willens noch in der Lage, die Bauern bei ihrer Arbeit zu unterstützen. Das machte das Zusammenwachsen der unterschiedlichen Bevölkerungsgruppen nicht leichter. Fast jeder dritte Vertriebene war arbeitslos. Nicht einmal jeder vierte hatte eine Wohnung. Die wenigsten konnten ihren früheren Beruf wieder ausüben. Für viele bedeutete dies einen sozialen Abstieg. Die Flüchtlinge und Vertriebenen hatten ihr gesamtes Vermögen verloren. Menschen, die in ihrer alten Heimat als Kinder wohlhabender Gutsbesitzer groß wurden, waren nun mittellos. Nach 1950 löste sich wenigstens das Problem der Arbeitslosigkeit von allein. Durch den gesteigerten Bedarf an Arbeitskräften konnten alle in den Arbeitsmarkt integriert werden.

Für die ältere Generation der Vertriebenen gab es keinen wirklichen Neuanfang. Sie hatten ihr soziales Gefüge verloren und blieben unter sich. Auch für die Generation der zwischen 1914 bis etwa 1924 Geborenen stellte die Integration in der neuen Heimat eine besondere Herausforderung dar. Sie hatten die traumatischen Erlebnisse von Krieg, Flucht und Vertreibung zu verarbeiten. Zusätzlich waren alle **Existenzgrundlagen verloren**. Sie mussten als Erwachsene noch einmal von vorne anfangen. Viele konnten ihren erlernten Beruf nicht mehr ausüben und mussten sich völlig neu orientieren. Verheiratete mussten sich nach der langen Trennung neu kennen lernen oder sie hatten den Ehepartner verloren. Verlobte konnten sich nicht wieder finden. Für die damals Erwachsenen war der Bruch in der Biografie nicht zu kitten. Dennoch musste sich an die neue Umgebung angepasst werden. Die Verantwortung für die Kinder und die Verantwortung für die alten Eltern zwang dazu. Die Kinder und Heranwachsenden waren weniger von dem Gefühl des Heimatverlustes betroffen. Flucht, Vertreibung und die erfahrene Gewalt hatten jedoch Spuren in ihren Seelen hinterlassen.

Existenzgrundlagen

Integration der Umsiedler in der DDR

Seit Anfang der fünfziger Jahre waren in der DDR alle Neubürger oder auch Umsiedler vollständig integriert, wenigstens offiziell. Daher gab es keine weiteren Diskussionen über Lastenausgleich, wie sie in dem westlichen Teil Deutschlands geführt wurden. Die aus der Landwirtschaft kommenden Flüchtlinge hatten in der SBZ leichte Vorteile gegenüber ihren Leidensgenossen im Westen. Durch die **Bodenreform** konnten sie eigenes Land erhalten und sich so einen bescheidenen Rahmen für das künftige Leben erschaffen. Dennoch darf man nicht von einer gleichberechtigten Verteilung der enteigneten Güter ausgehen. Die Einheimischen versuchten ihre Besitztümer und ihre Vorteile ebenso gegen die Neuankömmlinge zu verteidigen wie im Westen Deutschlands. Auch in der DDR förderte die Industrie mit ihrem hohen Bedarf an Arbeitskräften die Integration der Umsiedler.

Bodenreform

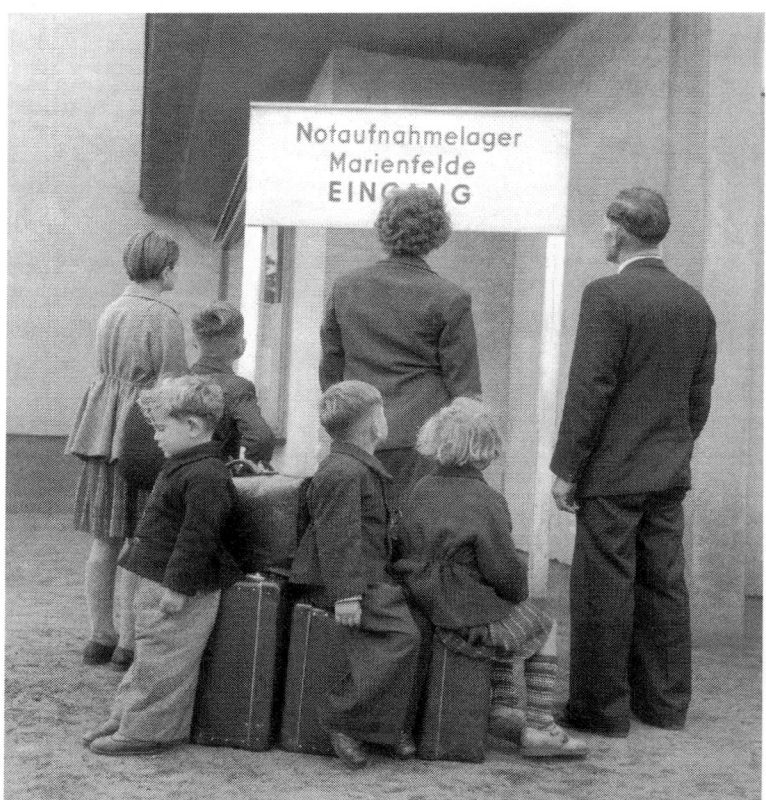

Abb. 5.8: DDR-Flüchtlinge in Marienfelde 1956.

Zustrom in die Bundesrepublik

1950 war jeder fünfte Bürger der Bundesrepublik ein Flüchtling. Sie kamen aus den ehemaligen deutschen Ostgebieten, aus der Tschechoslowakei, aus südosteuropäischen Ländern und aus der sowjetischen Besatzungszone. Bis zum Bau der Berliner Mauer 1961 machten sie durch den andauernden Zustrom aus der DDR ein Viertel der Bevölkerung aus. **Große Auffanglager** für die Flüchtlinge fanden sich in Friedland bei Göttingen und in Marienfelde im amerikanischen Sektor West-Berlins.

1957 lebten 400 000 Flüchtlinge in Flüchtlingslagern. Es fehlten noch 100 000 Wohnungen, um allen einen angemessenen Wohnraum zu bieten. Ihre Kinder hatten durch die sozialen Probleme die schlechteren schulischen Möglichkei-

Große Auffanglager

ZEITZEUGEN ZEITZEUGEN ZEITZEUGEN ZEITZEUGEN ZEITZEUGEN

Notaufnahmelager Marienfelde

Nach der Flucht wurde man zuerst nach seinen Gründen befragt. Alles, was man angegeben hatte, wurde überprüft, was in der Regel auch kein Problem war. Man musste sich verpflichten, nicht wieder in die DDR zurückzukehren. Während der Überprüfung durfte man das Lager nicht verlassen. Nach der Prüfung habe ich ein Formular erhalten, das die Aufnahme in die Bundesrepublik Deutschland bestätigte. Das Formular war von den Amerikanern ausgestellt worden. Meinen Ausweis aus der DDR musste ich hergeben. Nach drei Wochen wurde ich in ein neues Lager in Baden-Württemberg verlegt. Dort habe ich nach zwei Wochen meinen neuen Ausweis als Bürgerin der Bundesrepublik erhalten. Für die Menschen in meiner neuen Heimat blieb ich die „Rucksackdeutsche".

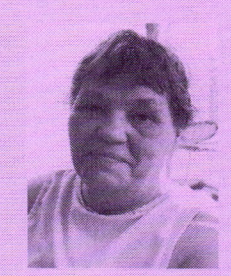

Sigrid D'Amico

❖ Exkurs: Polen und die deutschen Ostgebiete

Folgende deutsche Ostgebiete fielen nach dem Zweiten Weltkrieg an Polen: der südliche Teil von Ostpreußen, Pommern, Ostbrandenburg, Niederschlesien, Oberschlesien und die freie Stadt Danzig. Diese Gebiete gehörten im Mittelalter zu Polen, wurden jedoch seit dem 12. Jahrhundert durch Deutsche besiedelt. Die deutschen Siedler bildeten allmählich die Mehrheit in der Bevölkerung. Dennoch gelang es nicht, den polnischen Anteil der Bevölkerung vollständig einzudeutschen. Die Mehrheit der Menschen in diesen Gebieten war zweisprachig. Sie fühlten sich als Deutsche, sprachen aber einen Dialekt, der aus einem altertümlichen polnisch mit deutschen Wörtern entstanden war. Man sprach von „schwebendem Volkstum", was die unsichere Identität dieser Menschen bezeichnete. Bei einer Abstimmung 1921 stimmten in Oberschlesien immerhin 40,3 % der Bevölkerung für den Anschluss an Polen.

1944 wurden Deutsche aus dem Banat und aus Siebenbürgen nach Deutschland evakuiert. Siebenbürgen, im heutigen Rumänien, wurde wie Polen im 12. Jahrhundert von Deutschen besiedelt. Im 18. Jahrhundert wurden im Banat im Rahmen einer Kolonialisierung Deutsche angesiedelt.

ten. Andererseits besaßen gerade die Flüchtlinge einen besonderen Aufstiegswillen.

Finanzielle Hilfsangebote

Lastenausgleich

Der Forderung nach einem **Lastenausgleich** zwischen denen, die im Krieg alles verloren hatten und anderen, die den Krieg unbeschadet überstanden hatten, entsprach das Lastenausgleichsgesetz vom 14. August 1952. Mit dem Lastenausgleich sollte den besonders hart betroffenen Gruppen Hilfe zuteil werden. Dazu gehörten Ausgebombte, Kriegsopfer, Flüchtlinge und Vertriebene. Als Soforthilfe trat 1949 das „Gesetz zur Milderung sozialer Notstände" in Kraft. 6,4 Milliarden D-Mark stellte der Staat für Unterhalt, Wohnungsbau, Ausbildung und Existenzgründung den Geschädigten zur Verfügung. Mit dem „Heimkehrergesetz" von 1950 erhielten ehemalige Kriegsgefangene besondere Vergünstigungen. Im gleichen Jahr wurde das Bundesversorgungsgesetz verabschiedet. Es regelte die Ansprüche der Kriegswitwen und Waisen, sicherte ihnen Renten und Heilbehandlung zu. 1952 wurde es von dem Lastenausgleichsgesetz ergänzt, das sich vor allem an die Vertriebenen und Flüchtlinge aus den deutschen Ostzonen und der sowjetischen Besatzungszone wandte. Das Gesetz regelte unter anderem die Entschädigung für die Verluste an Sparguthaben, Haus- und Grundbesitz. Allerdings konnte der gesamte Verlust des Einzelnen nicht ersetzt werden. Schäden unter 5000 Reichsmark wurden zu 95 % ersetzt, Schäden von über einer Million Reichsmark nur noch zu 5 %. Dazwischen war die Höhe der Entschädigung entsprechend gestaffelt. Auf diese Weise hatten ehemalige Eigentümer großer und wertvoller Güter einen enormen Verlust zugunsten der weniger Wohlhabenden zu verzeichnen. Die Entschädigungen konnten auch nicht sofort gezahlt werden, sondern wurden bis 1980 beglichen, einzelne mussten sehr lange auf ihre **Entschädigung** warten. Im Gegenzug rief die Entschädigungsleistung Neid und Misstrauen der Alteingesessenen hervor. In Sätzen wie: „Plötzlich war jeder Flüchtling Besitzer eines großen Rittergutes in

Entschädigung

ZEITZEUGEN ZEITZEUGEN ZEITZEUGEN ZEITZEUGEN ZEITZEUGEN

Heimatverlust

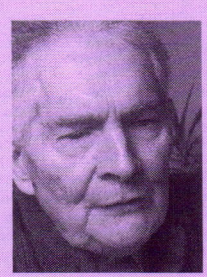

Der Heimatverlust ist für uns Ostdeutsche nicht überwunden. Man hat den Bezug behalten zu Leuten, die seinesgleichen sind. Alles, was man danach gemacht hat, geschah unter einem gewissen Druck und Zwang. Was wurde aus denen, die den Absturz nicht bewältigt haben? Eines hat der Krieg gebracht. Wir, die ehemals wohlhabend waren, wir mussten absteigen und zwar ganz arg. Die Leute, die wir beschäftigt hatten, sind alle aufgestiegen.

Habe ich noch ein Heimatrecht auf meine Güter in Ostpreußen? Ich fuhr in meine Heimat auf der Suche nach unserem Besitz. Können Sie sich vorstellen, dass es einen Landstrich gibt, der so verwüstet ist, dass von altem Besitz überhaupt nichts mehr zu finden ist? Ich dachte, so was gibt es nicht. Die Gebäude, die da standen waren hundert Jahre alt, so massiv gebaut, die kann man nicht kaputt machen. Kaputt machen nicht, aber man hatte sie abgetragen. Die Dinge wurden gebraucht. Man hatte mir davon berichtet, aber ich wollte das selbst sehen. Ich habe mich also aufgemacht. Man hatte mir gesagt, zu meinem Besitz käme ich nur über einen Bahndamm. Am Bahndamm hatte mein Großvater noch vor dem Ersten Weltkrieg eine Rampe gebaut, zum besseren Verladen des Getreides in die Züge. Die Rampe stand noch, eingewachsen in Brombeerbüschen. Als ich auf der Rampe war, kam eine Person hinter mir her gelaufen. Der Mann sprach mich in deutscher Sprache an und wir kamen ins Gespräch. Er half mir beim Suchen meines alten Hofes. Während der Suche habe ich ihn gefragt: „Wem gehört dieses Land?" Da antwortete er: „Das Land gehört immer demjenigen, der darin geboren ist." „Das ist eine gute Aussage", sagte ich, „also gehört es auch mir". „Ja", hat er gesagt, „aber es gehört auch mir." Ich konnte da nichts dagegen sagen, er war dort geboren, er hatte also Heimatrecht. Ich habe aber auch Heimatrecht. Ich bin in meinem ganzen Leben wie ein Vogel von einem Ort zum anderen geflogen. Die Russen gingen über alles, sie nahmen alles und machten alles kaputt. Einmal habe ich mich mit einem Russen zwei Stunden unterhalten. Ich habe ihn gefragt: „Aus welchem Grund habt ihr eigentlich die Gutshäuser alle kaputt gemacht?" Seine Antwort war: „Wir wollten, dass diese Erinnerungen, die lebendig bleiben, wenn wir die Gebäude erhalten, endgültig gelöscht werden. Deshalb haben wir alles abgetragen, bis auf den letzten Stein. Ihr sollt auch keinen Gedenkstein mitnehmen. Ihr sollt endgültig von dem, was war, Abschied nehmen." Von meinem Gutshof habe ich nicht einen Stein wieder gefunden.

Hans Krützfeldt

ZEITZEUGEN ZEITZEUGEN ZEITZEUGEN ZEITZEUGEN ZEITZEUGEN

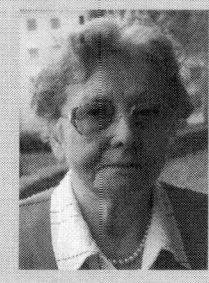

Verloren

Ich habe meine Heimat ein zweites Mal verloren. Das erste Mal, als ich vertrieben wurde. Das zweite Mal, als ich die Bilder von den wenigen Resten gesehen habe. Die ganze schöne Landschaft ist jetzt eine einzige Wildnis. Meine Augen suchten nach Anhaltspunkten, die mich an meine Jugend erinnern könnten. Es gab nichts. Völlig orientierungslos stand ich da.

Hildegard Hartwig

Ostpreußen", machte man seiner Verärgerung Luft. Die Gruppe der Vertriebenen bildete 1949 den Zentralverband der vertriebenen Deutschen (ZvD), um die wirtschaftlichen und sozialen Interessen der Vertriebenen zu vertreten. In der 1950 veröffentlichten „Charta der Heimatvertriebenen" verteidigten sie ihr Recht auf Heimat.

Fragen zum Text:

1. Mit welchen Schwierigkeiten hatten die Neuankömmlinge aus den deutschen Ostgebieten, aus Polen, der Tschechoslowakei und Ungarn in Deutschland zu kämpfen?
2. Was versteht man unter „Lastenausgleich"?
3. Welche beruflichen Hindernisse mussten überwunden werden?
4. Unter welchen persönlichen Problemen litten sie?
5. Wie wurden die Vertriebenen aufgenommen?

Gesprächsanregungen:

Die ehemaligen Flüchtlinge sind auch heute noch oft an ihrem ostdeutschen Akzent zu erkennen. Das Drama der ehemaligen Flüchtlinge erschöpfte sich nicht in den Schwierigkeiten des Anfangs. Viele haben nach der Öffnung des Eisernen Vorhangs darauf gewartet, ihre alte Heimat zu besuchen. Was sie vorfanden überstieg die Vorstellungskraft der meisten. Große Gutshöfe und ganze Ortschaften waren von der Landkarte verschwunden. Vieles von dem, was diese Menschen an ihre Jugend erinnert, existiert heute nur noch auf alten Fotos.

Der Lastenausgleich konnte einen Teil der verlorenen Besitztümer ersetzen, aber die Erinnerungsstücke sind für immer verloren. Viele werden gerne von ihrer alten Heimat erzählen und sind dankbar, wenn ihre Nöte als ehemalige Flüchtlinge und Vertriebene ernst genommen werden. Es lohnt sich häufig, nachzufragen:

Mögliche Fragen:
Woher kommen Sie?
Wo sind Sie geboren?
Wie wurden Sie aufgenommen?

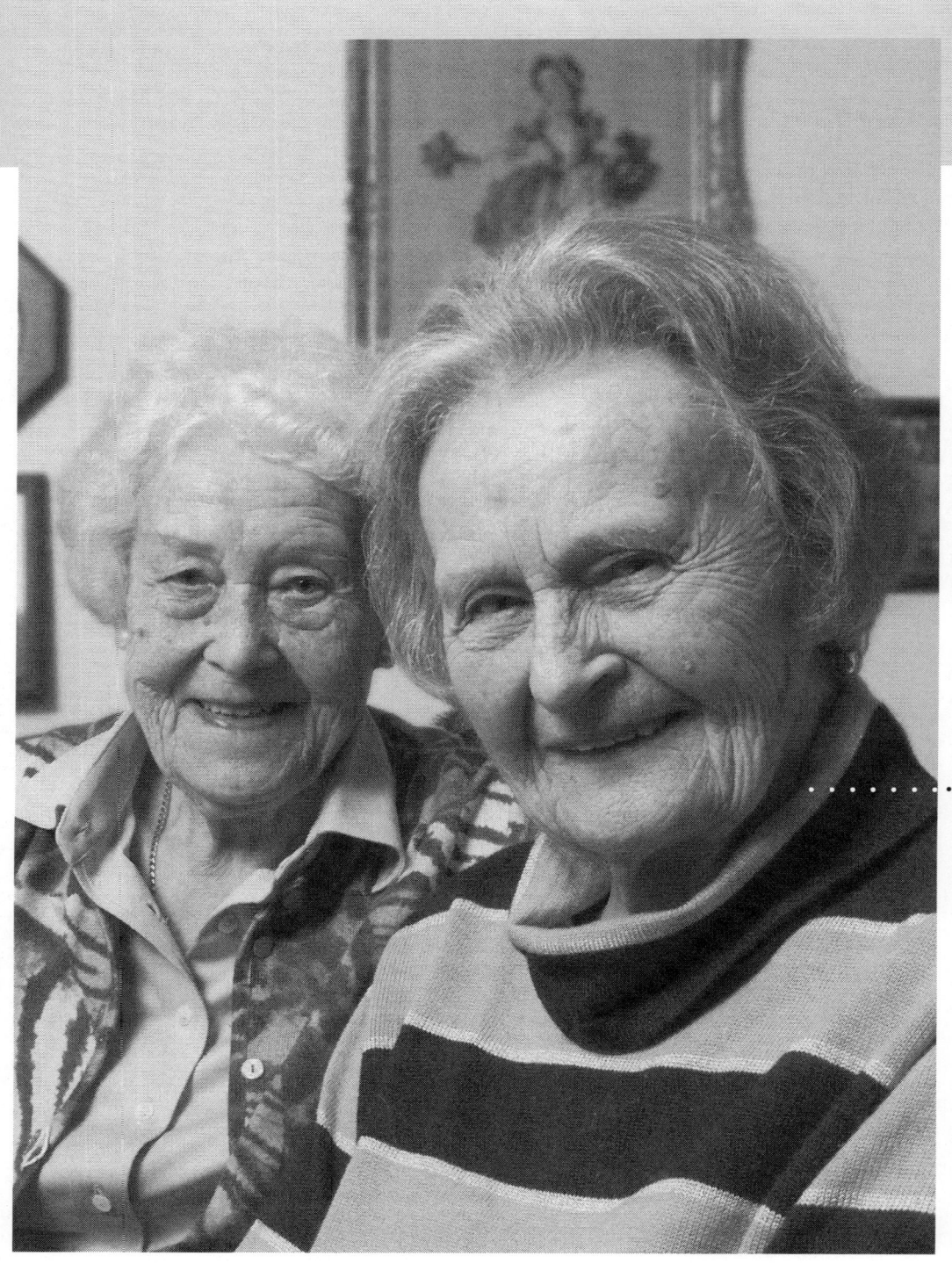

6
EIN VOLK IN ZWEI LÄNDERN

„Bescheidenheit macht das Leben leichter."
. . . .

Irma Hilsenbeck würde ihr ganzes Leben, trotz Krieg, noch einmal leben wollen. Schon früh hat sie sich gewünscht, einen Mann mit Kindern zu heiraten, um ihnen die verlorene Mutter zu ersetzen. Sie bezeichnet diesen Wunsch heute als ihre Bestimmung, der sie konsequent gefolgt ist.

Johanna Kemeth hat den eigenen Ehemann früh verloren und ihre einzige Tochter allein erzogen. Die Freude am Freude machen und der Sinn für Familie ist ihr nie abhanden gekommen.

Heute leben die Schwestern im selben Haus in getrennten Wohnungen und unterstützen sich gegenseitig.

JOHANNA KEMETH UND IRMA HILSENBECK,
Zwillingsschwestern, Jahrgang 1913, in Württemberg geboren, leben beide zu Hause im gleichen Haus.

6.1 Eiserner Vorhang und Berliner Mauer

Sozialistische oder kapitalistische Zukunft?

Noch während des Krieges diskutierten die Alliierten über die politische Zukunft Deutschlands. Weil aber keine Übereinstimmung etwa über das künftige Wirtschaftssystem, Reparationshöhen und andere Themen zu erzielen war, beschlossen sie die Aufteilung des Landes in Besatzungszonen. Nach der deutschen Kapitulation zogen sich die Westalliierten wie vorgesehen auf das vorher festgelegte Gebiet zurück. Für Sieger und Besiegte lautete die Parole allgemein „Nie wieder Krieg!" Mit diesem Gedanken schlossen sich am 26. Juni 1945 51 Staaten, zunächst ohne Deutschland, zur **UNO** (United Nations Organisation, Vereinte Nationen) zusammen. Es schien so, als habe der Kampf gegen Hitler die Welt geeint.

Besatzungszonen

vier Besatzungszonen

Auf der Potsdamer Konferenz im August 1945 wurde Deutschland in **vier Besatzungszonen** aufgeteilt. Die UdSSR erhielt die spätere DDR. Großbritannien beanspruchte das heutige Schleswig-Holstein, Hamburg, Niedersachsen und Nordrhein-Westfalen. Die USA besetzte Bayern, Hessen, Teile von Baden-Württemberg, Bremen und Bremerhaven. Frankreich erhielt einen Teil von Baden-Württemberg, Rheinland-Pfalz und das Saarland. Die Entmilitarisierung und Demontage der Industrieanlagen zur Wiedergutmachung sollte jede der Siegermächte in ihrem Sektor autonom durchführen. Berlin als Hauptstadt war ein Sonderstatus zugedacht. Berlin wurde in vier Sektoren unterteilt und von einem gemeinsamen Kontrollrat verwaltet. Jedes Mitglied der Besatzungsmacht sollte zur gesamten Stadt freien Zutritt erhalten.

Sonderstatus Berlin

Bald kamen die unterschiedlichen Interessen zwischen den USA und der Sowjetunion wieder zum Tragen. Stalin war bestrebt, die sowjetisch besetzten Gebiete nach dem Muster der Sowjetunion umzuformen. Das bedeutete die Einführung des Sozialismus, Gleichschaltung der Parteien und Unterdrückung der Opposition. Amerika wollte einen Rechtsstaat nach demokratischen Prinzipien errichten. So prallten zwei unterschiedliche Weltanschauungen in Deutschland aufeinander. Während der Pariser Konferenz im Juli 1946 lud der amerikanische Außenminister die drei anderen Besatzungsmächte dazu ein, alle vier Besatzungszonen wirtschaftlich zu vereinigen. Moskau und Paris lehnten die Vereinigung ab, London stimmte zu. So ergab sich der Zusammenschluss der amerikanischen und der britischen Besatzungszone zur **Bi-Zone** zum ersten Januar 1947. Bei der Außenministerkonferenz der Alliierten, die im Frühjahr 1947 in Moskau stattfand, zeigten sich zahlreiche Differenzen zwischen den Siegern. Die einheitsstiftende Kraft des gemeinsamen Feindes war aufgebraucht. Stalin beharrte auf seinen hohen Reparationsforderungen und verlangte die Auflösung der Bi-Zone. Frankreich bestand auf die Abtrennung des Saar- und des Ruhrgebietes. Amerika zeigte sich entschlossen, den „freien", nicht kommunistisch geprägten Ländern, materiell Hilfe zu leisten. Diese Haltung Amerikas dokumentierte den Beginn der „Containment-Politik", mit der die „kommunistische Initiative" eingedämmt werden sollte. Die Bündnispartner gegen Hitler waren im Begriff, Gegner im Kalten Krieg zu werden. Als Folge der gescheiterten Moskauer Konferenz beschlossen die Briten und Amerikaner, die Bi-Zone weiter auszubauen. Ein eiserner Vorhang aus unüberwindlichen ideologischen Gegensätzen begann, sich über Europa zu senken.

Interessenskonflikte

Bi-Zone

Weltpolitische Gegensätze

Im gleichen Jahr startete der amerikanische Präsident Truman wie angekündigt eine Aktion zur Hilfe in Europa. Der Marshallplan sah finanzielle Unterstützung für wirtschaftlich schwache Staaten in Europa vor. Man wollte auf diese Weise verhindern, dass die betroffenen Staaten sich aus der Not heraus dem Kommunismus anschließen würden. Als Gegenstück gründeten die Ostblockstaaten den **„Rat für Gegenseitige Wirtschaftshilfe"** (RGW), der nur den Ostblockstaaten offen stand.

„Rat für Gegenseitige Wirtschaftshilfe"

Am 20. März 1948 verließ der Vertreter der UdSSR aus Protest über die Bildung eines Westdeutschen Bundesstaates die Sitzung des Kontrollrats. Getrennte Währungsreformen in Ost und West machten die befürchtete Teilung zur Gewissheit.

1955 trat Deutschland dem Verteidigungsbündnis der USA bei. Somit war der westliche Teil Deutschlands nun Mitglied der NATO. Die Sowjetunion antwortete darauf mit der Gründung des **„Warschauer Paktes"**, dem östlichen Verteidigungsbündnis, dem die DDR ihrerseits beitrat. Deutschland war in zwei Lager mit ideologischen Gegensätzen geteilt, die sich misstrauisch gegenüberstanden. Mit der diplomatischen Anerkennung der Bundesrepublik durch die Sowjetunion wurde die Spaltung Deutschlands in zwei souveräne Staaten auch vom Ostblock als Realität anerkannt. Die Sowjetunion beendete danach ihren Versuch, durch außenpolitischen Druck die Bundesrepublik zu veranlassen, den einmal eingeschlagenen Weg der Westintegration zu verlassen. Der Besuch Adenauers in Moskau im September 1955 besiegelte die Teilung, auch wenn Adenauer in einem Brief an den sowjetischen Ministerpräsident betonte, dass die deutsche Grenzfrage erst in einem Friedensvertrag geregelt werden könnte. Unmittelbar nach der Moskaureise Adenauers verlieh die Sowjetunion der DDR die staatliche Souveränität und löste die sowjetische Hohe Kommission auf. Die Sowjetunion behielt aber noch ihre Rechte als Besatzungsmacht.

„Warschauer Pakt"

1958 richtete sich die Sowjetunion unter Nikita Chruschtschow an die Westmächte. Mit dem **„Berlin-Ultimatum"** verlangte Chruschtschow bis zum Mai 1959 den Abzug aller amerikanischen Truppen aus Westberlin; der Viermächte-Status sollte für ganz Deutschland aufgehoben werden. Ber-

„Berlin-Ultimatum"

lin sollte eine freie Stadt sein, unabhängig von BRD und DDR. Das Ultimatum wurde von der NATO-Führung abgelehnt. Die Sowjetunion drohte auf diese Ablehnung hin, der DDR die Kontrolle über die Zufahrtswege nach Berlin zu übertragen. Auch einen neuen Krieg stellte sie in Aussicht. Die Westmächte formulierten im Gegenzug die „drei Grundsätze": 1. Recht der Westmächte auf Anwesenheit in Berlin. 2. Recht der Westmächte auf Zugang zu Berlin. 3. Sicherung der Rechte und Lebensform der Westberliner durch die Westmächte. Chruschtschow ließ seine Forderungen stillschweigend fallen, allerdings wurden diese drei Grundsätze von Moskau als stilles Einverständnis zum Mauerbau betrachtet.

Am 10. November 1958 löste Chruschtschow mit seiner Rede im Moskauer Sportpalast eine ernsthafte Krise aus. Er stellte in Aussicht, das Potsdamer Abkommen einseitig zu kündigen und die DDR als souveränen Staat anzuerkennen. Adenauer kommentierte die Rede des sowjetischen Staatsoberhauptes zunächst gelassen. Er meinte, Chruschtschow sei wohl „etwas betrunken" gewesen. Dieser war keineswegs betrunken, er meinte es ernst. In einer Note vom 27. November forderte der Kreml, Westberlin zur freien Stadt zu erklären. Westberlin sollte entmilitarisiert werden und keinem der beiden deutschen Staaten angehören. Im Gegenzug sollten die Westberliner nach einer selbst gewählten Gesellschaftsordnung leben dürfen. Ansonsten forderte das Berlin-Ultimatum die Anerkennung der DDR in den bestehenden Grenzen. Damit wäre auch die aufgeschobene Klärung der deutschen Grenze im Sinne der Sowjetunion geregelt. Adenauer hatte bis dahin keine Bereitschaft gezeigt, die Oder-Neiße-Grenze endgültig anzuerkennen. Die Westmächte waren nicht bereit, den Forderungen der Sowjetunion nachzugeben. Vor dem Ablauf des Ultimatums gab es viele ergebnislose Verhandlungen. Am Ende bereiteten sich die Westalliierten auf ein militärisches Vorgehen vor. Sollten die Sowjets die Zufahrt nach Westberlin mit Gewalt sperren, so sollte ebenso mit Gewalt geantwortet werden, auch ein globaler Atomkrieg war nicht ausgeschlossen. Für Amerika ging es um mehr als nur die Verteidigung einer freien Stadt. Es ging um ein **ernsthaftes Kräftemessen** mit der Sowjetunion, ein Nachgeben hätte Amerikas Stellung als Weltmacht in Frage gestellt. Der Dritte Weltkrieg schien unabwendbar. Eine Einigung zwischen West und Ost war nicht zu erkennen. Allerdings verstrich auch der 27. Mai, das gefürchtete Schlussdatum des Ultimatums, ohne nennenswerte Vorfälle. Die Folgezeit war von einem zähen Kräftemessen auf diplomatischer Ebene geprägt, ohne dass einer der Kontrahenten zu erwähnenswerten Zugeständnissen bereit gewesen wäre. Der Status quo verfestigte sich zusehends.

Bis 1961 kehrten immer mehr Menschen der DDR über Westberlin den Rücken und gaben auf diese Weise ihre Meinung zum sozialistischen Wirtschaftssystem kund. Außerhalb Berlins war die Zonengrenze zwischen dem Ostsektor und den Westsektoren bereits mit Stacheldraht und Minenfeldern abgeriegelt worden. Die **„Abstimmung mit den Füßen"** schädigte die Wirtschaft der DDR, da auf diese Weise notwendige Arbeitskräfte verloren gingen. Dem Wunsch an Westberlin, keine weiteren Flüchtlinge aufzunehmen, diese zurückzuschicken und so die Ausreise zu verhindern, wurde in keiner Weise entsprochen. Die Gründe für die Flüchtlingswelle lagen in dem enormen Wohlstandsgefälle zwischen Ost und West, der fehlenden politischen Mitbestimmung des Volkes und dem gegen den Willen des Volkes durchgesetzten Sozialismus. Für die DDR bestand akuter Handlungsbedarf. Der Plan, die DDR abzuriegeln, wurde vor der Bevölkerung streng geheim gehalten. In einer Presseerklärung am 15. Juni 1961 hatte Walter Ulbricht noch verlauten lassen: „Niemand hat die Absicht, eine Mauer zu errichten." In der Nacht zum 13. August rückten die „Kampfgruppen der Arbeiterklasse", die Volkspolizei, und Einheiten der Nationalen Volksarmee aus und riegelten die Sektorengrenze zu Ostberlin mit Stacheldraht ab. Die Zufahrtswege zwischen Westdeutschland und Westberlin blieben offen, daher reagierten die Westmächte zunächst überhaupt nicht.

Im Juli hatte der amerikanische Präsident John F. Kennedy in einem vertraulichen Gespräch mit McCloy zu verstehen gegeben, er werde zwar alles tun, die Zufahrt nach Westber-

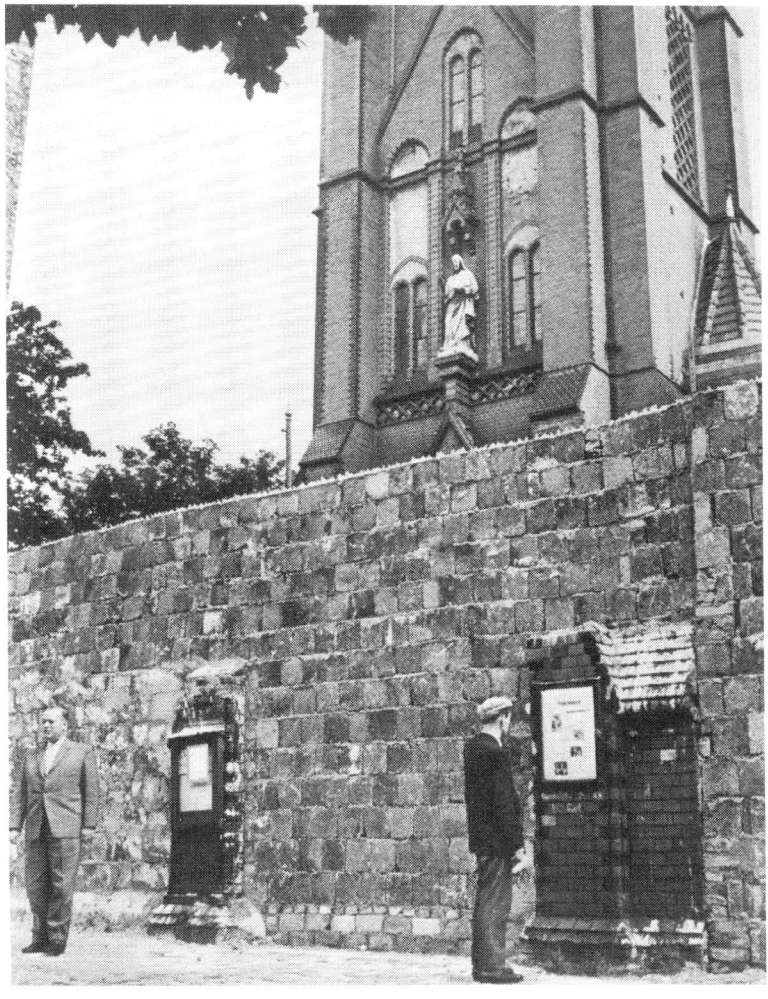

Abb. 6.1:
Mauer vor dem Eingang der Versöhnungskirche. Berlin 1961.

lin zu verteidigen, nicht aber Ost-Berlin. Das sei nicht die Sache der Westalliierten. Folgerichtig äußerte Amerika sich zurückhaltend, da die Sperrmaßnahmen nur gegen die Bewohner Ostberlins gerichtet waren. Der regierende Bürgermeister von Berlin, Willy Brandt, ermahnte die West-Berliner, Ruhe zu bewahren, erwartete aber ein energisches Eingreifen der Alliierten. Diese blieben inaktiv, worüber sich die Westberliner zunehmend enttäuscht zeigten. Dennoch reagierten die Westalliierten lediglich mit einer Protestnote an die Sowjetunion. Diese überraschend milde Reaktion auf den

Milde Reaktion der Alliierten

Mauerbau begründete Kennedy damit, dass die DDR den Flüchtlingsstrom irgendwie habe stoppen müssen, die Rechte der Alliierten seien aber in keiner Weise eingeschränkt worden. Der Wunsch Deutschlands nach nationaler Einheit musste zurückstehen. Das Vertrauen zu den Alliierten geriet dadurch in eine schwere Krise; die Berliner fühlten sich im Stich gelassen. Der amerikanische Botschafter bat Kennedy um ein Signal an die Westberliner, auch wenn diese seiner Meinung nach zu emotional auf die Abriegelung der Sektorengrenze reagierten. Am 17. August erreichte Kennedy ein empörtes Schreiben von Willy Brandt, in dem er von einer bedrohlichen Vertrauenskrise sprach und Taten forderte. Kennedy wiederum reagierte verärgert und verbat sich Ratschläge. Es wurde deutlich, dass Amerika das Ziel der deutschen Wiedervereinigung aufgegeben hatte. Um das Vertrauen der Deutschen wieder zu stärken, fiel am gleichen Nachmittag in Washington die Entscheidung, das amerikanische Militär in Berlin zu verstärken.

Mauerbau und Beginn des Kalten Krieges

Mit dem anschließenden Bau der **Berliner Mauer** 1961 durch die SED-Regierung wurde der Konflikt im wahrsten Sinne des Wortes zementiert. Westberliner konnten Ostberlin nur noch mit Passierschein besuchen, die nur zu hohen Feiertagen ausgegeben wurden. Die Westalliierten akzeptierten die Mauer als Entscheidung der Sowjetunion. Chruschtschow hatte die Mauer gutgeheißen, um den wirtschaftlichen Zusammenbruch der DDR durch die anhaltende Welle von **„Republikflucht"** zu verhindern. Die Mauer wurde mit Kontrollstreifen, Selbstschussanlagen und Hundelaufanlagen noch verstärkt. Sie bildete mit all den anderen Grenzbefestigungen das sichtbare Zeichen des Eisernen Vorhangs, dem Symbol der Abgrenzungspolitik zwischen Ost und West. **Blockbildung** und Kalter Krieg nahmen ihren Anfang. Europa teilte sich auf, in den Ostblock, den von der USA beeinflussten Westen und in wenige blockfreie Staaten. Insgesamt trennte der Eiserne Vorhang ganz Europa vom Eismeer bis

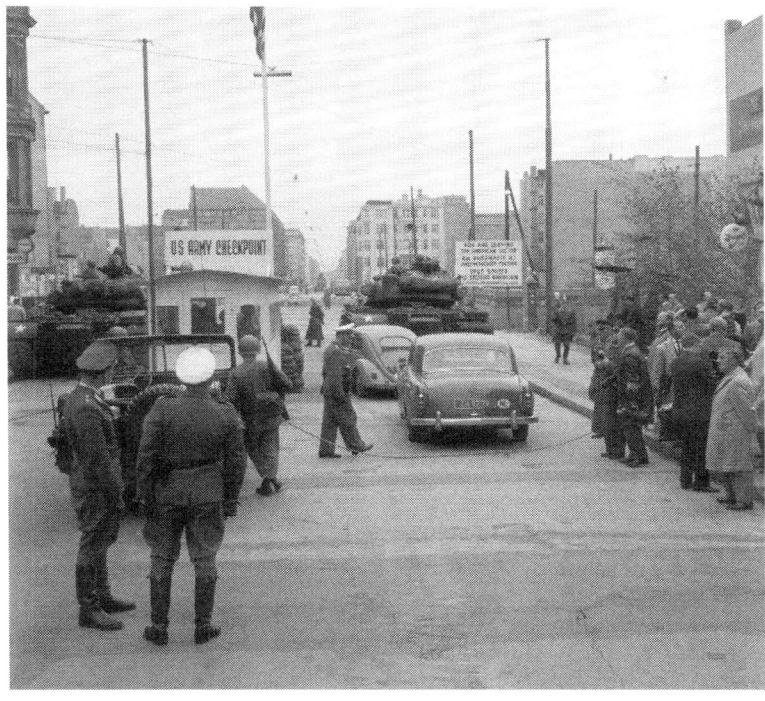

Abb. 6.2:
Mauerbau. Panzer am Checkpoint Charlie.
Foto: Gert Schütz.

zum Mittelmeer in zwei Teile. Nachbarliche Beziehungen, die Bindung zu Familienmitgliedern und Freundschaften wurden in der Zeit des Kalten Krieges allmählich eingefroren. Deutschland war mit besonderer Härte getroffen, da auch Verwandte, die „auf der anderen Seite" lebten, kaum noch besucht werden konnten.

Als in Berlin der Zugang nach Ostberlin für die Westmächte auf eine einzige Zufahrtsstraße, die Friedrichsstraße, eingeschränkt wurde, gerieten die Westalliierten, insbesondere die USA in Bedrängnis. Wieder stand die Furcht im Raum, die Sowjetunion könnte die scheinbar bewiesene Schwäche des Westens nutzen, um die politischen Verhältnisse in Westberlin aufzuweichen und Berlin doch noch als Ganzes übernehmen. Bis Oktober 1961 konnten amerikanische Fahrzeuge ungehindert den **Checkpoint Charlie**, den Übergang zur DDR, passieren ohne durch die Volkspolizei behelligt zu werden. Im Oktober beschloss Ulbricht dann, Amerikaner in Zivil hätten einen Ausweis vorzuweisen. Um-

Checkpoint Charlie

gehend wurde amerikanischen Fahrzeugen in Zivil die Einreise verweigert. Die Alliierten fühlten sich in ihrem Recht auf ungehinderten Aufenthalt in Ostberlin beschnitten und reagierten. Amerikanische Militärfahrzeuge mit Soldaten flankierten zivile Fahrzeuge um ungehinderten Durchgang zu erzwingen. Unzählige „Testfahrten" von amerikanischen Fahrzeugen fanden bis etwa 200 Meter hinter die Grenze statt, um die Reaktion der Volkspolizei zu erforschen. Immer wieder wurden Fahrzeuge zurückgeschickt, die dann mit Eskorte bewaffneter Soldaten die Grenze wieder passierten. Verärgert über die Schikane wendeten sich amerikanische Soldaten an sowjetische Offiziere. Sie erhielten lediglich die Information, man habe die Grenzkontrolle der DDR-Behörde überlassen, und diese hätte somit das Recht, Amerikaner in Zivil zu kontrollieren. Am 26. Oktober 1961 schien der Konflikt um Berlin zu eskalieren. Zum ersten Mal seit Kriegsende rollten in Westberlin wieder die Panzer. 30 Fahrzeuge stellten sich in der Nähe der Berliner Mauer zu weiteren Befehlen bereit. Die Sowjetunion reagierte umgehend. Wenige Stunden später standen ebenso viele Panzer in Ostberlin. Am nächsten Tag verschärfte sich die Situation weiter. Am Checkpoint Charlie standen sich zehn amerikanische Panzer und zehn sowjetische Panzer nun direkt gegenüber, jeder mit scharfer Munition. Amerika bestand auf seinem ungehinderten Zugang nach Ost-Berlin. Die andere Seite bestand auf ihr Recht, die Ausweise zu kontrollieren. 16 lange Stunden sah es so aus, als wollte ein Dritter Weltkrieg auf der Berliner Friedrichsstrasse seinen Anfang nehmen. Washington entschärfte den Konflikt und beschloss weitere Fahrten von Amerikanern in Zivil nach Ostberlin zu unterlassen. Daraufhin zogen die Panzer ohne Schusswechsel wieder ab. Erst

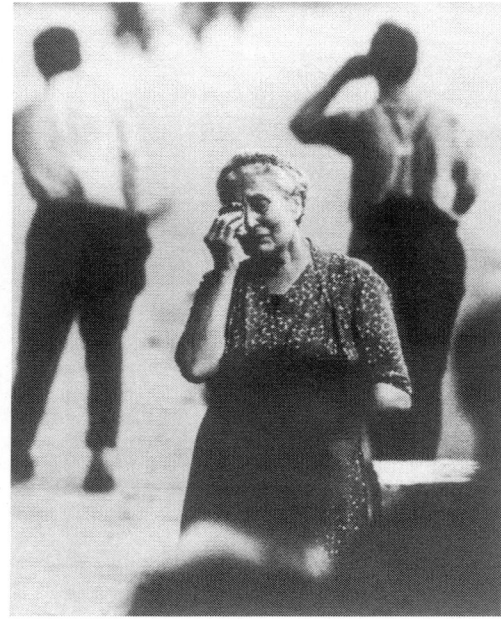

Abb. 6.3: Mauerbau Ostberlin 1961, Frau unter Tränen.

die sowjetischen, eine halbe Stunde später die amerikanischen. Ein Dritter Weltkrieg war verhindert, aber die Mauer ist geblieben bis 1989.

Bei dem Versuch, die Grenze dennoch zu überwinden, starben 899 Menschen, 255 davon an der Mauer in Ostberlin.

Fragen zum Text:

1. Was verstand man unter dem „Eisernen Vorhang"?
2. Worum ging es im „Berlin-Ultimatum"?
3. Welche Gründe gaben den Ausschlag zum Mauerbau?
4. Wie reagierten die Westalliierten auf die Mauer?
5. Was bedeutete die Mauer für die Berliner?

Gesprächsanregungen:

Der Ost-West-Konflikt und die Berliner Mauer beschäftigten die Menschen bis 1989. Dann erst konnte es unter Gorbatschow zur Entspannung kommen. Kalter Krieg, die Angst vor einem neuen Weltkrieg und der Eiserne Vorhang haben ganze Generationen beschäftigt. Heute leben viele Menschen, auch Senioren, aus den ehemaligen Ostblockländern in Deutschland. Vor allem die älteren unter ihnen sind, auf Politik und Gesellschaft angesprochen, häufig schweigsam. Aber über die Heimat und ihre Bräuche werden sie gerne reden.

Auch die Gruppe der Vertriebenen hatte sehr unter dem Eisernen Vorhang zu leiden. Jahrzehntelang war es ihnen verwehrt, die alte Heimat zu besuchen. Kontakte sind abgebrochen, Familien haben sich verloren. Die Flüchtlinge aus der ehemaligen DDR haben ihre Verwandten manchmal erst zur Beerdigung eines nahen Angehörigen wieder besuchen können. All diese Brüche haben Familienverbände zerstört.

Besonders schwer hatten es die Berliner selbst. Die Mauer schlängelte sich mitten durch die Stadt, sperrte Straßen ab, trennte Freunde und Familien in Ostberliner und Westberliner und verschloss jahrzehntelang die Tür der Versöhnung.

6.2 DDR

6.2.1 Politisches Leben in der DDR

SMAD

Nach dem Ende des Krieges setzte die Sowjetunion in ihrem Teil Deutschlands die „Sowjetische Militäradministration Deutschland" **(SMAD)** ein. Sie beschäftigte 50 000 Mitarbeiter und sollte die SBZ im sozialistischen Sinne verwalten. Die SMAD hatte die Aufgabe, ein neues politisches System aufzubauen und das politische sowie das gesellschaftliche Leben zu regeln. In der SBZ sollte ein sozialistischer Umbau nach sowjetischem Muster stattfinden.

Walter Ulbricht

Für den politischen Aufbau war die Gruppe um **Walter Ulbricht** von besonderer Bedeutung. Diese Gruppe bestand aus Mitgliedern der Kommunistischen Partei Deutschlands (KPD). Während der Zeit ihrer Verfolgung waren sie in die Sowjetunion emigriert und wurden dort weiter sozialistisch geschult. Ulbricht sorgte dafür, dass zahlreiche Schlüsselpositionen der Kommunalverwaltung an deutsche Kommunisten vergeben wurden. Seine Devise dabei war: „Es muss demokratisch aussehen, aber wir müssen alles in der Hand

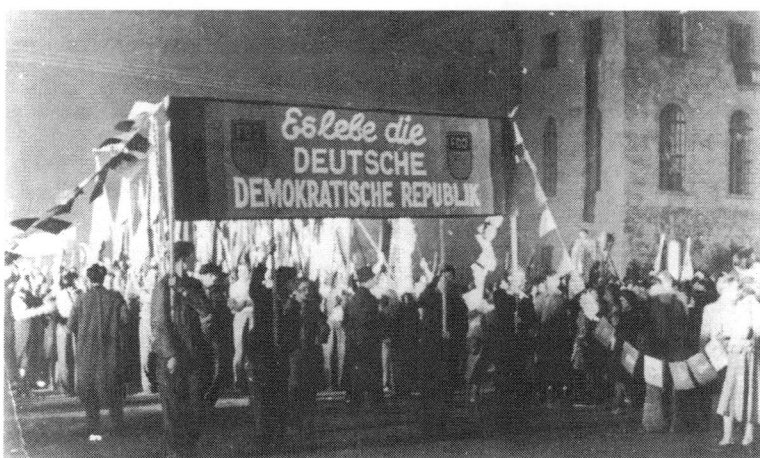

Abb. 6.4: Massenkundgebung zur Gründung der DDR.

haben". Dennoch war 1946 die Popularität der KPD stark gesunken. Um ihren politischen Einfluss zu bewahren schloss sie sich mit der, allerdings unwilligen, Ost-SPD zur Sozialistischen Einheitspartei Deutschlands **(SED)** zusammen. Ein Befehl aus der Sowjetunion hatte die Vereinigung gegen den Willen der SPD möglich gemacht. Seit 1947 gab es bereits eine regierungsähnliche Zentralverwaltung in der sowjetischen Besatzungszone. 1948 rief die SED den **Volkskongress**, die Regierungsinstanz der DDR, ins Leben. Dieser beschloss umgehend die Aufnahme weiterer kommunistisch orientierter Parteien und Massenorganisationen zum **Antifa-Block**. Im Mai 1949 wurde der 3. Volkskongress über Einheitslisten gewählt. Er erarbeitete die Verfassung und gründete am 7. Oktober 1949 die Deutsche Demokratische Republik (DDR).

Wilhelm Pieck wurde zum ersten Präsidenten der DDR ernannt, erster Ministerpräsident wurde **Otto Grotewohl**. Walter Ulbricht wurde zum Generalsekretär des Zentralkomitees (ZK) der DDR. Bei ihrer Gründung ist die DDR von vielen als Provisorium betrachtet worden. Auch die Bevölkerung sah die DDR keineswegs als Dauerlösung an. Nach dem Tod von Wilhelm Pieck 1960 ersetzte der Staatsrat das Präsidentenamt und Walter Ulbricht übernahm den Vorsitz. Damit war Ulbricht zum alles bestimmenden Mann in der DDR geworden. 1950 schlossen sich alle Parteien zur **Nationalen Front** zusammen, auch wenn nicht alle Parteimitglieder glücklich über die Entwicklung waren. Die SED proklamierte sich selbst als „Partei neuen Typs". Sie erhob den Alleinvertretungsanspruch als „bewusste Vorhut der Arbeiterschaft". Gruppenbildung innerhalb der Partei war untersagt, es herrschte also Fraktionsverbot. Gleichzeitig war die Partei verpflichtet, alle politischen und gesellschaftlichen Organisationen in der DDR anzuleiten, was in der praktischen Umsetzung einer umfassenden Kontrolle gleichkam. Nichts unterstreicht den Führungsanspruch der SED besser als die Hymne von Louis Fürstenberg mit dem Refrain „Die Partei, die hat immer Recht!", deren Text an einem Parteitag der SED veröffentlicht wurde. Das Vorbild für die SED war die

Marginalien: (SED), Volkskongress, Antifa-Block, Wilhelm Pieck, Otto Grotewohl, Nationale Front

Kommunistische Partei der Sowjetunion (KPdSU). Im gleichen Jahr wurde der Staatssicherheitsdienst, **Stasi** genannt, gegründet, um als „Schwert und Schild der Partei" die Macht der SED zu festigen. Die Stasi führte in den fünfziger Jahren zahlreiche „Säuberungsaktionen" durch. Parteimitglieder, die während der Nazizeit in westliche Länder emigriert waren und andere SED-Genossen fielen dieser Aktion zum Opfer. In der DDR-Bevölkerung blieb die Stasi ein ungeliebtes Kind. Stasi-Mitarbeiter, die scheinbar zufällig in Hauseinfahrten standen und Dienstwagen, die zur Überwachung des Volkes irgendwo parkten, waren allgemein bekannt. Die Stasi wurde im DDR-Jargon zur „Firma Horch und Greif".

Stasi

Die Politik der SED zielte auf die Ostorientierung der DDR. Die politische, wirtschaftliche und ideelle Führungsschicht wurde von nicht-konformen Mitgliedern gesäubert. Das kommunistische Modell war als einziges anerkannt und gefördert. Die Sowjetunion ging in ihrer Besatzungszone daran, die faschistischen Strukturen konsequent zu zerstören. Es sollte eine antifaschistische, demokratische neue Ordnung entstehen. Was antifaschistisch und demokratisch war, bestimmte die sowjetische Definition. Als Antifaschisten galten folglich nur Personen, die bereit waren sich den sowjetischen Grundsätzen zu beugen.

Walter Ulbricht hatte sich selbst als „den besten Schüler Stalins" bezeichnet. Dementsprechend versuchte er, die Lehren Stalins in der DDR konsequent umzusetzen. Ebenso wie „der große Stalin" war Ulbricht bereit, die sozialistische Gesellschaft durch eine „Revolution von oben" durchzusetzen. Mit der Gründung der DDR wurde von der SED-Führung offen vom Übergang zum Kommunismus gesprochen und von der **„Diktatur des Proletariats"**. Dabei galt sowohl in der Politik als auch in der Wirtschaft „von der Sowjetunion lernen, heißt siegen lernen". Spruchbänder mit diesem Satz fanden sich regelmäßig an den Wänden der staatseigenen Betriebe. Stalin selbst wurde unter Ulbricht nahezu kultartig verehrt. Stalinbüste, Statuen und Stalinbilder zierten die öffentlichen Gebäude, Stalin verherrlichende Gedichte wurden publiziert. Die Umsetzung der Ideen Stalins bedeuteten Ein-

„Diktatur des Proletariats"

parteienherrschaft und politische Willkür. Gesetze blieben teilweise unklar formuliert. Im Artikel 6 der Verfassung war festgelegt, dass „Boykotthetze gegen demokratische Einrichtungen und Organisationen" strafbar sei. Es wurde weder festgelegt, was unter „Boykotthetze" fiel, noch das Strafmaß festgelegt. Damit war der staatlichen Willkür die gesetzlichen Mittel in die Hände gelegt worden. Unwillige Äußerungen gegen den Staat konnten bereits hart bestraft werden. Der **Stalinkult** endete nach seinem Tod 1953 schneller als die SED reagieren konnte. Stalins Nachfolger, Nikita Chruschtschow leitete auf dem 20. Parteitag der KPdSU 1956 die „Entstalinisierung" ein. Die SED-Führung musste sich beeilen, ihren Mitgliedern die neue Linie zu vermitteln. Stalin war von einem Tag zum nächsten kein „Klassiker" des Marxismus mehr. 25 000 politische Häftlinge wurden entlassen und zahlreiche Politiker rehabilitiert.

Stalinkult

Außenpolitisch rang die DDR lange Zeit um ihre Anerkennung als souveräner Staat. Die Bundesregierung unter Adenauer bestand auf ihrer Auffassung, Deutschland als einen einzigen Staat nach außen zu vertreten. Daher konnte nicht hingenommen werden, dass ein anderer Staat diplomatische Beziehungen zur DDR unterhielt und die DDR damit als selbständigen Staat anerkannte. Der damalige Sekretär des Auswärtigen Amtes der Bundesrepublik, Walter Hallstein, stellte den außenpolitischen Grundsatz auf, Deutschland solle mit jedem Staat die diplomatischen Beziehungen beenden, der die DDR diplomatisch anerkannte. Als einzige Ausnahme sollte die Sowjetunion gelten. Dieser politische Grundsatz wurde als **„Hallstein-Doktrin"** bezeichnet. 1957 brach die Bundesrepublik darum die diplomatischen Beziehungen zu Jugoslawien ab.

„Hallstein-Doktrin"

Die DDR schloss schnell mit anderen Staaten des Ostblocks Verträge ab. Mit der Hallstein-Doktrin verhinderte die Bundesrepublik Kontakte der DDR zu westlich orientierten Staaten. 1952 bot Stalin in einer bis heute umstrittenen **„Stalinnote"** Verhandlungen über die Wiedervereinigung und Neutralität Deutschlands an. Deutschland wurden alle Freiheiten eines souveränen Staates angeboten, wenn die

„Stalinnote"

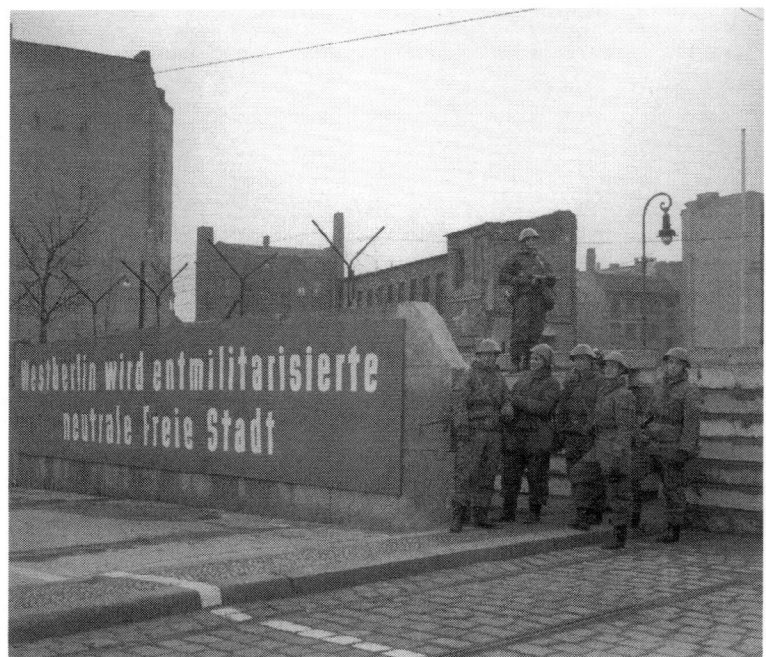

Abb. 6.5:
DDR-Propaganda
zum Mauerbau.
Foto: Gert Schütz.

Bundesrepublik im Gegenzug auf die wirtschaftliche und militärische Verbindung zur USA verzichten würde. Außerdem sollten alle alliierten Streitkräfte aus Gesamtdeutschland abziehen und die Oder-Neiße-Linie als deutsche Staatsgrenze anerkannt werden. Stalins Vorschlag wurde in der Öffentlichkeit der Bundesrepublik als ernst zu nehmende Möglichkeit diskutiert. Die Alliierten waren bereit, zum Test freie Wahlen in Ost und West abhalten zu lassen. Adenauer verhinderte aber eine eingehendere Prüfung der Stalinnote; die Westintegration war ihm wichtiger als die Einheit Deutschlands. Briefwechsel zwischen Ost und West blieben ergebnislos. Die DDR forderte daraufhin die Ostintegration und gestaltete die ostdeutsche Wirtschaft im sozialistischen Sinne um. 1955 hatte die UdSSR der DDR die volle staatliche Souveränität bestätigt.

6.2.2 Die Wirtschaft der DDR

Die Ausgangssituation für die wirtschaftliche Entwicklung der DDR war weitaus ungünstiger als für die Bundesrepublik. 45 % der Produktionskapazitäten in der SBZ waren zerstört worden (im Westen nur etwa 20 %). Durch hohe Reparationsforderungen, Entnahmen aus der laufenden Produktion und die hohen Kosten für die Besatzungssoldaten der Sowjetunion litt die DDR unter 15- bis 20-mal so hohen Kosten wie Westdeutschland. Vor diesem Hintergrund hatte die DDR den Anspruch, den **„real existierenden Sozialismus"** zu verwirklichen. Die Ausbeutung des Menschen durch den Menschen sollte in dieser neuen Gesellschaftsordnung für immer beseitigt werden. Die Arbeiter und die Arbeit selbst erfuhren eine Aufwertung. Bürgerliche oder gar adelige Herkunft waren vor allem zu Beginn ein Makel. Der Adel und das wohlhabende Bürgertum wurden enteignet, da sie ihren Besitz nicht durch Arbeit erworben hatten. **„Junkerland in Bauernhand"** hieß die Initiative der SMAD. Unter dem Titel fand 1945 eine weitreichende Bodenreform statt. Kriegsverbrecher, Funktionäre der NSDAP und Landbesitzer mit Gütern über 100 ha Land wurden entschädigungslos enteignet. Das Land wurde in fünf bis zehn Hektar großen Teilen an landlose Bauern, Landarbeiter und Flüchtlinge verteilt. Im Juni 1946 stimmten 77,6 % der Bevölkerung für die Bodenreform und die Auflösung des industriellen Großbesitzes durch Enteignung. Es entstanden **Volkseigene Betriebe (VEB)**, deren Produktion und Verteilung zentral gelenkt wurden. Selbständige Handwerksbetriebe wurden zu Produktionsgemeinschaften zusammengeschlossen. Die Sozialpolitik sollte die Grundversorgung für alle gewährleisten. Unter dem Motto „vom Ich zum Wir" versuchte die SED in den fünfziger Jahren die Bauern von den Vorzügen der kollektiven Landwirtschaft zu überzeugen. Ihr Ziel war die Schaffung von Landwirtschaftlichen Produktionsgenossenschaften **(LPG)**. Die Bauern hatten aber kein Interesse an genossenschaftlicher Arbeit. So wurden zunächst verlassene Höfe und unproduktive Kleinbauern zu den ersten LPGs zusammenge-

Marginalien:
„real existierenden Sozialismus"
„Junkerland in Bauernhand"
Volkseigene Betriebe
LPG

fügt. Um die Klein- und Mittelbauern zum Beitritt in die LPG zu überzeugen, wurden hohe Zwangsabgaben gefordert. Daraufhin siedelten Zehntausende Bauern in den Westen um. Als die Kollektivierung 1958 immer noch nicht zur Zufriedenheit der SED fortgeschritten war, entsandte man so genannte „Agitationsgruppen", die mit Drohung und Nötigung die Bauern zum „freiwilligen" Eintritt in die LPG bewegen sollten. Mit den Fünfjahresplänen übernahm man die Grundzüge des sowjetischen Wirtschaftssystems. Die Planung wurde zentralisiert, die Außenwirtschaft auf den Ostblock ausgerichtet, die Industrie verstaatlicht und die Banken enteignet. Bereits 1951 begann der Einstieg der DDR in die **Planwirtschaft**. Verantwortlich für Aufstellung und Kontrolle der Fünfjahrespläne war die staatliche Plankommission. Nach kurzer Zeit zeigten sich erste Mängel der Planwirtschaft. Sie erwies sich als zu starr, um auf die Schwankungen des Marktes zu reagieren, und behinderte damit den wirtschaftlichen Aufschwung; schon 1959 zeichnete sich das Scheitern des zweiten Fünfjahresplanes ab. Eine wirkliche Chancengleichheit wurde trotz Planung und Bodenreform dennoch nicht erreicht. Es gab bald eine neue Schicht Privilegierter. Nur überzeugte Sozialisten und Parteitreue hatten die Möglichkeit, beruflich oder politisch aufzusteigen. Wer seine Loyalität dem System gegenüber nicht überzeugend genug beweisen konnte, hatte mit Nachteilen zu rechnen. Schließlich liefen auch die Zuteilungen von Wohnraum und Konsumgütern über staatliche Stellen.

Die Abschaffung der Lebensmittelkarte war ursprünglich für 1953 vorgesehen. Die schwierige Wirtschaftslage während der Umstellung zum Sozialismus ließ aber einen weiteren Engpass entstehen, sodass die Versorgungslage zunächst auf das Niveau des Jahres 1947 zurückfiel. Lücken im Warenangebot wurden wieder größer, Strom wieder regelmäßig abgeschaltet und das Transportwesen stand kurz vor dem Zusammenbruch. Im Mai 1953 beschloss die SED eine Erhöhung der Arbeitsnormen um 10,3 %. Der Unmut unter den Arbeitern wuchs allmählich an, bis er in den **Aufstand** vom 17. Juni 1953 mündete. Dem „17. Juni" ging eine schwierige und unruhige Zeit voraus. Die Regierung hatte alle Anstrengungen unternommen, den Sozialismus zu erzwingen, ohne Rücksicht auf die Befindlichkeiten seiner Bevölkerung. In einem „Beschluss des Ministerrates der UdSSR über die Lage der DDR" wurde die harte Führungslinie Walter Ulbrichts von der Sowjetunion scharf gerügt. Die ungünstige wirtschaftliche und politische Lage wird als Folge eines falschen Kurses der DDR-Führung gerügt. Die Politik habe durch übertriebenen Druck die Sozialisierung unangemessen beschleunigen wollen und damit eine Unterversorgung seiner Bevölkerung mit lebenswichtigen Gütern verschuldet. Es wurde der DDR-Führung dringend empfohlen, einige Kursänderungen vorzunehmen. Die extrem angespannten Pläne mit der damit verbundenen Normenerhöhung sollten reduziert werden. Weniger wichtige Aufbauprojekte seien zugunsten einer Erhöhung der Produktion von Waren des täglichen Bedarfs zurückzufahren. Um die Produktion dieser Waren zu steigern, sollten Handwerker und kleine Betriebe wieder besser mit Rohstoffen und Elektrizität beliefert werden; auch notwendige Kredite sollten wieder vergeben werden. Generell wurde empfohlen, die Steuererhöhung für Privatunternehmer wieder rückgängig zu machen. Dagegen sollten die Verwaltungsausgaben für die Republik gekürzt werden. Die übertriebene Strafverfolgung sollte wieder abgemildert und in diesem Rahmen eine große Amnestie durchgeführt werden. Von sowjetischer Seite wurde wirtschaftliche Hilfe in Form von Krediten, Reduzierung der Besatzungskosten und Erleichterungen der Reparationsleistungen in Aussicht gestellt.

Ulbricht war nicht bereit, die **Ratschläge der UdSSR** anzunehmen. So kam es zu einem Aufstand in der DDR gegen das Regime. Zunächst streikten die Bau- und Metallarbeiter sowie die Arbeiter der wichtigsten Großbetriebe in Ostberlin. Der Verkehr war lahm gelegt, die Straßen voller Demonstranten und Versammlungen. Die Arbeiter protestierten gegen eine Heraufsetzung der Arbeitsnormen und die schlechte Versorgung mit Konsumgütern. Sie verlangten die Rücknahme der Normenerhöhung und eine Senkung der Preise.

Ratschläge der UdSSR

6. EIN VOLK IN ZWEI LÄNDERN

Das waren zunächst traditionelle gewerkschaftliche Forderungen. Schnell mischten sich politische Forderungen in den Streik hinein. Freie Wahlen, das Ende der Alleinherrschaft der SED, Freilassung der politischen Gefangenen, und die Einheit Deutschlands wurden verlangt. Aus dem Arbeiterstreik war ein Volksaufstand geworden. Demonstranten stürmten die Zentralen von SED und Stasi sowie die Gefängnisse. Von Berlin aus hatte sich der Aufstand ausgeweitet. In mehr als 500 Orten, vor allem in den Industriezentren, wurde gestreikt und demonstriert. Um 13:00 Uhr verhängte der sowjetische Stadtkommandant den **Ausnahmezustand**. Darauf beendeten sowjetische Panzer den Aufstand. Nachdem die bloße Anwesenheit zur Einschüchterung der Demonstranten nicht ausgereicht hatte, wurde scharf geschossen. Es gab Tote und Verwundete.

Ausnahmezustand

Beendigung durch sowjetische Panzer

Auch wenn der Aufstand blutig niedergeschlagen wurde, besserte sich die Lage dennoch. Die Partei hatte beschlossen, Investitionsmittel in den Bereich der Konsumwirtschaft umzulenken und die Preise in den Läden der Handelsorganisation (HO) zu senken. Löhne und Mindestrenten wurden heraufgesetzt. Die Sowjetunion hatte wie angekündigt die Be-

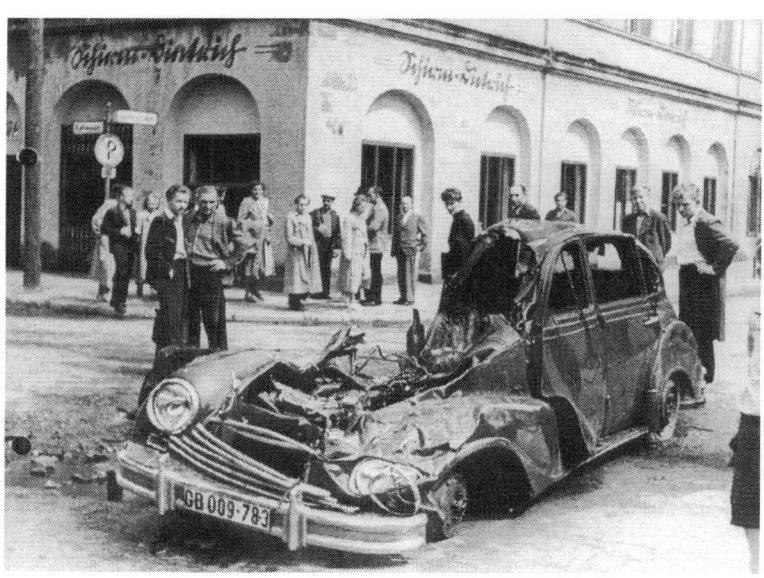

Abb. 6.6: Aufstand des 17. Juni 1953, demolierter PKW eines Regierungsbeamten.

satzungskosten gesenkt und auf weitere Reparationsleistungen verzichtet. Dennoch musste das System zur Rationierung noch eine Zeit lang aufrechterhalten werden. Einige Güter, vor allem Fett, Fleisch und Zucker waren weiterhin sehr knapp. Die Grundversorgung war bald gesichert, sodass auch in der DDR niemand mehr hungern brauchte. Die Lebensmittelmarken wurden jedoch erst 1958 abgeschafft. Die Güter des täglichen Bedarfs waren billiger als im Westen, da sie staatlich subventioniert wurden. Bis in die sechziger Jahre waren Luxusgüter hingegen nur den oberen Schichten der Gesellschaft zugänglich.

6.2.3 Die Jugend im deutschen Osten

Mit dem „Gesetz zur Demokratisierung der deutschen Schule" von 1946 wurde das dreigliedrige Schulsystem durch die **Einheitsschule** abgelöst. Die Schulpflicht wurde einheitlich auf zehn Jahre festgesetzt. In der Weimarer Republik waren es hauptsächlich die Kinder des besser verdienenden Bürgertums, die höhere Schulen besuchen konnten. Kinder einfacher Arbeiter hatten kaum eine reale Chance auf Bildung und sozialen Aufstieg. In der Verfassung der DDR wurde nun Wert darauf gelegt, dass allen Kindern und Jugendlichen ein gleiches Recht an Bildung zugesichert wurde, ohne Berücksichtigung des elterlichen Vermögens. Damit sollte die wichtigste Grundlage des Bildungssystems, die „Brechung des Bildungsprivilegs" umgesetzt werden. Weil sich die DDR als **„Arbeiter- und Bauernstaat"** verstand, ging man noch einen Schritt weiter, und ließ in den fünfziger Jahren bevorzugt Arbeiter- und Bauernkinder zum Studium zu. Damit hing die Zulassung zu Abitur und Studium in den Anfangsjahren der DDR doch wieder von der Herkunft ab. Später spielte die Mitgliedschaft in der Partei die entscheidende Rolle. Im Zentrum der Bildung stand die „richtige" Weltanschauung; die Schule hatte die jungen Menschen zu **„sozialistischen Persönlichkeiten"** auszubilden. Voraussetzung für das erfolgreiche Bestehen des Abiturs und die Zulassung zum Studium waren daher Engagement in der **FDJ** (Freie

„Arbeiter- und Bauernstaat"

„sozialistische Persönlichkeit"

Deutsche Jugend), der Gesellschaft für Sport und Technik und seit 1955 die Jugendweihe. Die Schule folgte dem Grundsatz der Trennung von Staat und Kirche und war vom Staat voll finanziert. Religionsunterricht wurde überwacht und ab der zehnten Klasse gänzlich abgeschafft. Die wichtigste Neuerung war die 1959 eingeführte zehnklassige **„polytechnische Oberschule" (POS)**. Etwa 94 % der Schüler besuchten Ende der fünfziger Jahre die POS.

Das Ziel der Schulen, die Jugendlichen zu „sozialistischen Persönlichkeiten" auszubilden, fand seine passende Ergänzung in der FDJ. Sie galt als wichtigstes Instrument der SED zur ideologischen Beeinflussung der Jugend. Die FDJ hatte die Aufgabe, „klassenbewusste Kämpfer für den gesellschaftlichen Fortschritt heranzubilden und dafür zu sorgen, dass alle Jugendlichen die Möglichkeit nutzen, Arbeit, Studium und Freizeit sinnvoll zu gestalten". Die politischen und moralischen Ziele wurden 1960 in den „Zehn Geboten für Jungpioniere" vorgeschrieben. Die **Jungpioniere** verpflichteten sich unter anderem zu Patriotismus, Friedensliebe, Elternliebe, Internationalismus[20] sowie Fleiß, Wahrheitsliebe, Hilfsbereitschaft und sportliche Aktivität. Um eine „systematische sozialistische Erziehung" zu garantieren, wurden die Kinder aufgeteilt: Jungpioniere waren für Kinder von sechs bis neun Jahren vorgesehen, die 10- bis 14-Jährigen gingen zu den **Thälmannpionieren**. In der FDJ waren die 14- bis 25-Jährigen organisiert. In Blauhemden uniformiert präsentierten sie sich als „zuverlässige Kampfreserve der Partei der Arbeiterklasse". Die Jugendorganisationen gestalteten sich nach sowjetischem Vorbild. Die Tätigkeiten in den Gruppen waren vorgeschrieben. Die Pioniere sollten zu „Helfern der Werktätigen" erzogen werden. Halstuch, Appelle, Friedens- und Heimatlieder bildeten die Erkennungszeichen der Pioniere. In Sportstätten, Begegnungseinrichtungen und Ferienlagern wurden zahlreiche Freizeiten organisiert. Die

---

[20] Unter Internationalismus verstand die DDR Freundschaft mit den sozialistischen Ländern. Andere Länder waren nicht „international" sondern „kapitalistisch".

ZEITZEUGEN ZEITZEUGEN ZEITZEUGEN ZEITZEUGEN ZEITZEUGEN

FDJ-Verweigerer

Im Heim war ich bis 1953. Als Vollwaise musste ich jedes Mal zu meinem amtlichen Vormund, wenn ich etwas brauchte. Weil ich aber nicht bei den Pionieren und auch nicht in der FDJ war, hatte ich ständig Nachteile. Auch dass meine Mutter durch die Russen umgekommen war, sollte ich nicht sagen. Der Vormund erklärte mir, meine Mutter sei durch Kriegseinwirkung ums Leben gekommen.

Sigrid D'Amico

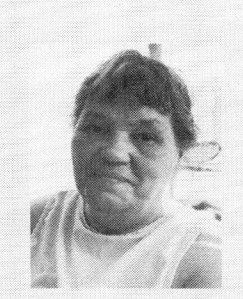

FDJ wurde in „Jugendobjekten" bei ökonomisch wichtigen Bauvorhaben eingesetzt. Auf der jährlichen „Messe der Meister von Morgen" konnten technisch begabte Jugendliche miteinander in Wettbewerb treten. Ein wichtiges Anliegen der FDJ war die „sozialistische Wehrerziehung". Hier lernten die Jugendlichen Sportschießen, Sporttauchen, Fallschirmspringen und Ähnliches. Im gleichen Zug wurde die ideologisch-politische und kulturelle Arbeit der FDJ und der Sportorganisation verstärkt. Der Zentralrat der FDJ erhielt den Auftrag, populär-wissenschaftliche Schriftreihen herauszugeben und Vorträge zu halten. Vor allem Themen zu Moral, Ehe, Liebe, Familie, Glück und andere mehr sollten dabei in den Vordergrund treten. Durch die Organisation von Schulentlassungsfeiern, Winterwanderungen, Pferdeschlittenfahrten und viele andere Freizeitangebote sollte die FDJ für die Jugendlichen attraktiv gemacht werden. Trotz der vielen Angebote waren nicht alle Jugendlichen vorbehaltlos bereit, in die FDJ einzutreten. Nichtmitgliedschaft konnte allerdings verschiedene Nachteile haben, z. B. bei der Studienplatzvergabe. Daher gingen viele auch „gezwungenermaßen freiwillig" zur FDJ.

In der frühen Verfassung der DDR war die freie Religionsausübung garantiert. Dennoch blieb die Kirche der SED ein Dorn im Auge. Die christliche Lehre stand im Widerspruch zum Wahrheitsmonopol der Partei. Viele junge Menschen, die mit der Einheitsorganisation FDJ nicht einverstanden waren strömten zur **„Jungen Gemeinde"** der evangelischen

„Junge Gemeinde"

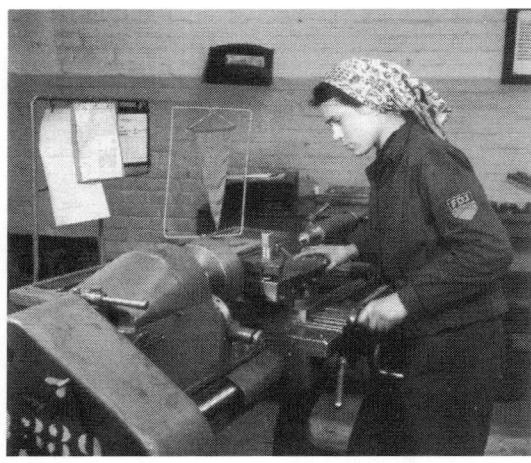

Abb. 6.7:
Dreherin in der DDR.

Kirche. Bereits 1952 begann die SED, die Kirche aktiv einzuschränken. Den Gläubigen wurde die Teilname an den Kirchentagen im Westen untersagt, der Kirche und karitativen Einrichtungen die staatlichen Zuschüsse gestrichen. Der Hauptangriff galt der Jungen Gemeinde. Verleumderische Zeitungsartikel und Ausschluss ihrer Mitglieder aus der FDJ sollte die Junge Gemeinde mürbe machen. Im April 1953 erschien ein Artikel mit der Überschrift „Junge Gemeinde – Tarnorganisation für Kriegshetze, Sabotage und Spionage im US-Auftrag." Ihr wurde vorgeworfen, „Hetzschriften gegen die Sowjetunion und die Republik" einzuschleusen sowie sich staatsfeindlich und demoralisierend zu betätigen. Mit derartigen Kampagnen sollte ein Verbot der Jungen Gemeinde eingeleitet werden. Der

Kirchenkampf

offene **Kirchenkampf** stieß jedoch selbst in der atheistisch eingestellten Sowjetunion auf Ablehnung und wurde der SED daher untersagt. Anstelle des offenen Kampfes trat nun die Langfriststrategie. Systematische Benachteiligung der Mitglieder der Jungen Gemeinde in Schule, Studienplatzvergabe und beruflichem Fortkommen sollte die Kirche nach und nach aushöhlen. Gleichzeitig wurden außerkirchliche Aktionen der Jungen Gemeinde untersagt. Ebenso wurde Wanderpredigern das Predigen und das Tragen des Bekenntniszeichens verboten. Die Herausgabe und Verbreitung von kirchlichen Jugendzeitschriften wurde eingestellt.

Jugendweihe

Ein wesentliches Element der Anti-Kirchenpolitik war die Einführung der **Jugendweihe** ab 1955. Mit der Jugendweihe wurde ein Ritual geschaffen, das den Übergang der Jugendlichen ins Erwachsenenleben markieren sollte. Im achten Schuljahr fanden zur Vorbereitung auf dieses Ereignis „Jugendstunden" statt, in denen wissenschaftlich-technische, philosophische, moralische und kulturelle Themen behandelt wurden. Die eigentliche Feier zur Jugendweihe war mit

Gesang, Ansprache und Gelöbnis an den Konfirmationsfeiern angelehnt, die sie ersetzen sollte. Unter der Devise „Wissen ist besser als Glauben" wurde den Jugendlichen im Anschluss an die Jugendweihe das Buch „Weltall, Erde, Mensch" mit einem Vorwort von Walter Ulbricht überreicht. 1958 wurde das ehemalige KZ Buchenwald zur Gedenkstätte für die Opfer des Naziregimes. Diese Gedenkstätte wurde von jeder Schulklasse im Rahmen der Vorbereitung zur Jugendweihe aufgesucht.

6.2.4 Leben in der DDR

Nach dem Zweiten Weltkrieg unterstand die spätere DDR dem Regime der sowjetischen Besatzung. Die Bevölkerung hatte mit zahlreichen Nachteilen gegenüber der Menschen in den westlichen Besatzungszonen zu kämpfen. Im Gegensatz zu den amerikanischen Soldaten, sind die Sowjets nicht mit zahlreichen begehrenswerten Gütern gekommen. Durch die Gräueltaten deutscher Soldaten in der Sowjetunion hatten die russischen Soldaten einen sehr viel größeren Groll auf die deutsche Zivilbevölkerung. Vor allem zu Beginn hatten die Menschen unter den Übergriffen der Besatzungsmacht zu leiden.

Gewalt und Mangel

In der Not vereint

Genau wie in den westlichen Besatzungszonen fehlte es zunächst an allem. Im Hungern, Frieren und Hamstern war das deutsche Volk nach dem Krieg vereint. Überall waren Kriegswitwen und jeder hatte die Waisenkinder des Krieges zu versorgen. Die Unterbringung der elternlosen Kinder gestaltete sich in allen Teilen des Landes schwierig. Niemand hatte die Mittel, diese wahren Verlierer des Krieges angemessen zu versorgen.

Aufbau des Sozialismus

Fachkräfte-Mangel

Überall fehlte es an Fachkräften. Ehemalige Nazis waren strikt von allen wichtigen Positionen in Staat, Wirtschaft und Kultur ausgeschlossen. In zweiwöchigen Kompaktkursen wurden neue Lehrer, neue Werkleiter und neue Bürgermeister in ihr Betätigungsfeld eingewiesen. Wer in dem neuen Spiel mit neu gemischten Karten gut starten wollte, der musste sich zunächst die „zehn Gebote sozialistischer Moral" zu Eigen machen. Diese waren: Solidarität, Vaterlandsliebe, Beseitigung von Ausbeutung des Menschen durch den Menschen, gute Taten für den Sozialismus, Kollektiv achten, Volkseigentum achten, Leistung verbessern, Kinder im Geiste des Sozialismus erziehen, sauber und anständig leben sowie Solidarität mit den Völkern, die um ihre Befreiung kämpfen. Die DDR-Führung vertraute im Aufbau des Sozialismus vor allem auf ihre Jugend. Das Alter der Volljährigkeit wurde in der DDR 1950 auf 18 Jahre herabgesetzt. Eine weitere unentbehrliche Stütze im Wiederaufbau waren die Frauen. Der akute Arbeitskräftemangel durch die Abwanderung in den Westen machte eine umfassende Einbindung der Frauen in den Arbeitsprozess notwendig. Seit den fünfziger Jahren stieg der Beschäftigungsgrad der Frauen auf nahezu 50 % an. Anfang der sechziger Jahre waren bereits zwei von drei Frauen zwischen 16 und 60 Jahren berufstätig. Neben der wirtschaftlichen Notwendigkeit hatte ihre Einbeziehung in das Berufsleben auch ideologische Gründe. Nach marxistisch-leninistischem Vorbild konnte die Gleichberechtigung der Frauen erst durch die Eingliederung in den Produktionsprozess erreicht werden. Um ihnen die Erwerbstätigkeit zu ermöglichen, musste ein komplexes Angebot an Kinderbetreuung geschaffen werden. Kindertageskrippen nahmen Säuglinge ab der zehnten Lebenswoche auf. In den fünfziger Jahren waren nie so viele Krippenplätze vorhanden wie nachgefragt wurden. Der Bedarf an Kindergartenplätzen für Kinder zwischen drei und sechs Jahren war vollständig gedeckt.

Frauen im Arbeitsprozess

Kinderbetreuung

ZEITZEUGEN ZEITZEUGEN ZEITZEUGEN ZEITZEUGEN ZEITZEUGEN

Nachkriegszeit in der SBZ

1946 kam ich ins Waisenhaus. Meine Eltern waren beide tot. Die Großmutter konnte sich nicht um uns vier Kinder kümmern. Wir kamen alle in verschiedene Häuser. Meine drei Brüder habe ich erst 20 Jahre später wieder gesehen. Viele Kinder hatten während des Krieges die Eltern verloren. Im Waisenhaus waren Kinder in allen Altersstufen. Die Erzieherinnen waren vor dem Kriegsende alle bei der NSDAP gewesen. Nun hatte man sie als Erzieherinnen im Waisenhaus untergebracht, um sie vor der Entnazifizierung zu schützen. Wir nannten sie heimlich „Offiziersmatratzen". Es war sehr streng im Waisenhaus. Zum Frühstück gab es Haferflockensuppe. Die Milch darin war oft sauer. Wer das nicht essen konnte, der bekam den restlichen Tag nichts. Im Schlafsaal stand eine riesige Inschrift an der Wand: „Nur wer gehorchen lernt, kann später auch befehlen."

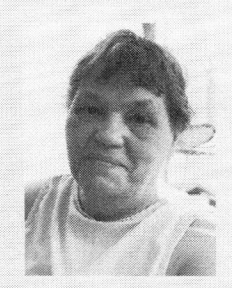

Sigrid D'Amico

Gesundheitswesen

Wie in der Frauenpolitik so fand die DDR auch im Gesundheitssystem eigene Wege, die auch heute noch fortschrittlich zu nennen wären. Das Gesundheitssystem war weitgehend einheitlich und stand den Bürgern kostenlos zur Verfügung. Vorbeugung, Früherkennung und Verhütung von Krankheiten wurde hervorgehoben. Es galt der „Primat der Prophylaxe". Die im Krieg durch jahrelangen Mangel entstandenen gesundheitlichen Probleme zeigten sich oft erst in den fünfziger Jahren. Die Infektanfälligkeit der Bevölkerung war erhöht, Krankheiten wie Tuberkulose breiteten sich aus. Schleichende Krankheiten wie Bluthochdruck und Diabetes blieben wegen der mangelnden medizinischen Versorgung während des Krieges und der Nachkriegszeit lange unbemerkt und konnten entsprechende Schäden anrichten. Daher fand die kostenlose und für alle zugängliche medizinische Versorgung bei der Bevölkerung hohe Zustimmung. Mit Landambulatorien und Gemeindeschwestern wurden auch ländliche Gebiete flächendeckend versorgt. Breit angelegte zahnmedizinische Versorgung, Aufbau des Impfwesens, prophylaktischer Gesundheitsdienst und medizinische Kinder-

Flächendeckende medizinische Versorgung

betreuung verbesserten die Lage der Bevölkerung. Im Gesundheitssystem erreichte die DDR eine weit bessere Leistung als die Bundesrepublik.

Staatliche Unterstützung

Mieten, Heizkosten, Grundnahrungsmittel, und öffentliche Verkehrsmittel waren stark subventioniert und daher billig. Die Güter des gehobenen Bedarfs waren dagegen teuer und nur für wenige bezahlbar. Seit 1949 hatte in der DDR jeder das Recht auf eine Wohnung. Die Umsetzung dieses Rechtes sah anders aus. Es herrschte lange Zeit Mangel an Wohnraum, der möglichst gerecht zu verteilen war. Zwischen 1951 und 1960 wurden etwa 500 000 Wohnungen neu errichtet, genau so viele mussten aber wegen Baufälligkeit gesperrt werden. Ende der fünfziger Jahre war die Versorgung mit Wohnraum dennoch verbessert. Die Hälfte der Wohnungen, die dem Wohnungsmarkt neu zur Verfügung standen, waren von „Republikflüchtigen" hinterlassen worden. Allgemein blieb die Versorgung mit Konsumwaren weit hinter dem Westen zurück. Mit Durchhalteparolen wurde die Bevölkerung zum freiwilligen Konsumverzicht angeleitet. „So wie wir heute arbeiten, werden wir morgen leben" lautete das Wohlstandsversprechen der SED-Führung. Das im Westen einsetzende Wirtschaftswunder ließ Zweifel am sozialistischen Fortschritt aufkommen. Bis zum Mauerbau war der direkte Vergleich zwischen Ost und West für die Berliner noch problemlos möglich. 1952 war der **Lebensstandard** in der DDR noch sehr niedrig. Viele Produkte waren von schlechter Qualität und schwer zu erhalten. Um dringende Versorgungslücken zu mildern, wurden 1948 Läden der Handelsorganisation (HO) eröffnet. In diesen Läden gab es rationierte Waren zu übeteuerten Preisen frei zu kaufen. Den Einkauf im HO konnten sich nur Besserverdienende erlauben, was gleich zu Beginn der „klassenlosen" DDR ein Zweiklassensystem der Konsumenten erschuf. Einfache Arbeiter hatten sich mit einem stark reduzierten Sortiment an rationierten Waren zu begnügen,

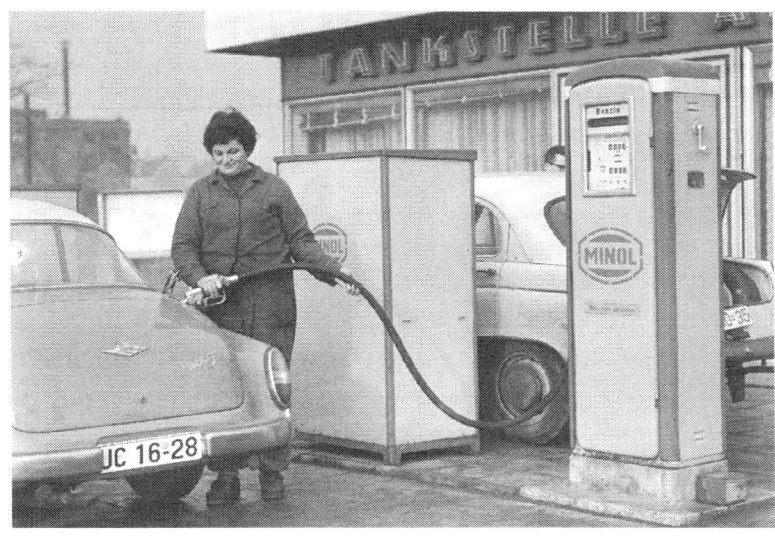

Abb. 6.8:
Tankwartin an einer
Minoltankstelle
1960.

während im HO, dem „kleinen Westen im Osten" fast alles zu haben war.

Genau wie in der Bundesrepublik hielten auch in der DDR Tütenlampen und Nierentische Einzug in die „gute Stube". Ringelsocken und Schuhe mit Kreppsohlen blieben aber als Ausdruck amerikanischer „Unkultur" verpönt. Das Hauptereignis des Jahres 1959 war das Erscheinen des **Trabbis**. 20 000 Autos der Marke Trabant fuhren bis zum Ende des Jahres auf den Straßen der DDR. Ab sofort wurde auch in Ostdeutschland am Samstag das Auto gewaschen.

Trabbis

Kultur, Freizeit und Arbeit

Das Fernsehen entwickelte sich ähnlich wie in der Bundesrepublik. Seit 1952 starteten die ersten Versuchssendungen. 1956 nahm es den regulären Sendebetrieb auf. Ab 1960 wurde „Der schwarze Kanal" mit Karl-Eduard von Schnitzler zur Propagandasendung der DDR. Das Magazin fand jedoch wenig Beachtung. Den größeren Erfolg konnte dagegen das auch im Westen beliebte „Sandmännchen" verzeichnen.

Viele Emigranten aus dem **kulturellen Leben** waren in

Kulturelles Leben

die DDR umgesiedelt. Unter anderem der 1947 aus den USA zurückgekehrte Bertolt Brecht mit seiner Frau Helene Weigel. In Ost-Berlin eröffneten die beiden das „Berliner Ensemble". Hier feierte Brecht Höhepunkte der deutschen Theatergeschichte und erlangte internationale Anerkennung. Durch staatliche Subventionierung konnten die Eintrittspreise für Theater, Konzerte und andere kulturelle Veranstaltungen niedrig gehalten werden und waren dadurch einem breiten Publikum zugänglich. Die SED proklamierte, eine sozialistische Kunst und Kultur zu schaffen, und übernahm aus der Sowjetunion den „Sozialistischen Realismus" als neue Kunstform. Man verstand darunter eine wahrheitsgetreue, realistische Darstellung der Gegenwart.

Arbeitszeit

Anfang der sechziger Jahre wurde die Fünftagewoche eingeführt. Die wöchentliche **Arbeitszeit** betrug nun 43 1/3 Stunden. Wie auch im Westen hatte der Einzelne vermehrt Freizeit zur Verfügung. Die Freizeit sollte der Bildung, der Erholung und sportlicher Aktivität dienen. Auch im Osten begannen die Menschen zu verreisen, wenn auch in sehr viel begrenzterem Maße. Reisen in nichtsozialistische Länder waren nur wenigen, politisch zuverlässigen Bürgern vorbehalten.

Gradmesser der Unzufriedenheit

Anfang der fünfziger Jahre war die Bevölkerung dankbar für jede Verbesserung ihrer Lage. Die Entbehrungen während des Krieges und der Nachkriegszeit hatten tiefe Spuren hinterlassen. Ab Mitte der Fünfziger wurde das Wirtschaftswunder des Westens immer deutlicher. Der Wohlstand des Westens begann zum Gradmesser der eigenen Unzufriedenheit zu werden. 1960 lag das reale Haushaltseinkommen der DDR um 30 % hinter der Bundesrepublik zurück. Die nicht zu stoppende Auswanderung ließ das Potenzial an gut ausgebildeten Arbeitskräften ausbluten. Um die Zahl der Auswanderer zu reduzieren wurde ein neues Passgesetz verabschiedet und **Republikflucht** unter Strafe gestellt. Dennoch hielt die Flüchtlingswelle an. Bis 1961 hatten knapp drei Millionen Menschen der DDR den Rücken gekehrt. Die Abwanderung bedrohte die Wirtschaft und den gesamten Staat. Um das ständige Abwandern der DDR-Bürger zu unterbinden,

Republikflucht

wurde die Grenze zu Westdeutschland am 13. August 1961 militärisch abgeriegelt und anschließend durch eine Betonmauer endgültig versperrt.

Fragen zum Text:

1. Welche Funktion hatte die „Stasi" in der DDR?
2. Was verbarg sich hinter dem Slogan: „Junkerland in Bauernhand"?
3. Was machte die FDJ für Jugendliche attraktiv?
4. Gegen welche Organisation richtete sich der Kirchenkampf?
5. Aus welchen Gründen wurde Wert auf die Berufstätigkeit der Frauen gelegt?

Gesprächsanregungen:

Die DDR war aus heutiger Sicht nur eine vorübergehende Erscheinung in der deutschen Geschichte. Dennoch dauerte das, was zu Beginn als „Provisorium" gedacht war, 40 Jahre lang an – mehr als ein halbes Menschenleben. Viele Menschen wurden in dem System des „real existierenden Sozialismus" sozialisiert. Auf der einen Seite stand Konsumverzicht und eingeschränkte Freiheit. Auf der anderen Seite ein hervorragendes Gesundheitssystem, gute Möglichkeiten der Kinderbetreuung und ein gesichertes Leben. Viele Bürger der ehemaligen DDR empfanden rückblickend das Leben in der DDR als sehr viel geruhsamer und geselliger als das Leben im freien aber hektischen Westen. Das Recht auf Arbeit sicherte jedem Bürger einen Arbeitsplatz zu, sodass die Unsicherheiten des freien Arbeitsmarktes für den Einzelnen wegfielen. Das machte einerseits bequem vermittelte andererseits aber ein Gefühl von Sicherheit. Künstler und Sportler wurden im sozialistischen System weit mehr gefördert als das heute bei uns der Fall ist.

Erkundigen Sie sich bei Ihren Senioren aus der ehemaligen DDR nach dem Alltagsleben im Sozialismus. Fragen Sie nach den Unterschieden zum heutigen System. Gerade diese Senioren haben einen reichen Erfahrungsschatz zu vermitteln. Sie kennen das Leben in zwei verschiedenen, miteinander konkurrierenden Gesellschaftssystemen.

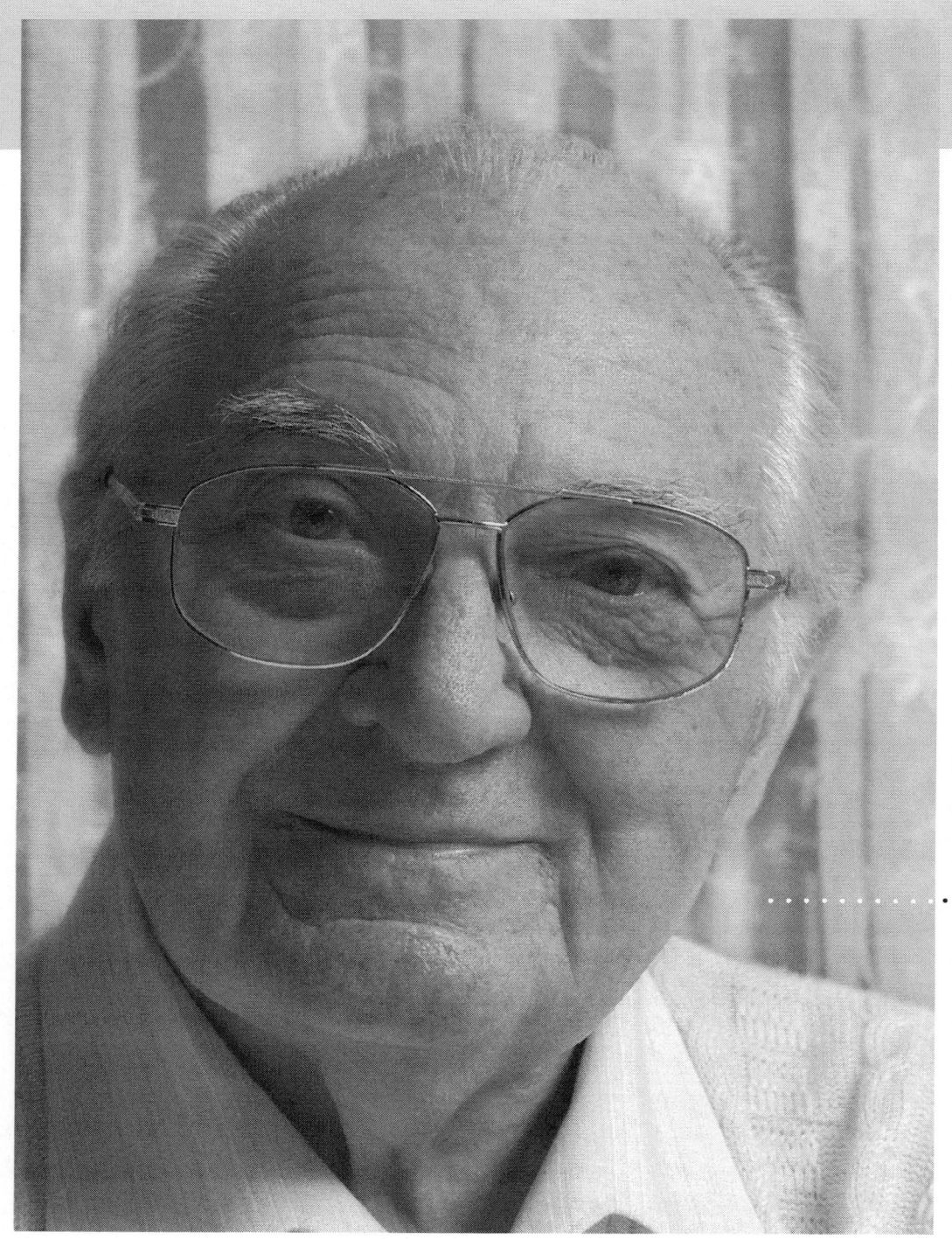

7
VON GESTERN NACH HEUTE

„Das deutsche Wort ‚danke' ist nicht genug für das, was man ausdrücken möchte."

....

Hans Hartwig stammt aus einer einfachen Familie. Seinen Entschluss, Musiker zu werden konnte er nur mit allergrößter Willenskraft durchsetzen. Noch während des Krieges hat er geheiratet und wurde Vater. Im Krieg war es sein ganzer Wunsch, zu überleben, um für Frau und Tochter da zu sein. Nach dem Krieg arbeitete er als Musiker, Komponist und Konzertmeister. Neben Frau und Familie blieb die Musik die Erfüllung seines Lebens.

HANS HARTWIG
Jahrgang 1917, in Schlesien geboren, lebt mit seiner Ehefrau zu Hause.

7.1 Soziale Absicherung

Existenzgrundlage

Seit der Weimarer Republik hat sich die soziale Absicherung des Einzelnen stark verändert. Die staatliche Unterstützung der Arbeitslosen und der Alten war früher sehr dürftig, Arbeitslose und alte Menschen ohne Ersparnisse mussten nicht selten hungern. Heute ist in Deutschland die **Existenzgrundlage** durch Sozialhilfe, Arbeitslosenunterstützung und Rente für jeden gesichert. Mit einem Minimum an eigenem Engagement hat jeder die Aussicht auf ein menschenwürdiges Leben.

Im Wirtschaftsboom der 50er Jahre wurden die Leistungen der Sozialkassen großzügig festgelegt. Die Systeme der sozialen Absicherung wurden bis in die siebziger Jahre immer weiter ausgebaut. In den Jahren der Vollbeschäftigung zahlten viele Arbeitnehmer in die Sozialkassen ein, gleichzeitig waren die Ausgaben niedrig. Seit den achtziger Jahren wird die Finanzierung jedoch zusehends problematisch. Die Einnahmen der Sozialkassen gründen sich in erster Linie auf die Beiträge der Arbeitnehmer. Durch steigende Arbeitslosigkeit gingen die eingezahlten Beiträge jedoch zusehends zurück. Somit mussten auch die Leistungen der Sozialkassen an die veränderte Situation angepasst werden. Heute klagen die Senioren über die geringe Unterstützung durch die Kranken- und Pflegekassen. „Früher wurde das aber bezahlt", ist eine häufig zu hörende Beschwerde.

7.1.1 Soziale Sicherung

Vorläufer des Sozialhilfegesetzes

Jeder dritte Bundesbürger hatte durch den Krieg Verluste erlitten. Um die schlimmste Not zu lindern, trat schon im August 1948 das „Gesetz zur Minderung sozialer Notstände" in Kraft. Dieses war der Vorläufer des heutigen Sozialhilfegesetzes. Begünstigte des neuen Gesetzes waren Flüchtlinge, durch den Krieg geschädigte Menschen, Verlierer der Währungsreform und politisch Verfolgte. Sie erhielten Hilfe zum Lebensunterhalt, zur Beschaffung von Hausrat, zum Wohnungsbau, zur Existenzgründung und zur Berufsausbildung. Ab 1950 regelte der Staat für die Kriegsbeschädigten und ihre Angehörigen eine einheitliche Versorgung. Das „Wohnungsbau- und Familienheimgesetz" des gleichen Jahres fördert den privaten Eigenheimbau besonders für kinderreiche Familien, Einkommensschwache und Schwerbeschädigte.

Nach jahrelangen Diskussionen konnte im Mai 1952 endlich das **Lastenausgleichsgesetz** verabschiedet werden, das einen Ausgleich zwischen den von Krieg und Kriegsfolgen betroffenen Bevölkerungskreisen und den nicht oder Minderbetroffenen schaffen sollte. Finanziert wurden die Entschädigungen durch Solidarabgaben der Nicht-Betroffenen. Nicht nur die 8,3 Millionen Heimatvertriebenen aus den ehemaligen Ostgebieten sollten entschädigt werden, sondern ebenso die DDR-Flüchtlinge. Die Höhe der Ausgleichszahlungen richtete sich nach dem verlorenen Besitz. Wer weniger als 5000 Reichsmark Verlust erlitten hatte, wurde zu 95 % entschädigt. Bei Besitzständen ab einer Million Reichsmark hatte der Betroffene nur noch eine Entschädigung von fünf Prozent zu erwarten. Viele musste lange Zeit auf die Zahlungen warten, die letzten Gelder wurden erst 1980 ausgezahlt. Viele Vertriebene und Flüchtlinge waren mit den Leistungen des Lastenausgleiches nicht zufrieden und protestierten gegen die ihrer Meinung nach zu geringe Entschädigung. Die Vertriebenen stellten zu Beginn der fünfziger Jahre eine mächtige Lobby dar.

Lastenausgleichsgesetz

Seit dem 1. Januar 1955 zahlte der Staat **Kindergeld** ab dem dritten Kind. Ab 1961 erhielten Eltern mit geringem Einkommen Kindergeld bereits ab dem zweiten Kind. Seit 1975 gibt es für jedes Kind Kindergeld. Die Zahlungen wurden erhöht und waren seither unabhängig vom Einkommen der Eltern.

Kindergeld

1961 wurde das Sozialhilfegesetz verabschiedet. Es garantiert den rechtlichen Anspruch auf Unterstützung in Notlagen. Gedacht ist sie als „Hilfe zur Selbsthilfe", die Betroffenen sind verpflichtet, an der Änderung ihrer Notlage mitzuwirken.

1965 wurde Wohngeld eingeführt, das Wenigverdienern helfen soll, die Miete zu finanzieren.

7.1.2 Rentenreform und Arbeitslosenversicherung

steigende Renten

Bis 1957 erhielt ein Rentner weniger als ein Drittel seines Bruttolohns an Rente. Ohne eigene Ersparnisse lebten ältere Menschen somit an der Armutsgrenze. 1957 wurden die Altersrenten in einer großen Rentenreform deutlich erhöht. Ab sofort passten sich die Renten jedes Jahr an die allgemeine Lohnerhöhung an. Mit der kleinen Rentenreform von 1972 wurde die Altersgrenze flexibel. Die starre Altersgrenze von 65 Jahren wurde in ein flexibles Rentenalter zwischen 63 und 65 Jahren festgelegt. Außerdem stand die Rentenversicherung ab sofort auch Selbständigen und Hausfrauen offen. Seit 1985 ist die Gleichberechtigung zwischen Mann und Frau auch in der Rentenversicherung hergestellt. Jeder Ehegatte hinterlässt bei seinem Tod dem Partner die Anwartschaft auf seine Rente. Vorher konnten nur die Frauen eine Witwenrente beziehen. Auch die Anrechnung von Kindererziehungsjahren auf die Rente wurde festgelegt. Heute erhält ein Rentner bei 45 Versicherungsjahren 70 % seines Nettolohns. Dennoch müssen viele Kriegswitwen mit einem Minimum an Rente auskommen. Sie hatten oft keine angemessene Ausbildung und mussten sich mit minderbezahlten Arbeitsplätzen zufrieden geben. Etliche konnten aufgrund des Männermangels nach dem Krieg keinen weiteren Partner finden oder sie blieben aus Trauer über einen verlorenen Mann allein. Diese Frauen müssen heute mit einer einzigen Rente aus einem kleinen Gehalt auskommen und sind der Altersarmut zum Opfer gefallen.

arme Witwen

Absicherung der Arbeitnehmer

Die soziale Stellung der Arbeiter und der Arbeitslosen wurde in den 50er Jahren entscheidend verbessert. 1952 wurde die Bundesanstalt für Arbeit und die Arbeitslosenversicherung geschaffen. Außerdem genießen Arbeitnehmer seit diesem Jahr einen gewissen Kündigungsschutz. Seit 1958 erhalten Arbeitnehmer während der Aus- und Weiterbildung finanzielle Unterstützung; eine Leistung, die vor allem für die Kriegsgeneration deren Schul- und Berufsausbildung häufig unterbrochen war, sehr wichtig wurde. Viele konnten sich nun trotz Familie beruflich fortbilden. Seit 1963 sichert das Bundesurlaubsgesetz jedem Arbeitnehmer einen gesetzlichen Mindesturlaub von 18 Tagen im Jahr zu.

7.1.3 Krankenkasse und Pflegeversicherung

Seit 1952 gilt das **Mutterschutzgesetz**, das den werdenden Müttern verschiedene Erleichterungen am Arbeitsplatz verschafft. 1963 wurde die Unfallversicherung reformiert. Die **Unfallrenten** wurden seither wie die Altersrenten regelmäßig der allgemeinen Lohnentwicklung angepasst. Zusätzlich wurde der betriebliche Arbeitsschutz verbessert. 1970 wurde das **Lohnfortzahlungsgesetz** verabschiedet. Wer krank wird, erhält seitdem sechs Wochen lang seinen vollen Lohn weitergezahlt. Seit dem gleichen Jahr werden Maßnahmen zur Früherkennung von Krankheiten von den Krankenkassen bezahlt. Eingeführt wurden die Untersuchung von Kindern bis zum vierten Lebensjahr und die Untersuchung zur Krebsfrüherkennung für Frauen ab 30 und Männer ab 45 Jahren. Seit 1973 hat jeder das Recht auf zeitlich unbegrenzte Krankenhauspflege. Vorher war die Dauer der Krankenhauspflege auf 26 Wochen begrenzt, konnte aber auf 52 Wochen erweitert werden. Auch die Zahlung von Krankengeld bei der Freistellung zur Pflege eines kranken Kindes wurde beschlossen. 1974 wurden weitere Sachleistungen der Krankenkassen eingeführt, insbesondere Zahnbehandlung und Zahnersatz, Arznei-, Verband- und Heilmittel sowie Brillen. Auch die häusliche Krankenpflege wurde in den Leistungskatalog aufgenommen. Insgesamt überstiegen die Kosten aber bald die Leistungsfähigkeit der Krankenkassen, sodass einzelne Leistungen wieder zurückgenommen werden mussten. So muss der Versicherte seit dem 1. Januar 1982 bei

Mutterschutzgesetz

Unfallrenten

Lohnfortzahlungsgesetz

Kosten übersteigen Leistungfähigkeit

Zahnersatz einen Teil selbst bezahlen. Seit 1983 müssen sich die Versicherten an den Kosten für Krankenhaus- und Kuraufenthalte beteiligen, die zuvor von den Kassen komplett bezahlt wurden. Außerdem wurden nun Bagatellarzneimittel nicht mehr von den Kassen übernommen. Seit 1984 müssen sich Rentner an den Beiträgen für die Krankenversicherung beteiligen.

Pflegeversicherung   1995 wurde nach langen Diskussionen die **Pflegeversicherung** eingeführt. Sie wurde aus verschiedenen Gründen notwendig. Zum einen steigt durch den medizinischen Fortschritt die Zahl alter Menschen. Dadurch steigt auch die Anzahl der Pflegebedürftigen. Gleichzeitig nimmt die Bereitschaft Angehörige zu pflegen ab. Früher lebten die Menschen in der Großfamilie und halfen sich gegenseitig. Heute sind die Senioren zunehmend auf sich selbst gestellt. Die Töchter und Enkeltöchter, die traditionell die Pflege der Alten übernahmen, sind berufstätig. Der Zusammenhalt innerhalb der Familie ist deutlich lockerer geworden. Die Pflegebedürftigen und ihre Familien waren bislang auf sich selbst gestellt. Nur wenn die finanziellen Mittel zu Pflege erschöpft waren, sprang die Sozialhilfe ein. Durch die Einführung der Pflegeversicherung sollte eine deutliche Lücke in der sozialen Absicherung geschlossen werden.

7.2 Religion und Glaube

In den fünfziger Jahren gehörte der sonntägliche Kirchgang mit der ganzen Familie zum festen Bestandteil des Lebens. Von den Katholiken besuchten mehr als die Hälfte regelmäßig den Gottesdienst. Bei den Protestanten waren es weit weniger, da sich die protestantische Bevölkerung mehr in den Städten fand, während in den kirchennahen ländlichen Gegenden mehr Katholiken zu finden waren.

Heute ist das Christentum längst nicht mehr die einzige Religion in Deutschland. Neben den Christen leben in der Hauptsache noch Moslems, Buddhisten und Juden unter uns. Unter den zu betreuenden Senioren sind sie jedoch noch eine Minderheit.

Im Gegensatz zum weltlichen Jahresbeginn am 1. Januar beginnt das Kirchenjahr mit dem ersten **Advent**. „Advent" bedeutet Ankunft und bereitet die Ankunft Jesu vor, die an Weihnachten gefeiert wird. In der Adventszeit wurde ursprünglich gefastet. Das **Nikolausfest** am 6. Dezember feiert den heiligen St. Nikolaus, der im 4. Jh. n. Chr. Bischof von Myra gewesen ist. Es wurde früher nur in der katholischen Kirche gefeiert, da die evangelische Kirche keine Heiligenverehrung kennt.

Das Weihnachtsfest ist heute sehr verweltlicht. Die älteren Menschen unter uns kennen ein sehr viel ruhigeres und besinnlicheres **Weihnachten** als heute. Die Vorbereitungen waren stiller, die Geschenke weniger üppig und das gemeinsame Feiern mit der Familie stand im Vordergrund. Weihnachten wurde mit Großputz vorbereitet, den in wohlhabenden Familien das

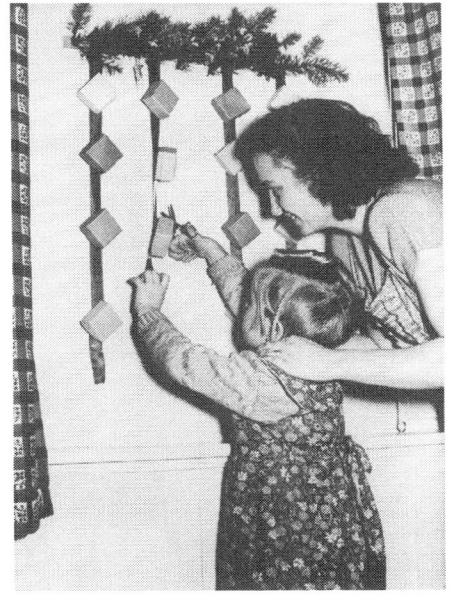

Abb. 7.1: Mutter und Tochter am Adventskalender.

Dienstmädchen verrichtete. Die gute Stube, die nur zu besonderen Anlässen geheizt und genutzt wurde, war liebevoll dekoriert. Die Kinder wurden gebadet und fein gemacht.

In manchen europäischen Ländern beschenkt man sich erst an **Epiphanias**, dem Dreikönigstag am 6. Januar. In manchen Gegenden wurde an diesem Tag Haus, Hof und Ställe mit Weihrauch gereinigt und gesegnet. Sternsinger gingen von Haus zu Haus und zeichneten ihr C+M+B+Jahreszahl (Christus Mansionem Benedicat, bedeutet „Christus segne dieses Haus") über die Türen. Heute klingeln die Sternsinger nur noch an Häuser, die sich beim zuständigen Pfarramt gemeldet und um Besuch gebeten haben.

Nach dem bunten Treiben der Fastnacht kommt der Aschermittwoch und läutet die vierzigtägige Fastenzeit vor Ostern ein. Der **Aschermittwoch** hat seinen Namen von dem Aschenkreuz, das den Gläubigen der katholischen Kirche mit den Worten „Gedenke, o Mensch, dass du Staub bist" auf die Stirn gezeichnet wird.

Vierzig Tage nach Aschermittwoch geht das Kirchenjahr in die Karwoche. Am **Gründonnerstag** gedenken die Christen der Einsetzung des Abendmahls, am **Karfreitag** an die Kreuzigung Jesu. Traditionell ist der Karfreitag ein Tag der Enthaltsamkeit. Die Sitte, freitags Fisch statt Fleisch zu essen, geht auf den Karfreitag zurück. An den beiden Tagen vor Ostern ist es ungewöhnlich still in den Gemeinden; die Kirchenglocken schweigen bis zum **Ostersonntag**. Früher gab es den Brauch am frühen Morgen des Ostersonntages einen Spaziergang zu machen, wie die Frauen, die am zweiten Tag nach der Kreuzigung das Grab Jesu aufsuchen wollten. Aus Trauer um seinen Tod schweigen sie, so wurde von den Christen auch am frühen Ostermorgen geschwiegen.

Vierzig Tage nach dem Fest der Auferstehung wird Christi **Himmelfahrt** gefeiert, vielen als „Vatertag" bekannt.

Fünfzig Tage nach Ostern ist **Pfingsten**, der Tag, an dem der Heilige Geist über die Apostel kam.

Vor allem in ländlichen Gegenden kommt dem **Erntedankfest** Anfang Oktober eine hohe Bedeutung zu. Die Kirchen werden mit Früchten und Kornähren geschmückt, um für die Ernte zu danken. Ebenso wird im Oktober das Kirchweihfest gefeiert. Heute als reine Volksbelustigung gefeiert, hatte es früher seine eigene Bedeutung. An der **Kirchweihe** feierte man die Fertigstellung der Kirche im Ort. Darum wurde das Fest auch um die Kirche herum gefeiert.

Am 31. Oktober feiern die evangelischen Christen den **Reformationstag**. Das traditionelle Gebäck des Tages sind die so genannten Reformationsbrötchen, die in Anlehnung an das Familienwappen Martin Luthers die Form einer weißen Rose mit rotem Fleck haben.

Das **St. Martinsfest** am 11. November wird in den katholischen Gemeinden gefeiert.

Am Totensonntag, der auch **Ewigkeitssonntag** genannt wird, gehen die Christen auf die Friedhöfe und gedenken ihrer Toten. An diesem Tag, dem letzten Sonntag vor dem ersten Advent, endet das Kirchenjahr.

Kirchweihe

Reformationstag

St. Martinsfest

Ewigkeitssonntag

Gesprächsanregungen:

Die kirchlichen Feste wurden früher zum Teil anders gefeiert als heute. Hinzu kommen regionale Unterschiede in den Traditionen. So hat man Weihnachten in Ostpreußen sicherlich nicht in der gleichen Art gefeiert wie in Bayern. Fragen Sie Ihre Senioren zu Weihnachten, Ostern und anderen hohen Feiertagen wie die Feste in ihrer Kindheit begangen wurden. In der Vorbereitungszeit könnten Gesprächskreise zum Gedankenaustausch stattfinden. Vielleicht finden sich dabei überraschende Formen oder Elemente, die bei den Festen berücksichtigt werden können. Erkundigen Sie sich auch bei Senioren ausländischer Herkunft nach der Religionszugehörigkeit und lassen Sie sich ihre Bräuche erzählen.

Glossar

Abkindern
Sowohl im Dritten Reich als auch in der DDR erhielten jung verheiratete Paare einen Kredit. Elternschaft wurde durch den Erlass von jeweils einem Viertel der Darlehenssumme pro Kind belohnt. So war es möglich, das Darlehen mit vier Kindern abzuzahlen.

Abstimmung mit den Füßen
Bis 1961 kehrten immer mehr Menschen der DDR den Rücken. Sie gaben auf diese Weise ihre Meinung zum sozialistischen Wirtschaftssystem kund und übersiedelten in den Westen. Die DDR verlor dadurch über 2,5 Millionen qualifizierte Arbeitskräfte.

Adenauer, Konrad (1876–1967)
Erster Deutscher Bundeskanzler nach dem Zweiten Weltkrieg. Im Amt von 1949 bis 1963.

Alliierte
Amerika, England, Frankreich und Russland, die den Zweiten Weltkrieg gemeinsam gegen Deutschland gewonnen hatten.

Amerikahäuser
Wurden von den USA in Berlin und anderen großen Städten eröffnet. Dort konnte sich die deutsche Bevölkerung kostenlos über die amerikanische Demokratie informieren.

Antifa-Block
Zusammenschluss der Parteien und Massenorganisationen der DDR zum antifaschistischen Block.

Antisemitismus
Feindseligkeit gegen Juden. Der Antisemitismus war schon seit dem 18 Jh. in Österreich und Europa verbreitet. Einen Höhepunkt fand er in der Judenverfolgung unter der Herrschaft der Nationalsozialisten. Durch eine aktive Vernichtungspolitik kamen sechs Millionen europäische Juden ums Leben.

Ära Adenauer
Nannte man die Regierungszeit Konrad Adenauers (1949 bis 1963).

Arbeiter- und Soldatenräte
SPD und USPD bildeten während der Novemberrevolution 1918 die Arbeiter- und Soldatenräte. Diese sollten nach der geforderten Abdankung des Kaisers bis zu einer demokratischen Wahl die Regierung Deutschlands übernehmen.

Arbeiterwohlfahrt
1919 von der SPD als Selbsthilfeorganisation der Arbeiter gegründet. Die Verbände der Arbeiterwohlfahrt führten Sammlungen bei den verdienenden Arbeitern durch. Das gesammelte Geld wurde in Form kleiner Geldbeträge, Lebensmittel und Heizmaterial an Not leidende Arbeiterfamilien verteilt.

Arier
Nordischer Menschentyp mit blauen Augen und blondem Haar. In der Nazizeit missbrauchter Begriff.

Aufstand vom 17. Juni 1953
Die Arbeiter der DDR protestierten gegen eine Heraufsetzung der Arbeitsnormen und die schlechte Versorgung mit Konsumgütern. Der Aufstand wurde von russischen Panzern blutig niedergeschlagen.

Automatischer Arrest
Hohe Nazifunktionäre wurden nach dem Krieg automatisch verhaftet. Ob die Verhaftung gerechtfertigt war oder die Betroffenen nur Mitläufer des Regimes gewesen sind, wurde im Anschluss geprüft.

BDM
Bund Deutscher Mädel. Eine Organisation der Nazizeit, in der die Mädchen im Alter von 14 bis 18 Jahren organisiert waren.

Berliner Blockade
Vom 24. Juni 1948 bis zum 12. Mai 1949 hatten die sowjetischen Besatzer sämtliche Wege von und nach Westberlin zu Wasser und zu Land gesperrt. Gleichzeitig hatten sie die Stadt von allen Lieferungen aus der sowjetischen Zone abgeschnitten, um den Abzug der Westalliierten zu erzwingen.

Berliner Mauer
Mauer, die 1961 durch Berlin erbaut wurde. Sie trennte Ostberlin von Westberlin. Durch die Mauer sollte die permanente Abwanderung aus der Ostzone durch das „Schlupfloch Berlin" gestoppt werden. Westberliner konnten Ostberlin nur noch mit Passierschein besuchen, die nur zu hohen Feiertagen ausgegeben wurden. Die Westalliierten akzeptierten die Mauer als Entscheidung der Sowjetunion. In der DDR wurde die Mauer auch „antifaschistischer Schutzwall" genannt.

Berlin-Ultimatum
Der sowjetische Präsident Chruschtschow verlangte bis zum Mai 1959 den Abzug aller alliierten Truppen aus Westberlin; der Viermächte-Status sollte für ganz Deutschland aufgehoben werden, Berlin eine freie Stadt sein, unabhängig von BRD und DDR. Das Ultimatum wurde von der NATO-Führung abgelehnt und lief ohne Folgen ab.

Besatzungszone
Deutschland wurde unter den vier Siegern des Zweiten Weltkrieges in vier Besatzungszonen aufgeteilt. Jeder erhielt die Hoheit mit allen Entscheidungsbefugnissen über sein Gebiet. Um zwischen den Zonen zu reisen, wurde zu Beginn ein Visum benötigt, das nur zu Reisen aus beruflichen Zwecken erteilt wurde. Die UdSSR erhielt die spätere DDR. Großbritannien beanspruchte das heutige Schleswig-Holstein, Hamburg, Niedersachsen und Nordrhein-Westfalen. Die USA besetzten Bayern, Hessen, Teile von Baden-Württemberg, Bremen und Bremerhaven. Frankreich erhielt einen Teil von Baden-Württemberg, Rheinland-Pfalz und das Saarland.

Bi-Zone
Zusammenschluss der amerikanischen und britischen Besatzungszone 1947.

Blitzkrieg
1938 wurde Polen mit modernsten Waffen innerhalb weniger Wochen erobert. Am 28. September musste Warschau kapitulieren.

Blockbildung
Europa teilte sich nach dem Zweiten Weltkrieg auf in den von der Sowjetunion dominierten Ostblock, den von den USA beeinflussten Westen und in wenige blockfreie Staaten.

Bolschewismus
Anderes Wort für Kommunismus, im nationalsozialistischen Deutschland auch als Schimpfwort verwendet.

Bombenkrieg
Endphase des Zweiten Weltkrieges. Die alliierten Streitkräfte warfen ab 1941 Bomben auf deutsche Großstädte mit kriegswichtiger Industrie. Er kostete mehr als 600000 Zivilisten das Leben, in der Überzahl Frauen, Kinder und Greise. Manche Städte wurden zu 70–80 % zerstört.

Bonhoeffer, Dietrich
Protestierte offen gegen Nationalsozialismus und Judenhass. Seit 1933 warnte er vor dem Unrecht des Hitlerstaates. 1935 wurde Pfarrer Bonhoeffer Leiter der „Bekennenden Kirche" in Finkenwalde. Nach einem Lehr- und Veröffentlichungsverbot durch die Nazis schloss sich Bonhoeffer der politischen Widerstandsbewegung an. Im April 1943 wurde er verhaftet und in das Konzentrationslager Flossenbürg eingewiesen. Am 9. April 1945, kurz vor dem Ende des Zweiten Weltkrieges, wurde Dietrich Bonhoeffer gehängt.

CARE Pakete
Um die schlimmste Not in Deutschland nach dem Zweiten Weltkrieg zu lindern, schickten Menschen aus den USA Pakete mit Nahrungsmitteln und Kleidungsstücken. In den Paketen befanden sich unter anderem Kaffee, Fleisch- und Wurstkonserven, Trockenmilch, Trockenei und zur Freude der Kinder sogar Schokolade und andere Süßigkeiten.

Checkpoint Charlie
War der Übergang zur DDR in Westberlin. Der Übergang war bewacht.

Christbäume
Vor den eigentlichen Bombenabwürfen warfen die Piloten der Bombenflugzeuge im Zweiten Weltkrieg Positionslichter ab. Mit diesen Lichtern wurde das anzugreifende Gebiet markiert. Im Volksmund wurden diese Lichter „Christbäume" genannt.

Davidstern
Ab dem 1. September 1941 mussten alle Juden den Davidstern oder auch Judenstern an der Oberbekleidung gut sichtbar angebracht tragen, solange sie sich in der Öffentlichkeit aufhielten. Wer der neuen Verordnung nicht nachkam, konnte empfindlich bestraft werden, wobei die Strafen willkürlich festgelegt wurden.

Demontagen
Nach dem Krieg bauten die Sieger Industrieanlagen ab, um sie der eigenen Industrie zuzuführen. Demontagen waren Teil der Reparationen.

Deportationen
Im nationalsozialistischen Deutschland wurden nach und nach alle Juden aus ihren ursprünglichen Wohngebieten entfernt und in Ghettos oder Konzentrationslagern untergebracht. Deportationen fanden häufig mit Viehwaggons statt und waren Teil der judenfeindlichen Vernichtungspolitik. Außer den Juden wurden auch andere Minderheiten, wie Zigeuner und Homosexuelle sowie politisch Andersdenkende deportiert und getötet.

Deutsche Mark
Am 20. Juni 1948 wurde die Reichsmark endgültig abgeschafft und in Westdeutschland durch die Deutsche Mark ersetzt, die bis zum Jahr 2002 das Zahlungsmittel gewesen ist.

Deutscher Gruß
Ursprünglich nur von Anhängern der NSDAP verwendeter Gruß. Während der Hitlerdiktatur verpflichtend in Deutschland eingeführt. Dabei wurde mit den Worten „Sieg heil" oder „Heil Hitler" der rechte Arm gehoben.

Diktatur des Proletariats
Die Formulierung geht auf Karl Marx zurück. Jeder kapitalistische Staat war nach Marx eine Diktatur der besitzenden Klasse. Im sozialistischen Staat sollte der Arbeiter herrschen.

Dolchstoßlegende
Die deutsche Armee sei im Ersten Weltkrieg nicht vom Feind besiegt, sondern durch Verrat und Revolution in der Heimat hinterrücks erdolcht worden. Die „Dolchstoßlegende" wurde während der Hitlerdiktatur verbreitet als Rechtfertigung im Kampf gegen politisch unerwünschte Personen, wie Juden, Kommunisten und SPD-Anhänger.

Drittes Reich
Nationalsozialistische Diktatur unter Adolf Hitler zwischen 1933 und 1945. Von den Nazis auch „tausendjähriges Reich" genannt. Das Erste Reich sollte das Heilige römische Reich, das Zweite Reich das Bismarckreich vor dem Ersten Weltkrieg gewesen sein.

Edelweißpiraten
Gruppe von Widerständlern im Ruhrgebiet während der Nazizeit. Sie prügelten sich regelmäßig mit der HJ, waren aber ansonsten unpolitisch. Erst im Zuge ihrer Verfolgung durch die Gestapo und dem immer brutaleren Krieg, entschlossen sie sich, Regimegegner zu unterstützen. 1944 wurde der 16-jährige Barthel Schink, ein Mitglied der Edelweißpiraten, in Köln von den Nazis gehängt. Mit ihm starben zwölf andere Männer, die kaum älter waren.

Ehestandsdarlehen
Wurden in der Nazizeit für frisch verheiratete Paare angeboten, um jungen Frauen ihren Eintritt ins Hausfrauendasein schmackhaft zu machen. Solche Ehestandsdarlehen standen „arischen", erbgesunden Frauen zu, wenn sie vor der Eheschließung im Erwerbsleben standen und ihre Arbeitsstelle nach der Heirat aufgeben würden.

Eintopfsonntage
Einmal in Monat sollte der Bürger auf den gewohnten Sonntagsbraten verzichten und sich stattdessen mit einem einfachen Eintopfgericht begnügen. Hin und wieder wurden von Städten und Gemeinden auch öffentliche Eintopfessen organisiert, an denen sich die politische Elite in Person Adolf Hitlers und Josef Goebbels zu Propagandazwecken beteiligte. Das eingesparte Geld spendete man der Partei.

Elser, Georg
Er hatte beschlossen, Adolf Hitler zu töten, um ein weiteres Blutvergießen zu verhindern. Am 8. November 1939 hielt Hitler im Bürgerbräukeller in München eine Rede. Elser hatte in einer Säule des Gebäudes nahe der Stelle, an der Hitler stehen würde, eine selbst gebastelte Bombe mit Zeitzünder eingebaut. Hitlers Rede war leider ungewöhnlich kurz an jenem Tag, so verfehlte ihn die Bombe um 13 Minuten. Elser wurde hingerichtet.

Endlösung
Die „Endlösung der Judenfrage" im Dritten Reich bedeutete nichts anderes, als dass alle europäischen Juden, 11 Millionen Menschen, ermordet werden sollten.

Entnazifizierung
Eine Initiative der Alliierten nach ihrem Sieg über das Dritte Reich. Die deutsche und die österreichische Gesellschaft, Kultur, Presse, Ökonomie, Gerichte und die Politik sollte von allen Nationalsozialisten „gesäubert" werden.

Erbfeind
Frankreich als direkter Nachbar war lange Zeit Erbfeind der Deutschen. Für die Feindschaft zwischen den beiden Ländern bedurfte es keiner Erklärung, sie wurde ohne Hinterfragung übernommen. Nach dem Zweiten Weltkrieg wurde die alte Feindschaft endgültig beigelegt und ließ Raum für die deutschfranzösische Freundschaft.

Erhard, Ludwig (1897–1977)
CDU-Politiker, war nach dem Zweiten Weltkrieg unter Adenauer der erste Wirtschaftsminister der Bundesrepublik. Er gilt heute als Vater der sozialen Marktwirtschaft.

Erstes Deutsches Fernsehen
„Arbeitsgemeinschaft der Rundfunkanstalten Deutschlands" (ARD). Die erste offizielle Sendung lief am 25. Dezember 1952 über die Bildschirme und dauerte 118 Minuten.

Euthanasie
Bedeutet „schöner Tod". Im Dritten Reich wurden unter dem Deckmantel der Euthanasie zahlreiche kranke Menschen, Geisteskranke und Behinderte, darunter auch Kinder in Krankenhäusern und Pflegeheimen ermordet.

Evakuierung
Während der schweren Bombardierungen deutscher Städte im Zweiten Weltkrieg flüchteten viele Stadtbewohner in ländliche Gegenden.

FDJ
Freie Deutsche Jugend, Jugendorganisation der DDR. Ein System, das die ideologische Schulerziehung der Jugendlichen ergänzte.

Fraternisierungsverbot
Den Soldaten der Besatzungsmächte war es streng verboten, mit der deutschen Bevölkerung Kontakt aufzunehmen. Das Verbot wurde sehr bald wieder aufgehoben, es hatte sich ohnehin nie jemand daran gehalten.

Freiwillige Ausreisen
Nach der deutschen Kapitulation fielen die deutschen Ostgebiete teilweise an die Sowjetunion und teilweise an Polen. Die deutsche Bevölkerung wurde aus den Gebieten vertrieben oder zur „freiwilligen Ausreise" angehalten. Die Freiwilligkeit stand dabei nur auf dem Papier. Der zurückgelassene Besitz wurde entschädigungslos enteignet.

Freiwilliger Arbeitsdienst
Einrichtung während der Nazizeit. Arbeitslose Jugendliche konnten sich für sechs Monate zum freiwilligen Arbeitsdienst melden. Sie lebten während dieser Zeit in Lagern und standen der Landwirtschaft oder Rüstungsindustrie als billige Arbeitskräfte zur Verfügung.

Gebärkampf
Dem „Führer ein Kind zu schenken" war der von den Frauen geforderte Beitrag zum Krieg. Der Begriff „Geburtenkrieg" geht auf eine Rede Adolf Hitlers auf dem Nürnberger Parteitag vom 8. September 1934 zurück.

Gestapo
Abkürzung für Geheime Staatspolizei, sie war eine politische Polizei. Sie unterstand nicht dem Polizeirecht und hatte unbeschränkte Machtbefugnisse. Ihre Aufgabe war es, die Bevölkerung zu bespitzeln und Regimegegner auszuschalten.

Ghetto
Ein kleiner abgetrennter Bezirk, eingemauert und bewacht. Während der Nazizeit wurden Juden in Ghettos zusammengepfercht. Zu wenig Raum, kaum medizinische Versorgung und unzureichende Versorgung mit Lebensmitteln kennzeichneten das Leben in den Ghettos. Entsprechend hoch war die Sterblichkeit der Bewohner.

Goldene Zwanziger
Wirtschaftlicher Aufschwung und gesellschaftliches Hoch während der zwanziger Jahre. Die kurze Zeit der Entspannung ermöglichte eine vielfältige Entwicklung des kulturellen Lebens in Deutschland. Die Phase dauerte nur etwa fünf Jahre, von 1924 bis 1929, an.

Hallstein-Doktrin
Nach dem damalige Sekretär des Auswärtigen Amtes der Bundesrepublik Walter Hallstein benannter außenpolitischer Grundsatz der Bundesrepublik in der Frühphase des Kalten Krieges. Deutschland sollte mit jedem Staat diplomatische Beziehungen beenden, der die DDR diplomatisch anerkannte. Als einzige Ausnahme galt die Sowjetunion.

Hamsterfahrten
In der Nachkriegszeit fehlte es vor allem in den Städten an Nahrung. Städter fuhren aufs Land, um ihre Habseligkeiten gegen Nahrungsmittel umzutauschen. Die Züge waren in der Zeit derart überfüllt, dass die Menschen noch in Trauben auf den Trittbrettern standen.

Heimatfront
Begriff aus dem Zweiten Weltkrieg. Mit dem Wort „Heimatfront" betonte die Propaganda die Zusammengehörigkeit von Heimat und Front. Die Frauen, Kinder und Alten, die in der Heimat auf das Kriegsende warteten, sollten genauso tapfer sein wie die Soldaten an der Front.

Heimatrecht
Die Vertriebenen aus den deutschen Ostgebieten beharrten auf ihrem Recht auf die alte Heimat, in der sie geboren sind. Nach der „Allgemeinen Erklärung der Menschenrechte" von 1948 hat jeder Mensch das Recht, nach dem Verlassen seines Heimatstaates wieder zurückzukehren.

Hitlerjugend (HJ)
Organisation der deutschen Jugend in der Nazizeit. In der Hitlerjugend fanden sich Jungs im Alter von 14 bis 18 Jahren. Die Mädchen der gleichen Altersgruppe wurden im BDM zusammengefasst.

Hohe Kommission
Nach der Kapitulation wurde Deutschland von den Siegermächten regiert. Die Hohe Kommission war die Verwaltungsorganisation der Alliierten.

Inflation
1922 verlor das Geld von Tag zu Tag an Wert. Die Mark war bald nur noch halb so viel wert wie vor dem Krieg. Um die Inflation zu stoppen, wurde eine Währungsreform umgesetzt, die alte Goldmark wurde durch die Rentenmark ersetzt. Nach einem kurzen wirtschaftlichen Aufschwung verlor das Geld 1929 ein zweites Mal rasant seinen Wert. Die Arbeiter beeilten sich, ihren Tageslohn sofort in Lebensmittel umzusetzen. In einer weiteren Währungsreform wurde die Rentenmark wieder abgesetzt und die Reichsmark eingeführt.

Ivan
Mit dem „Ivan" waren die Russen gemeint, die nach der Kapitulation 1945 in der Zivilbevölkerung weit mehr gefürchtet waren als die Amerikaner, die Engländer oder die Franzosen.

Jabos
Umgangssprachlicher Ausdruck für Jagdbomber, sie stellten gegen Ende des Zweiten Weltkrieges eine neue Bedrohung für die deutsche Zivilbevölkerung dar. Die Jagdbomber flogen sehr tief und schossen sehr präzise, oft auch auf Zivilisten oder Flüchtlingstrecks.

Jugendweihe
1955 in der DDR eingeführtes Übergangsritual von der Jugend ins Erwachsensein. Vorbereitung und Feier der Jugendweihe war an der Konfirmation angelehnt, die sie ersetzen sollte. Auf diese Weise war die Jugendweihe Teil der atheistischen und antikirchlichen Erziehung in der DDR.

Junge Gemeinde
Jugendorganisation der evangelischen Kirche der DDR. Im Rahmen des Kirchenkampfes war die Junge Gemeinde in besonderer Weise der Verfolgung durch die DDR-Behörden ausgesetzt. Ihre Mitglieder wurden systematisch benachteiligt.

Junkerland in Bauernhand
Hieß die Initiative der SMAD. Unter diesem Titel fand 1945 eine weitreichende Bodenreform statt. Adelige und Großgrundbesitzer wurden entschädigungslos enteignet. Das Land wurde in kleineren Parzellen Neubauern zur Verfügung gestellt.

Kampf dem Atomtod
Nach dem Zweiten Weltkrieg stand im Rahmen der Diskussion um die deutsche Wiederbewaffnung auch die Ausrüstung der Bundeswehr mit atomaren Waffen zur Debatte. Diese Diskussion löste heftigen öffentlichen Protest aus, der sich in der „Kampf dem Atomtod"-Bewegung manifestierte. Die Wiederbewaffnung wurde ohne Atomwaffen beschlossen, womit die Bewegung zerfiel, sie brachte aber noch die Ostermarschbewegung hervor.

Kapitulation
Deutschland hatte den Zweiten Weltkrieg verloren und musste die Waffenstillstandsbedingungen der Sieger akzeptieren. Dadurch verlor Deutschland vorübergehend seine staatliche Souveränität.

Kapp-Putsch
Im März 1920 versuchte der hohe Verwaltungsbeamte Wolfgang Kapp, ein Anhänger des Kaisers, zusammen mit kaisertreuen Offizieren und Politikern, die Regierung der Weimarer Republik zu stürzen. Er scheiterte mit seinem Vorhaben.

KdF-Wagen
Der VW-Käfer wurde in der Nazizeit als „KdF-Wagen" erfunden und gebaut. Jeder Deutsche sollte sich ein eigenes Auto leisten können. Die Deutschen konnten mit dem Kauf von Marken „ihren Käfer" zusammensparen. Durch den Zusammenbruch am Ende des Krieges war auch das angesparte Geld verloren. Tatsächlich wurde kein einziger „Käfer" als KdF-Wagen ausgeliefert.

Kettenhunde
Wurde die Feldgendarmerie des Zweiten Weltkrieges genannt; sie wachte streng über die Kriegsmoral des Volkes. Laute Zweifel am „Endsieg" der Deutschen waren Grund genug, den Zweifler umgehend zu erschießen.

Kinderfreundegruppen
Eine Bewegung der deutschen Arbeiterschaft. Sie entstanden in der Weimarer Republik zunächst spontan auf lokaler Ebene, weiteten sich aber aus. Diese Bewegung zählte im Jahre 1929 bereits 150000 Kinder unter 14 Jahren. Die Kinder waren nach dem Vorbild der Pfadfinder in zwei Gruppen unterteilt, in die jüngeren Falken und die älteren roten Falken. Ziel der Gruppen war es, den Kindern aus der Arbeiterschicht ein vernünftiges Freizeitangebot zu machen wie z.B. Zeltlager, Wanderungen und Heimabende. Außerdem sollten damit Selbstbewusstsein und Klassenbewusstsein der unterprivilegierten Arbeiter gestärkt werden.

Kinderlandverschickung
Während dem Zweiten Weltkrieg wurden Kinder zwischen 10 und 14 Jahren im Rahmen der Kinderlandverschickung aus den von Bomben bedrohten Städten in weniger gefährdete Gebiete gebracht. Die Unterbringung war unterschiedlich. Manche wurden privat untergebracht und besuchten als Gastschüler die ortsansässigen Schulen. Andere blieben mit ihren Lehrern im Klassenverband zusammen und waren in diversen Lagern untergebracht. Etwa fünf Millionen Kinder wurden im Laufe der Zeit evakuiert.

Kinojahrzehnt
Die beliebteste Freizeitbeschäftigung der fünfziger Jahre war das Kino. 1956 erreichten die Kinobesuche einen Höchststand. Vor allem Heimatfilme, die den oft noch harten Alltag vergessen ließen, waren beliebt.

Kolbe, Maximilian
Katholischer Priester, wurde nach der Eroberung Polens verhaftet und landete im Konzentrationslager Auschwitz. Wegen eines Entflohenen wurden im Juli 1941 zehn Gefangene zum Hungertod verurteilt. Dabei tauschte Kolbe den Platz mit einem Familienvater und ging an dessen Stelle freiwillig in den Hungerbunker, wo er als letzter der Verurteil-

ten starb. Maximilian Kolbe wurde als Märtyrer von der katholischen Kirche selig gesprochen.

Konsumläden
Waren eine Selbsthilfeaktion der Arbeiter zur Zeit der Weimarer Republik. Diese Läden erlaubten den Arbeitern günstiges Einkaufen.

Kraft durch Freude (KdF)
Propagandamaßnahme in der Nazizeit. In diversen KdF-Aktionen sollten Arbeiter neue Energie schöpfen, um erholt und effektiv arbeiten zu können. Die Arbeiter konnten zum Beispiel an verbilligten Urlaubsreisen teilnehmen.

Kriegshilfsdienst
in der Endphase des Zweiten Weltkrieges wurden auch Frauen und Mädchen zu Hilfsdiensten der Reichswehr herangezogen. So gab es Flakhelferinnen, Arbeiterinnen im Rüstungsbereich und Luftwaffenhelferinnen.

KZ
Konzentrationslager. Große Gefangenenlager, in die während der Zeit der NS-Diktatur Menschen eingeliefert wurden, die dem System missfielen, vor allem Juden, Behinderte, Zigeuner und Regierungsgegner. Einige der KZs waren als Vernichtungslager mit Gaskammern und riesigen Krematorien zur Massentötung von Menschen ausgelegt. Viele der Gefangenen wurden durch harte, ausbeuterische Arbeit bei geringster Ernährung bis zum Zusammenbruch geschwächt, um dann der industriellen Tötung in den Vernichtungslagern zum Opfer zu fallen.

Lastenausgleich
Staatliche Entschädigungsleistung zwischen denen, die im Krieg alles verloren hatten und anderen, die den Krieg unbeschadet überstanden. Mit dem Lastenausgleich sollte den besonders hart betroffenen Gruppen Hilfe zuteil werden. Dazu gehörten: Ausgebombte, Kriegsopfer, Flüchtlinge und Vertriebene. Diese erhielten eine Entschädigung.

Lidice
In Lidice, einem kleinen Ort in der damaligen Tschechoslowakei, wurden während der NS-Diktatur nach einem erfolgreichen Attentat auf den SS-Obergruppenführer Heydrich alle erwachsenen Männer erschossen. Die Frauen wurden in ein Konzentrationslager gebracht und die Kinder einer „geeigneten Erziehung" zugeführt. Das Dorf wurde dem Erdboden gleichgemacht.

LPG
Landwirtschaftliche Produktionsgenossenschaften in der DDR. Zusammenschlüsse von Bauern und Landarbeitern zur gemeinsamen Nutzung der Bodenflächen und Produktionsmittel.

Luftbrücke
Während der Zeit der Berliner Blockade 1948 wurde die Bevölkerung Berlins und die Besatzungstruppen der Westalliierten sollte durch die Luft versorgt. Die Amerikaner hatten errechnet, dass täglich 4500 bis 6000 Tonnen Güter transportiert werden müssten, wenn die 920000 Berliner Familien nicht verhungern oder erfrieren sollten. Darauf ist die amerikanische Luftwaffe nicht eingerichtet. Sie begannen Ende Juni 1948 mit 30 alten Maschinen die berühmte Luftbrücke nach Berlin durch amerikanische und britische Flugzeuge.

Marienfelde
Notaufnahmelager in Westberlin für Flüchtlinge aus der DDR.

Marsch auf Berlin
Am 8./9. November 1923 marschierte Adolf Hitler mit seiner Gefolgschaft von Berlin als deutsche Hauptstadt zu. Die rechten Kräfte wollten mit einem Putsch die Macht an sich reißen. Der Putschversuch scheiterte und Adolf Hitler wurde vor Gericht gestellt.

Marshallplan
War das wirtschaftliche Wiederaufbauprogramm der USA für das zerstörte Europa. Er wurde nach dem damaligen US-Außenminister George Marshall benannt, auf dessen Initiative der Plan zurückging.

Mütterschulen
In Mütterschulen wurden während der Nazizeit junge Frauen und angehende Mütter unterrichtet. Man lehrte sie die Säuglingspflege, das Kochen für Säuglinge und Kleinkinder sowie den Umgang mit Handarbeiten.

Narvik
Die deutsche Wehrmacht war auf die schwedischen Eisenerze angewiesen, die über den Hafen von Narvik in das deutsche Reich kamen. Daher war Narvik im Zweiten Weltkrieg hart umkämpft.

Nationale Front
„Blockparteien". Die zusammengeschlossenen Parteien der DDR unter der Vormundschaft der SED. Die Zahl der Mandate war vor der Wahl festgelegt.

Notopfer Berlin
Sondersteuer in den westlichen Teilen Deutschlands zur Finanzierung der Luftbrücke während der Berliner Blockade. Aufgebracht wurde sie durch einen Zuschlag von zwei Pfennig auf alle innerdeutschen Postsachen und durch den Abzug von 1 % auf alle Lohn- und Gehaltszahlungen.

Novemberrevolution
Im November 1918 brachen in Deutschland Aufstände aus. Die Menschen forderten das Ende des Ersten Weltkrieges und die Abdankung des Kaisers.

Novemberverbrecher
Als „Novemberverbrecher" bezeichneten die Nazis die Unterzeichner des Waffenstillstandes von 1918, der den Ersten Weltkrieg beendete und Deutschlands Niederlage besiegelt hat.

NSDAP
Nationalsozialistische Partei Deutschlands. Kam mit Adolf Hitler 1933 an die Macht und wurde nach dem Zweiten Weltkrieg verboten.

NS-Gesetze
Gesetze, die das Naziregime erlassen hatte. Insbesondere das Ermächtigungsgesetz und die so genannten Rassengesetze. Hierzu zählen auch die Nürnberger Gesetze, die sich gezielt gegen Juden richteten.

Nürnberger Prozesse
Prozesse der Siegermächte gegen die Kriegsverantwortlichen. Angeklagt waren führende Nationalsozialisten. Die Anklagepunkte lauteten „Verbrechen gegen die Menschlichkeit und gegen den Frieden". Zum ersten Mal wurde das Führen eines Angriffskrieges unter Strafe gestellt. Der größte Teil der Hauptangeklagten wurde zum Tod durch den Strang verurteilt.

Ostprovinzen
Die ehemaligen deutschen Gebiete östlich von Oder und Neiße wie Ostpreußen, Pommern und Schlesien.

Persilschein
Eidesstattliche Erklärung, die verdächtige Nationalsozialisten entlastete und ihnen politische Harmlosigkeit bescheinigte. Das Schreiben konnte von den Verfolgten des Naziregimes ausgestellt werden. „Persilschein" wurde es im Volksmund genannt, weil es wie das Waschmittel „Persil" eine schmutzige Weste wieder weiß waschen konnte.

Pflichtjahr
Junge Mädchen hatten sich in der Nazizeit für ein Jahr zum Dienst in kinderreichen Familien zu verdingen. So konnten sie sich optimal auf ihre künftigen Aufgaben als Hausfrauen und Mütter vorbereiten.

Planwirtschaft
Wirtschaftsform der ehemaligen DDR. Das wirtschaftliche Geschehen wurde von einer staatlichen Planungskommission zentral gelenkt. Fünfjahrespläne legten die gesamte Produktion, Investition und Güterverteilung im Voraus fest.

Polytechnische Oberschule (POS)
Zehnjähriges Schulsystem der ehemaligen DDR. Alle Schüler bis zur zehnten Klasse waren in dieses einheitliche Schulsystem integriert.

Potsdamer Konferenz
Konferenz der Sieger des Zweiten Weltkrieges. Im August 1945 wurde Deutschland unter den USA, Großbritannien, Frankreich und der Sowjetunion in vier Besatzungszonen aufgeteilt.

Rassenlehre
Im Rahmen der Rassenlehre sollten in der Nazizeit die anatomischen Unterschiede zwischen verschiedenen menschlichen Rassen verdeutlicht werden.

Rat für gegenseitige Wirtschaftshilfe (RGW)
Wirtschaftsvereinigung der Ostblockstaaten. Der Rat bemühte sich um die Koordination der Planwirtschaft in den sozialistischen Staaten.

Real existierender Sozialismus
Offizielle Bezeichnung für das Gesellschaftssystem der DDR.

Reichskristallnacht
In der Nacht vom 9. auf den 10. November 1938 wurden in ganz Deutschland 191 Synagogen in Brand gesteckt. 76 Synagogen haben die Brände völlig zerstört. Zahlreiche jüdische Geschäfte wurden zerstört und geplündert. Über 20 000 Juden wurden willkürlich verhaftet und 36 getötet.

Reparationen
Wiedergutmachungen. Nach dem Krieg sollte Deutschland mit Sachleistungen und Entschädigungszahlungen die verursachten Kriegsschäden wieder gutmachen. Die Reparationen umfassten Demontagen von Industrieanlagen, die in die Länder der Siegermächte abtransportiert wurden, Entnahmen aus der laufenden Produktion und in der SBZ auch die Arbeitskräfte der Besatzungszone.

Reparationsverschleppte
In der SBZ wurden im Rahmen der Reparationen zahlreiche Menschen nach Russland verschleppt. In Russland mussten die Verschleppten hart arbeiten, zum Beispiel in Uranbergwerken.

Rosinenbomber
Nannte man die englischen und amerikanischen Flugzeuge, die Westberlin während der Berliner Blockade versorgten. Den Namen hatte man ihnen wegen der Süßigkeiten gegeben, die vor der Landung für die Kinder abgeworfen wurden.

SA
Sturmabteilung der NSDAP, staatlich gestützte Terrororganisation der Nazis.

SBZ
Abkürzung für Sowjetische Besatzungszone. 1949 wurde die SBZ zur DDR, dem Gebiet der heutigen fünf neuen Bundesländer.

Scholl, Hans und Sophie
Sie arbeiteten gemeinsam mit Alexander Schmorell, Christoph Probst, Willi Graf und ihrem Philosophieprofessor Kurt Huber im politischen Widerstand. Am 18. Februar 1943 wurden die Geschwister Scholl beim Verteilen von Flugblättern beobachtet und an die Gestapo verraten. Schon am 22. Februar, nur vier Tage später, wurden sie, zusammen mit Christoph Probst, zum Tode verurteilt und am selben Tag hingerichtet. Auch die anderen Mitglieder wurden verurteilt und enthauptet. Siehe auch „Weiße Rose".

Schumacher, Kurt (1895-1952)
SPD-Politiker und Oppositionsführer der Nachkriegszeit. Schumacher war der schärfste Kritiker Konrad Adenauers.

SED
Sozialistische Einheitspartei Deutschlands. Führende Staatspartei der DDR. 1946 aus einem Zwangszusammenschluss der Kommunisten und der Sozialdemokaten entstanden. Seit 1948 als „Partei neuen Typs" stalinistisch orientiert, 1990 aufgelöst.

Sitzkrieg
In Anlehnung an den Blitzkrieg im Osten bezeichnete man die erste Zeit des Krieges gegen Frankreich als „Sitzkrieg" im Westen. Die Soldaten saßen sich längere Zeit ohne Schusswechsel an der Westfront gegenüber.

SMAD
Sowjetische Militäradministration in Deutschland. Sie bildete nach dem Zweiten Weltkrieg die Verwaltungsorganisation der SBZ.

Soziale Marktwirtschaft
Ein Mischsystem aus Anteilen der freien und der gelenkten Marktwirtschaft. Die Freiheit des Marktes wird mit sozialem Ausgleich verbunden.

SS
Schutzstaffel der NSDAP, 1925 als Hitlers Leibwache entstanden. Sie wurde im Dritten Reich als Terrororganisation gefürchtet.

Stalingrad
Im Zweiten Weltkrieg gelang es den Deutschen mit der 6. Armee nach Stalingrad vorzudringen. Dort wurde sie im November 1942 von der russischen Armee eingeschlossen. Bei der großen Schlacht um Stalingrad starben 80 500 Soldaten. 250 000 Soldaten, 1000 Panzer und 10 000 Kraftfahrzeuge saßen fest. Hitler verbot einen Ausbruchsversuch. Gegen den Befehl des Führers Adolf Hitler ergab sich die 6. Armee im Februar 1943. 91 000 Soldaten gingen in russische Gefangenschaft. Nur 6000 sahen die Heimat wieder.

Stalinkult
Personenverehrung Stalins, der in der DDR als „Klassiker des Marxismus" gefeiert wurde. Zahlreiche Menschen wurden wegen negativer Äußerungen zu Stalin inhaftiert. Sein Nachfolger Chruschtschow beendete den Stalinkult, die politischen Gefangenen wurden wieder freigelassen.

Stalinnote
1952 bot Stalin Verhandlungen über die Wiedervereinigung und Neutralität Deutschlands an. Deutschland wurden alle Freiheiten eines souveränen Staates angeboten, wenn die Bundesrepublik im Gegenzug auf die wirtschaftliche und militärische Verbindung zur USA verzichten würde. Außerdem sollten alle alliierten Streitkräfte aus Gesamtdeutschland abziehen.

Stalinorgel
Sie gehörte zu den Raketenwaffen der Sowjetunion. Mehrere Raketen befanden sich in der Abschussvorrichtung und konnten direkt hintereinander abgeschossen werden. Dabei gab jede abgeschossene Rakete einen durchdringenden Heulton von sich.

Stasi
Staatssicherheitsdienst der ehemaligen DDR. Organisation von hauptamtlichen und nebenberuflichen Spitzeln, deren Aufgabe es war, die Bürger der DDR zu überwachen. Mit Hilfe der Stasi konnten in der DDR heimliche Akten über die Äußerungen, Aktivitäten und vor allem über die Haltung einzelner Bürger zum Staat angelegt werden. Im Volk war die Stasi entsprechend unbeliebt und wurde auch „Firma Horch und Greif" genannt, da staatsfeindliche Äußerungen schnell zu einer Inhaftierung führen konnten.

Stauffenberg, Claus Graf Schenk von
Am 20. Juli 1944 platzierte Oberst von Stauffenberg eine Bombe direkt im Hauptquartier Hitlers. Hitler überlebte die Explosion durch einen Zufall leicht verletzt. Die Gruppe um von Stauffenberg wurde noch in der gleichen Nacht verurteilt und erschossen.

Tapetenmark
So nannte man auch die Ostmark direkt nach der Währungsreform. Die Ostmark war zunächst nichts anderes als die alten Reichsmarkscheine, die man teils überklebt, teils überstempelt hatte, was ihr den wenig schmeichelhaften Namen „Tapetenmark" einbrachte.

Trümmerfrauen
Ihre offizielle Bezeichnung lautete „Hilfsarbeiterinnen im Baugewerbe". Nach der massiven Bombenzerstörung der deutschen Städte nach dem Zweiten Weltkrieg waren die Frauen die ersten, die als „Trümmerfrauen" den Wiederaufbau anpackten. Tonnen von Schutt musste in Loren geschaufelt und weggebracht werden; brauchbare Steine wurden wieder gesäubert und zu neuen Häusern verbaut.

Unternehmen „Barbarossa"
Damit war der geheim gehaltene Angriff gegen Russland im Zweiten Weltkrieg gemeint. Durch ein gewaltiges Täuschungsmanöver hoffte man, Russland zu überraschen, und in sechs Wochen zu schlagen. Das Unternehmen Barbarossa endete bei Stalingrad.

Verdunklung
War eine zivile Abwehrmaßnahme gegen die Bombardierung während des Zweiten Weltkrieges. Die Bevölkerung war angehalten, die Städte zu verdunkeln. Es durften keine Straßenlaternen brennen, kein offenes Feuer sichtbar sein und kein Licht aus den Häusern dringen. Damit hoffte man, die Städte als Ziel für die Bomber unsichtbar zu machen.

Versailler Vertrag
Er wurde am 28. Juni 1919 unterzeichnet. Artikel 231 des Vertrags besagte, dass durch den Angriff Deutschlands der Erste Weltkrieg ausgelöst worden war. Die Deutschen waren empört und fühlten sich in ihrer nationalen Ehre gekränkt. Zusätzlich verlor Deutschland einige Gebiete im Osten und Elsass-Lothringen im Westen. Ostpreußen wurde vom deutschen Staatsgebiet abgetrennt.

Volkseigene Betriebe (VEB)
Staatseigene Betriebe der DDR, deren Produktion und Verteilung zentral gelenkt wurden.

Volksempfänger
Ein Radio, das zu Propagandazwecken entwickelt wurde. Da der Volksempfänger sehr günstig war, konnte damit auch den ärmeren Bevölkerungsschichten das Radiohören ermöglicht werden. Mehrere Millionen dieser Radios wurden verkauft. Die bekannteste Variante war der DKE38, der im Volksmund auch „Goebbels-Schnauze" genannt wurde.

Volkskongress
Regierungsinstanz der DDR.

Volkssturm
Alle Männer zwischen 16 und 60 Jahren wurden am Ende des Zweiten Weltkrieges an die Waffen gerufen. Aber auch schon Jungen ab 14 Jahren konnten sich freiwillig zum Kriegsdienst melden. So wurden ganze Schulklassen zu Hitlers letztem Aufgebot.

Vollbeschäftigung
Von Vollbeschäftigung ist die Rede, wenn die Arbeitslosenquote unter 2 % sinkt. In Deutschland wurde die Vollbeschäftigung das letzte Mal in den sechziger Jahren erreicht.

Von der Wiege bis zur Bahre
Sollte der Deutsche sich Adolf Hitler und seiner Partei verschreiben, Zitat Hitlers.

Währungsreform
Seit der Weimarer Republik gab es mehrere Währungsreformen. Im Allgemeinen bedeutet eine Währungsreform, dass die alte Währung durch eine neue ersetzt wird. Es werden neue Geldscheine gedruckt und neue Münzen geprägt, das alte Geld wird dann wertlos. Eine Währungsreformen gab es im Oktober 1923, eine andere 1948: Die Reichsmark wurde von der D-Mark abgelöst und verursachte damit die Berliner Blockade. Die letzte Währungsreform gab es mit der Einführung des Euro 2002.

Walter Ulbricht (1893-1973)
Kommunistischer Politiker. Von 1950/53 bis 1971 war Ulbricht 1. Sekretär der SED. Er war der bestimmende Mann im Staat, der die DDR lange Zeit entscheidend geprägt hat.

Wärmehallen
Während der Zeit der Weimarer Republik gab es Wärmehallen. Das waren beheizte Räume, in denen sich die Armen im Winter kostenlos aufhalten und aufwärmen konnten. Viele Menschen hatten nicht

die Mittel, ihre eigenen kleinen Wohnungen zu heizen. Manche wohnten in Asylheimen oder in Heimen für ledige Männer, die tagsüber verschlossen waren, und nur zum Schlafen und Essen aufgesucht werden konnten.

Warschauer Pakt
Das östliche Verteidigungsbündnis, es wurde als Reaktion auf die Gründung der NATO gebildet.

Wehrmachtzersetzung
Alle Handlungen und Äußerungen, die Soldaten der Wehrmacht vom Kampf hätten abhalten können. Dazu zählte das Verstecken von Deserteuren aber auch schon das Reden über eine eventuelle Niederlage, die vorzeitige Kapitulation und Ähnliches. Zum Ende des Zweiten Weltkrieges war „Wehrmachtzersetzung" ein schweres Delikt, das mit sofortigem Erschießen bestraft werden konnte.

Weimarer Republik
Erster Versuch einer Demokratie in Deutschland. Sie wurde 1918 errichtet und endete 1933 mit der Machtergreifung Adolf Hitlers.

Weiße Rose
Eine Hand voll Münchner Studenten, die sich zum Widerstand zusammengeschlossen hatten. Die „Weiße Rose" wurde im Juni 1942 gegründet. Ihre Mitglieder verfassten, druckten und verteilten insgesamt sechs Flugblätter, in denen sie das Nazi-Regime offen angriffen.

Winterfestmachung
Von den Alliierten angeordnete Maßnahmen zur Wiederherrichtung teilweise zerstörter Wohnungen nach dem Zweiten Weltkrieg. Wer bereit und fähig war, Wohnraum wiederherzustellen, hatte eine reelle Chance auf die Zuteilung einer halbzerbombten Wohnung.

Winterhilfswerk
Um ärmeren Familien über den Winter zu helfen, hatte man in der Nazizeit das Winterhilfswerk gegründet. Hitlerjugend und BDM liefen mit Sammelbüchsen durch die Straßen, um das notwendige Geld zu sammeln. Bedürftigen wurde im Winter mit Nahrung, Brennstoff und warmer Kleidung geholfen.

Wohlstand für alle
Buchtitel und Wahlversprechen von Ludwig Erhard.

Wunder von Bern
1954 gewann die deutsche Fußballmannschaft den WM-Pokal. Nach der Niederlage des Zweiten Weltkrieges hatte Deutschland zum ersten Mal einen entscheidenden Sieg auf sportlicher Ebene davongetragen, man „war wieder wer". Dieser Sieg ist als „Wunder von Bern" in die deutsche Fußballgeschichte eingegangen.

Zentrum
Christliche Partei in Deutschland zur Zeit der Weimarer Republik. Sie wurde in der Nazizeit verboten.

Zigarettenwährung
Sie hatte nach dem Krieg die Reichsmark im privaten Bereich ersetzt. Niemand mochte sich noch auf den Wert des Geldes verlassen, man zahlte mit der Ersatzwährung „Lucky Strike".

Zwangssterilisation
In der Nazizeit verbreitete Praxis zur Verhinderung von „unerwünschtem Nachwuchs". Ihr fielen vor allem tatsächliche oder vermeintliche Träger von Erbkrankheiten zum Opfer, aber auch unerwünschte Volksgruppen wie Sinti und Roma und psychisch kranke Menschen.

Empfehlenswerte Literatur

Die nachfolgende Literatur ist zu Ihrer eigenen Vertiefung gedacht. Sie kann zu einem tieferen Verständnis der im Buch behandelten Zeit beitragen.

Borchert, Wolfgang: Draußen vor der Tür
Hamburg, Rowolt 1989

Deutschkron, Inge: Ich trug den gelben Stern
München, Dt. Taschenbuchverlag 3. Auflage 1987

Keneally, Thomas: Schindlers Liste
München, Omnibus, Taschenbuchausgabe 1996

Reich-Ranicki, Marcel: Meine Schulzeit im Dritten Reich.
Erinnerungen deutscher Schriftsteller
Köln, Kiepenheuer & Witsch 1982

Julius, Cornelia: Von feinen und von kleinen Leuten. Alltagsgeschichten in Lebensberichten aus den Jahren 1918–1931
Weinheim, Betz 1982, 2. Auflage

Empfehlenswerte Filme

Zum gemeinsamen Ansehen mit den Senioren geeignet:

Der brave Soldat Schwejk
mit Heinz Rühmann; Regie: Axel von Ambesser.
Deutschland 1960. VHS, S/W

Die Sünderin
mit Hildegard Knef; Regie: Willi Forst. Deutschland 1950.
Kinowelt Home Entertainment 2000. DVD, 90 Min S/W

Der Blaue Engel
mit Marlene Dietrich. Regie Josef von Sternberg.
Deutschland 1930.
München, Universumfilm 2001. 2 DVD, 239 Min S/W

Sissi
mit Romy Schneider und Karl-Hein Böhm.
Regie: Ernst Marischka. Österreich 1955
München, Kinowelt 1999. DVD, 120 Min, Farbe

Zu Ihrer eigenen Fortbildung gedacht. Diese Filme sollten Sie nur nach sorgfältiger Überlegung mit den Senioren gemeinsam ansehen:

Schindlers Liste
Regie: Steven Spielberg. USA 1993
Hamburg, Universalfilm 2002. DVD, 182 Min, S/W
Ein sehr politischer und zugleich emotionsgeladener Film über die Verfolgung zur Zeit des Nationalsozialismus. Enthält einige grausame Szenen, die das Leben der KZ-Häftlinge darstellen.

Dietrich Bonhoeffer. Die letzte Etappe
Regie: Eric Till. Deutschland 1999
VHS, 90 Min, Farbe
Eine ruhige Darstellung der letzten Lebensetappe Dietrich Bonhoeffers. Gleichzeitig prangert der Film die Verfolgung politisch anders denkender zu Zeit des Nationalsozialismus an. Engagierte Christen könnten dennoch ihre Freude an diesem Werk haben.

Verwendete Literatur

Bergmann, Klaus/Gerhard Schneider: Alltag im Nationalsozialismus 1933–39
Tempore, Lesehefte für Geschichte. Stuttgart, Klett 1984

Borowsky, Peter: Deutschland 1945–1969
Hannover, Fackelträger 1993

Buchbender, Ortwin/Reinhold Sterz (Hgg.):
Das andere Gesicht des Krieges. Deutsche Feldpostbriefe 1939–1945.
2. Auflage, München C.H. Beck 1982

Bundesministerium für Arbeit und Sozialordnung (Hg.): Bilder und Dokumente zur Sozialversicherung, Bonn 1987, überarbeitete Neuauflage 1997

Bundeszentrale für politische Bildung (Hg.):
17. Juni 1953.
Chronik des Volksaufstandes in der DDR
Berlin, Deutschlandradio 2003, CD

Echternkamp, Jörg: Nach dem Krieg. Alltagsnot, Neuorientierung und die Last der Vergangenheit (1945–1949)
Pendo, Zürich 2003

Franzen, K. Erik: Die Vertriebenen. Hitlers letzte Opfer
München, Ullstein 2002

Grube, Frank/Gerhard Richter: Die Gründerjahre der Bundesrepublik Deutschland zwischen 1945 und 1955
Hamburg, Hoffmann und Campe 1981

Grube, Frank/Gerhard Richter: Die Schwarzmarktzeit. Deutschland zwischen 1945 und 1948
Hamburg, Hoffmann und Campe 1979

Herfelder, Thomas/Christiane Kettelre (Hg.): Theodor Heuss: Publizist – Politiker – Präsident. Begleitband zur ständigen Ausstellung im Theodor-Heuss-Haus
Stuttgart, Stiftung Bundespräsident-Theodor-Heuss-Haus 2003

Informationen zur politischen Bildung: Deutschland 1945–1949. Besatzungszeit und Staatsgründung
Bundeszentrale für politische Bildung; Bonn 1998, Heft 259

Informationen zur politischen Bildung: Deutschland in den fünfziger Jahren
Bundeszentrale für politische Bildung; Bonn 1997, Heft 256

Jacobeit, Sigrid und Wilfried: Illustrierte Alltags- und Sozialgeschichte Deutschlands 1900–1945
Münster, westfälisches Dampfboot 1995

Jenk, Gabriele: Steine gegen Brot
Bastei/Lübbe, Nr. 65078

Kohrs, Peter: Jugendliche in der DDR. Erziehung zur sozialistischen Persönlichkeit
Stuttgart, Metzler 1986

Julius, Cornelia: Von feinen und von kleinen Leuten. Alltagsgeschichten in Lebensberichten aus den Jahren 1918–1931
Weinheim, Betz 1982, 2. Auflage

Nienhuysen, Frank: Stichwort Zweiter Weltkrieg
München, Heyne 1994

Reich-Ranicki, Marcel: Meine Schulzeit im Dritten Reich. Erinnerungen deutscher Schriftsteller
Köln, Kiepenheuer & Witsch 1982

Steininger, Rolf: Der Mauerbau. Die Westmächte und Adenauer in der Berlinkrise
München, Olzog 2001

Taylor, Telford: Die Nürnberger Prozesse. Hintergründe, Analysen und Erkenntnisse aus heutiger Sicht
München, Heyne 1994

Printed in Germany
by Amazon Distribution
GmbH, Leipzig